Comité Médical

DES

Bouches-du-Rhône

~~~~~~

1843 – 1893

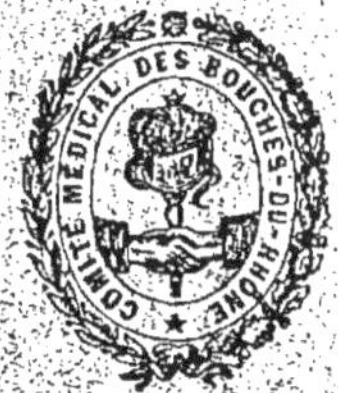

MARSEILLE
IMPRIMERIE MARSEILLAISE
Rue Sainte, 39

1893
~~~~~~

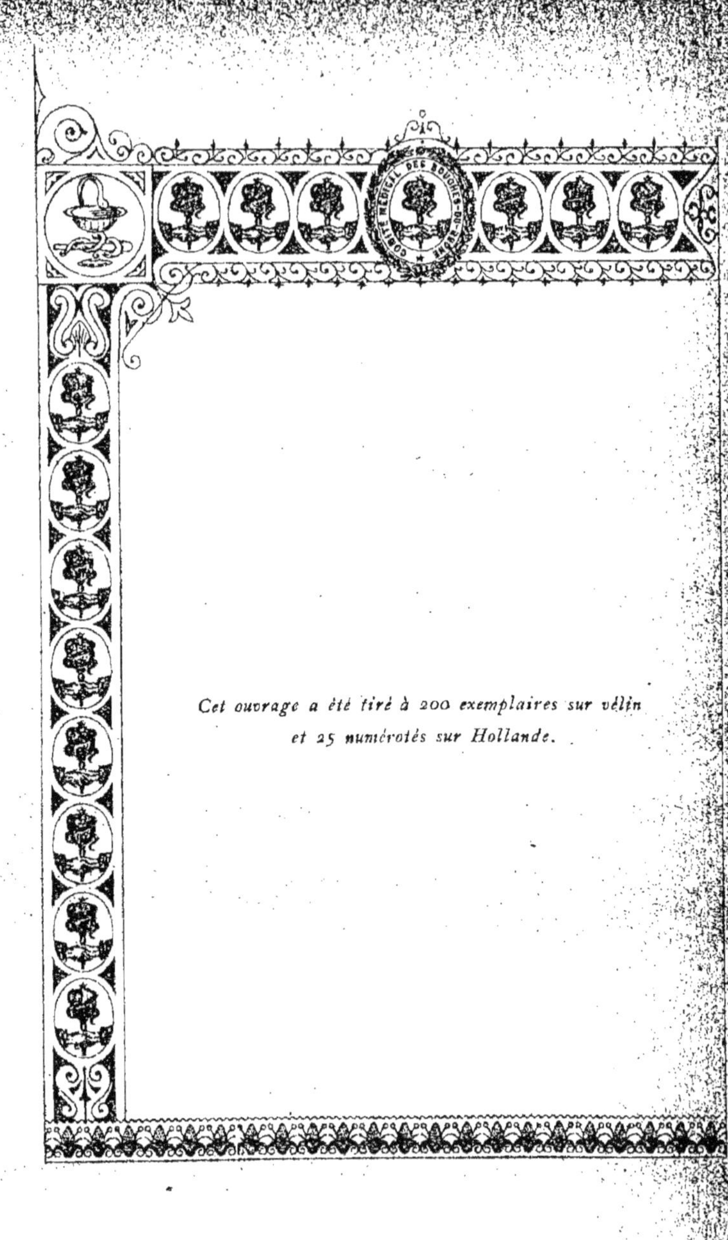

Cet ouvrage a été tiré à 200 exemplaires sur vélin
et 25 numérotés sur Hollande.

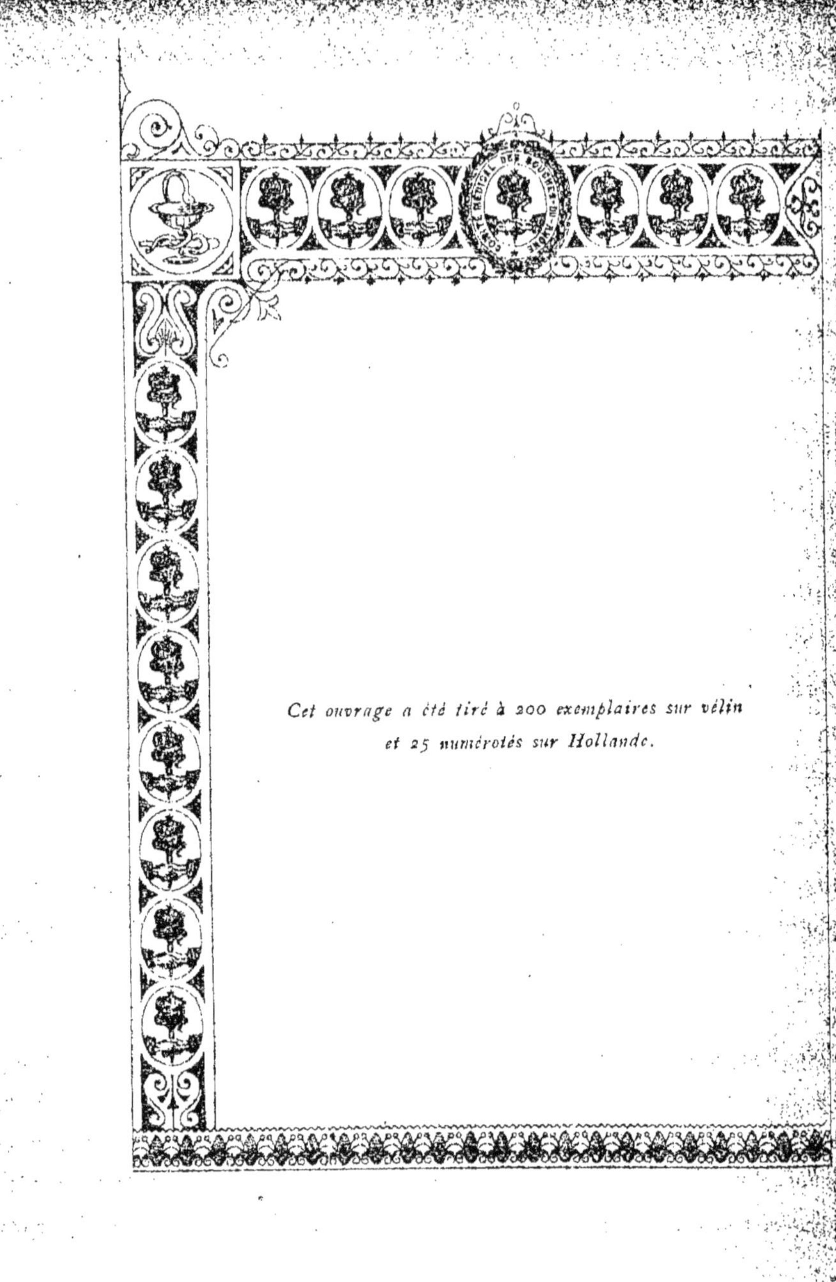

*Cet ouvrage a été tiré à 200 exemplaires sur vélin
et 25 numérotés sur Hollande.*

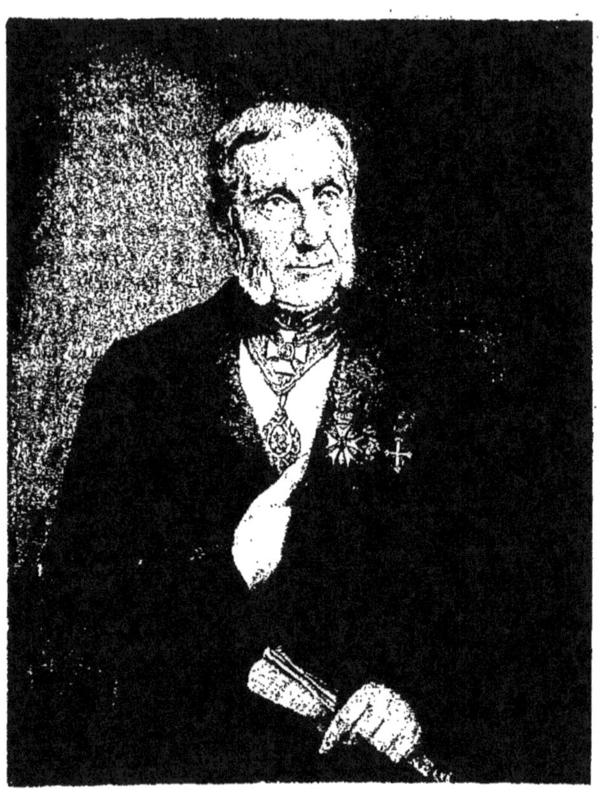

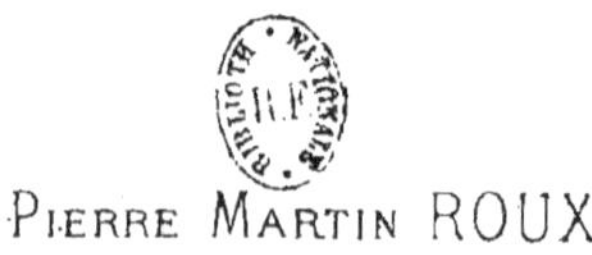

Pierre Martin ROUX

Tableau de M. Lamy appartenant au Comité Médical des B.d.R

COMITÉ MÉDICAL

des

BOUCHES-DU-RHONE

1843–1893

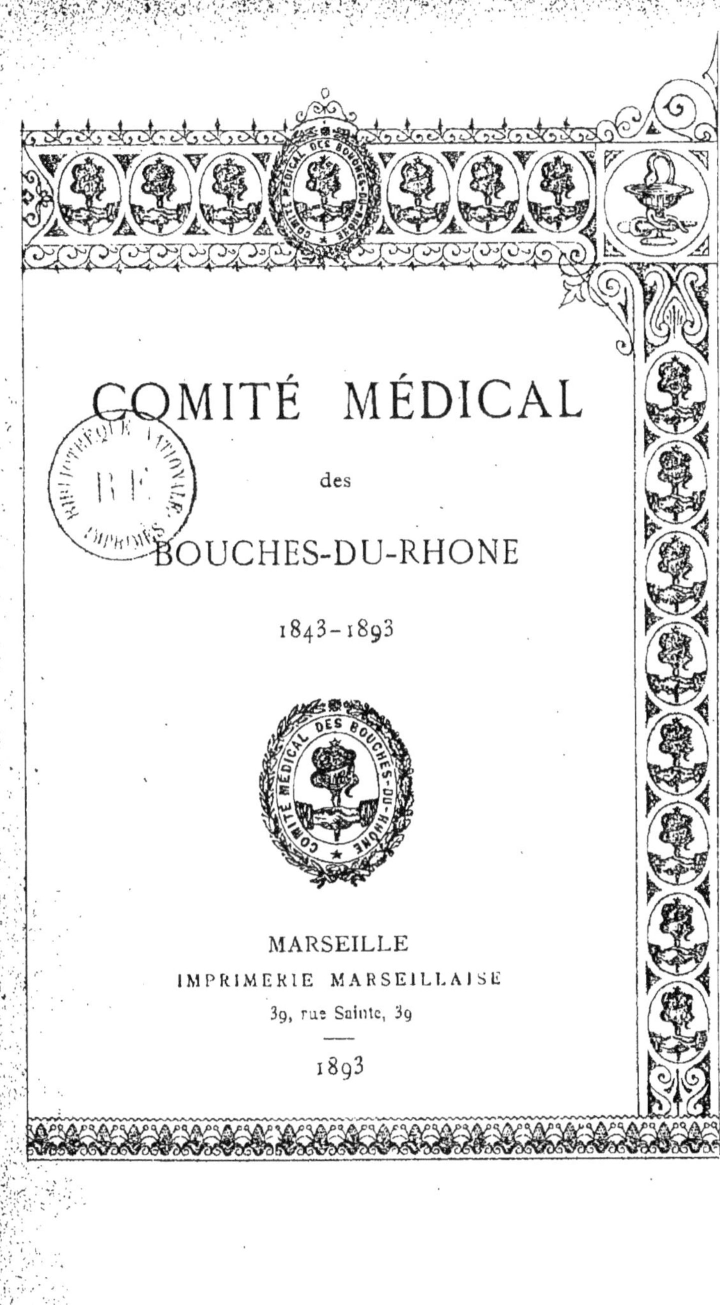

MARSEILLE

IMPRIMERIE MARSEILLAISE

39, rue Sainte, 39

1893

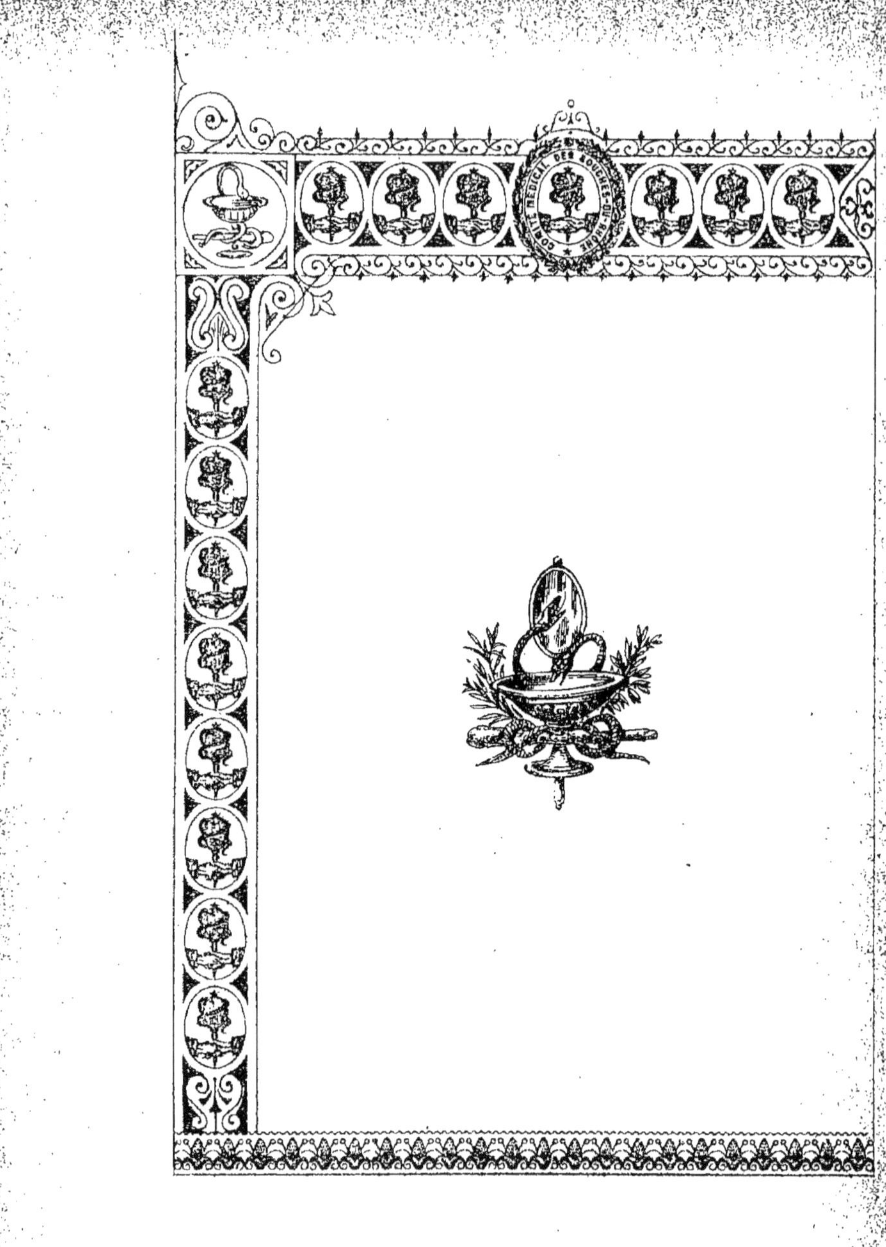

PRÉFACE

« *Il y a beaucoup de choses, a dit Vauvenargues, que nous connaissons mal et qu'il est bon qu'on redise.* » *Dans ce nombre on peut ranger sans conteste le Comité Médical des Bouches-du-Rhône. La plupart d'entre nous ne savent rien du but primordial du Comité et de ses œuvres vives ; presque tous nous ignorons ses origines. Ceux-là mêmes qui prirent part jadis aux luttes glorieuses de sa fondation les ont oubliées aujourd'hui devant le plein épanouissement de l'entreprise. Et d'ailleurs, ils se comptent aisément ces survivants d'une époque déjà lointaine... Apparent rari nantes... C'est pour cela qu'il nous a paru bon d'apprendre ces choses à ceux qui les ignorent, et, selon*

l'expression de Vauvenargues, de les redire à ceux qui les ont oubliées.

Une circonstance toute naturelle se présentait à nous : le cinquantième anniversaire de notre fondation. Aussi, le Conseil d'administration a-t-il pensé que la publication d'un pareil ouvrage était la manière la plus digne de célébrer nos noces jubilaires. D'ailleurs, après une étape aussi longue, il est bon de reprendre haleine ; tel le voyageur qui gravit de hautes montagnes s'arrête au sommet, et, jetant un coup d'œil en arrière, contemple le chemin parcouru. Vue de cette hauteur et dégagée des obstacles qui l'encombraient, la route apparaît avec plus de netteté et dans tout son entier.

Dans un premier chapitre, nous verrons quel était l'état du corps médical sous le règne de Louis-Philippe, quelles étaient les réformes que réclamaient nos devanciers, et à la suite de quelles circonstances Pierre-Martin Roux fut amené à fonder notre institution. Nous

verrons ensuite comment nos premiers règle-
ments durent peu à peu se modifier pour se
conformer aux exigences de chaque époque,
car notre Comité, aussi prudent que libéral, a
toujours su marcher avec son siècle, se défiant
également dès esprits qui voulaient l'enliser
dans l'ornière de la routine que de ceux qu'on
trouve toujours à l'avant-garde du progrès.
Puis nous passerons en revue les travaux de
chacune des quatre Commissions qui sont
comme les pierres angulaires de notre Association. Enfin, nous terminerons par un juste
tribut d'éloges à ceux qui ne sont plus et que
la mort nous a trop tôt ravis.

Nous osons espérer que ce livre, qui résu-
mera ainsi un demi-siècle de travaux et de
secours confraternels, sera la gloire de nos
devanciers, l'honneur de nos contemporains et
le plus bel exemple que nous puissions léguer
à nos successeurs.

Docteur E. PLUYETTE.

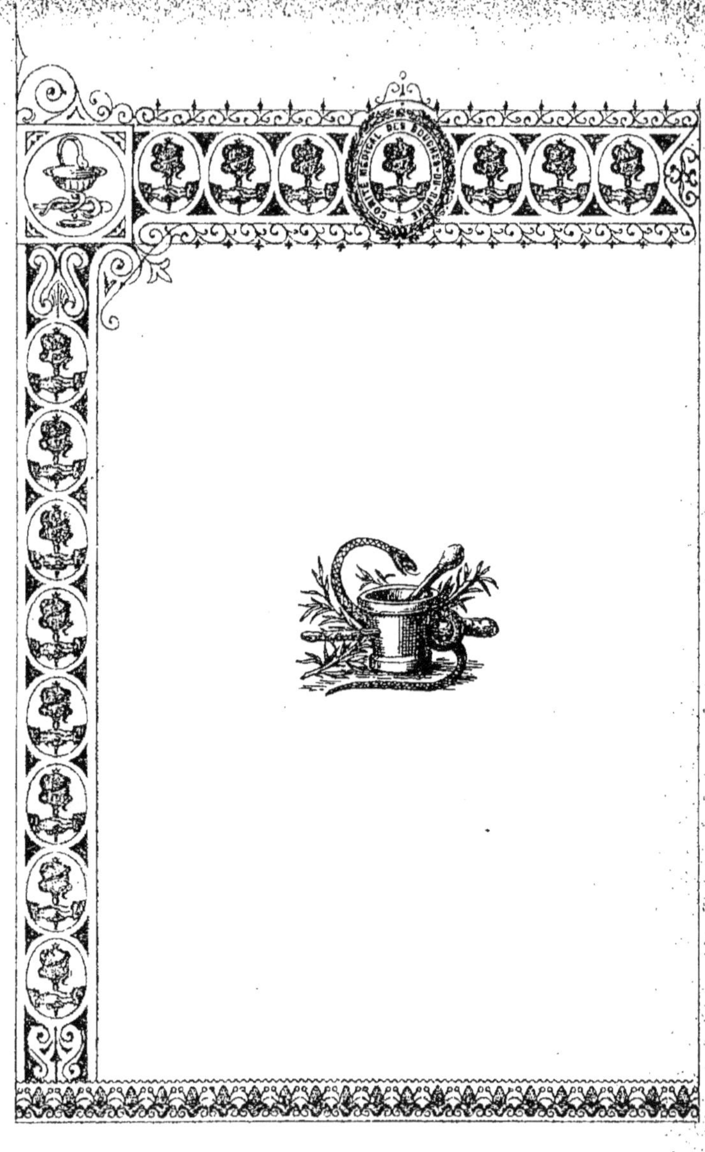

HISTORIQUE

FONDATION DU COMITÉ MÉDICAL

DES BOUCHES-DU-RHONE

E présent est le fils du passé et le père de l'avenir. Cette parole se présente naturellement à l'esprit quand on songe aux efforts et aux espérances de l'énergique et dévoué fondateur du Comité Médical des Bouches-du-Rhône, au chemin parcouru depuis cinquante ans, au succès et à la prospérité de notre Association. L'idée fondamentale en a été la confraternité professionnelle ; tout en y restant fidèle, elle a été, depuis une dizaine d'années, rehaussée et ennoblie par le prestige et l'éclat de la science.

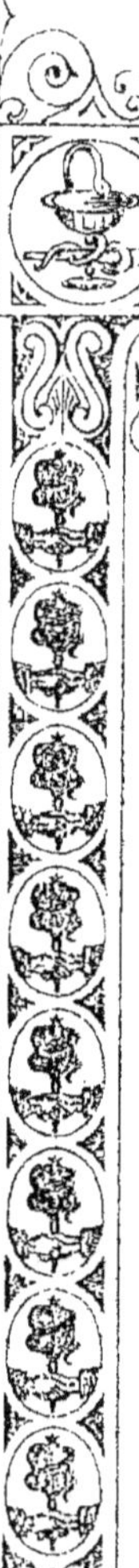

C'est en 1843 que le docteur P.-M. Roux fonda le Comité Médical des Bouches-du-Rhône. Le but de cet homme d'action, de ce philanthrope, était de faire, de tous les médecins et pharmaciens de notre département, une grande famille veillant à ses intérêts moraux et matériels, capable de sévir contre l'exercice illégal de la médecine et de la pharmacie, de venir en aide aux confrères déshérités de la fortune, frappés par la maladie ou arrivés à l'âge où les forces épuisées ne permettent plus le travail.

Profondément imbu de l'esprit de corps et de la solidarité professionnelle, P.-M. Roux pensa que ce n'était que par l'association que l'on pourrait arriver aux réformes et aux améliorations réclamées par la profession médicale, que c'était l'association qui devait coordonner et vivifier les efforts de chacun dans la poursuite de ce grand but que doit avoir toute existence individuelle ou collective : l'amélioration et le progrès.

A l'époque où P.-M. Roux exerçait la médecine, la situation des médecins et des pharmaciens était loin d'être brillante ; la nécessité d'améliorer leur position sociale se faisait sentir depuis long-

temps et une nouvelle organisation médicale était
un fait universellement reconnu. L'exercice de la
médecine et de la pharmacie était entouré d'abus
innombrables ; le charlatanisme, sous toutes les
formes et à tous les degrés, exploitant l'ignorance
du public et se jouant des lois qui devaient les
réprimer, appauvrissait la profession et déshon-
norait la science, au grand détriment de l'humanité
et de la moralité publique.

Dès 1828, pour remédier à cette triste situation,
la Société royale de Médecine de Marseille, dont
P.-M. Roux avait été longtemps le secrétaire et
deux fois le président, avait mis au concours la
question : « *Des améliorations que réclament
l'enseignement public et l'exercice de la médecine.* » Deux mémoires se firent remarquer par
des propositions d'un intérêt majeur, ils furent
couronnés l'un et l'autre et livrés à la publicité.
Ils passèrent néanmoins inaperçus. La nécessité
d'une nouvelle organisation médicale en France
restant toujours à l'ordre du jour, à diverses
reprises cette question fut soulevée et abordée par
le Congrès scientifique de France, dès sa première session en 1832, et ensuite dans sa neu-

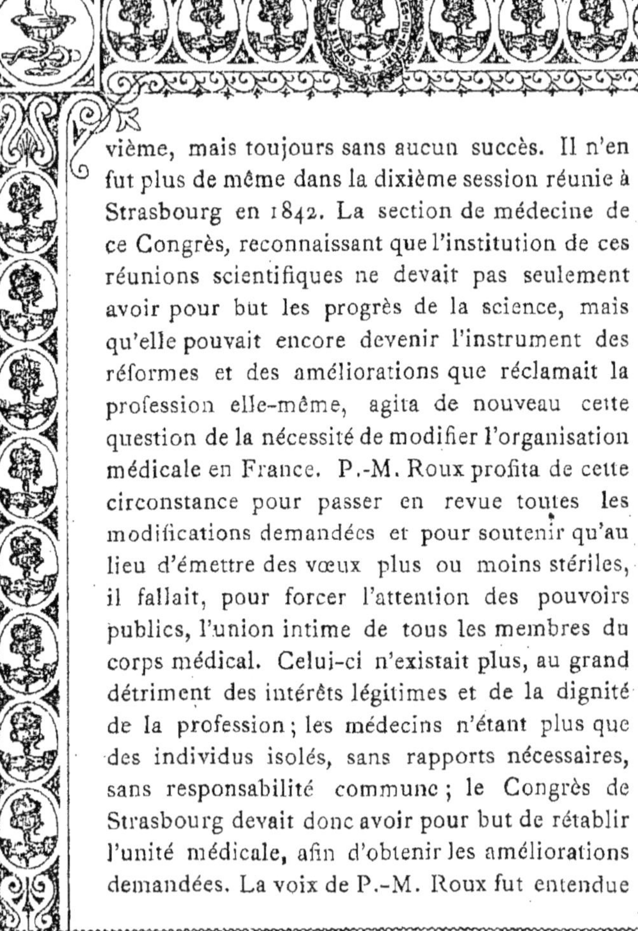

vième, mais toujours sans aucun succès. Il n'en fut plus de même dans la dixième session réunie à Strasbourg en 1842. La section de médecine de ce Congrès, reconnaissant que l'institution de ces réunions scientifiques ne devait pas seulement avoir pour but les progrès de la science, mais qu'elle pouvait encore devenir l'instrument des réformes et des améliorations que réclamait la profession elle-même, agita de nouveau cette question de la nécessité de modifier l'organisation médicale en France. P.-M. Roux profita de cette circonstance pour passer en revue toutes les modifications demandées et pour soutenir qu'au lieu d'émettre des vœux plus ou moins stériles, il fallait, pour forcer l'attention des pouvoirs publics, l'union intime de tous les membres du corps médical. Celui-ci n'existait plus, au grand détriment des intérêts légitimes et de la dignité de la profession ; les médecins n'étant plus que des individus isolés, sans rapports nécessaires, sans responsabilité commune ; le Congrès de Strasbourg devait donc avoir pour but de rétablir l'unité médicale, afin d'obtenir les améliorations demandées. La voix de P.-M. Roux fut entendue

et il eut la légitime satisfaction de voir adoptée et accueillie avec empressement et sympathie l'idée de créer dans chaque département un Comité Médical, chargé de *s'attacher à tout ce qui peut faire établir l'esprit de corps parmi les gens de l'art, de les rallier dans leur intérêt commun, de rechercher ce qui doit accroître leur bien-être et les faire jouir de toute la considération qu'ils méritent, d'établir enfin une espèce de confraternité en fondant une caisse de secours en faveur des médecins et pharmaciens malheureux.*

Ces Comités devaient veiller à la stricte exécution des lois sur l'exercice de la médecine et de la pharmacie, et poursuivre les abus en ces matières par tous les moyens en leur pouvoir, et, en particulier, devant l'autorité judiciaire. Ils devaient produire les cahiers de doléances des médecins dans chaque département, et correspondre entre eux par un centre commun qui, d'après la proposition de P.-M. Roux, était constitué par une Commission de dix membres choisis parmi les médecins et pharmaciens de la ville où le Congrès scientifique siégeait chaque année. Cette Commission devait représenter la section

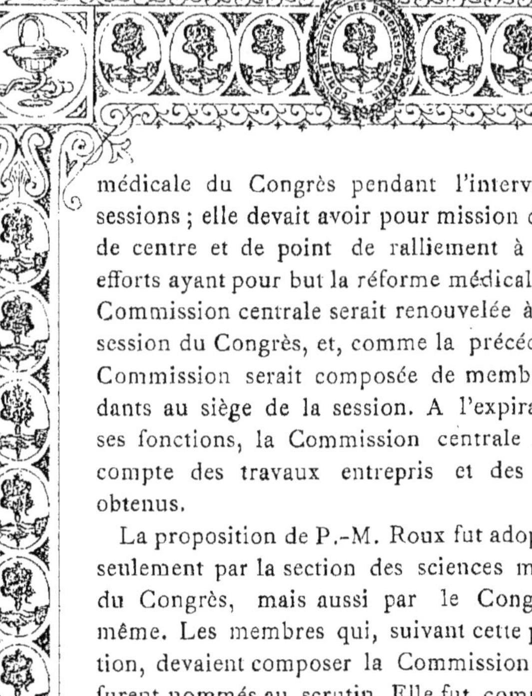

médicale du Congrès pendant l'intervalle des sessions ; elle devait avoir pour mission de servir de centre et de point de ralliement à tous les efforts ayant pour but la réforme médicale. Cette Commission centrale serait renouvelée à chaque session du Congrès, et, comme la précédente, la Commission serait composée de membres résidants au siège de la session. A l'expiration de ses fonctions, la Commission centrale rendrait compte des travaux entrepris et des progrès obtenus.

La proposition de P.-M. Roux fut adoptée non seulement par la section des sciences médicales du Congrès, mais aussi par le Congrès lui-même. Les membres qui, suivant cette proposition, devaient composer la Commission centrale furent nommés au scrutin. Elle fut composée de professeurs de la Faculté de médecine et de l'Ecole de pharmacie de Strasbourg. Son premier acte fut de rédiger, vers la fin d'avril 1845, une circulaire qui fut adressée à tous les médecins et pharmaciens français, pour les engager à se constituer dans chaque département en Comité, ainsi que P.-M. Roux l'avait indiqué dans sa

proposition. Enfin, elle donna à l'auteur de cette proposition un témoignage de haute estime en le chargeant de l'organisation du Comité Médical du département des Bouches-du-Rhône. Nul choix ne pouvait être plus heureux, et c'est assurément grâce à son activité, à sa persévérante énergie, au dévouement qu'il sut mettre au service de cette œuvre généreuse, que notre département possède son Comité médical.

L'entreprise était des plus ardues ; des difficultés sans nombre s'élevèrent, et si tout le monde reconnaissait l'utilité de l'institution, peu de personnes s'empressèrent de coopérer à son établissement. Une opposition à laquelle P.-M. Roux était loin de s'attendre fut celle d'un médecin de Marseille, dont le grand âge et les lumières lui auraient été d'un concours précieux. A la lettre que lui écrivit notre fondateur, ce médecin répondit : *Tout pour et tout par la Société royale de médecine de Marseille.* Ce fut en vain que P.-M. Roux fit entendre que, si la Société royale de médecine et la Société académique de médecine, existant alors à Marseille, étaient des sociétés scientifiques, le Comité Médical ne voulait être

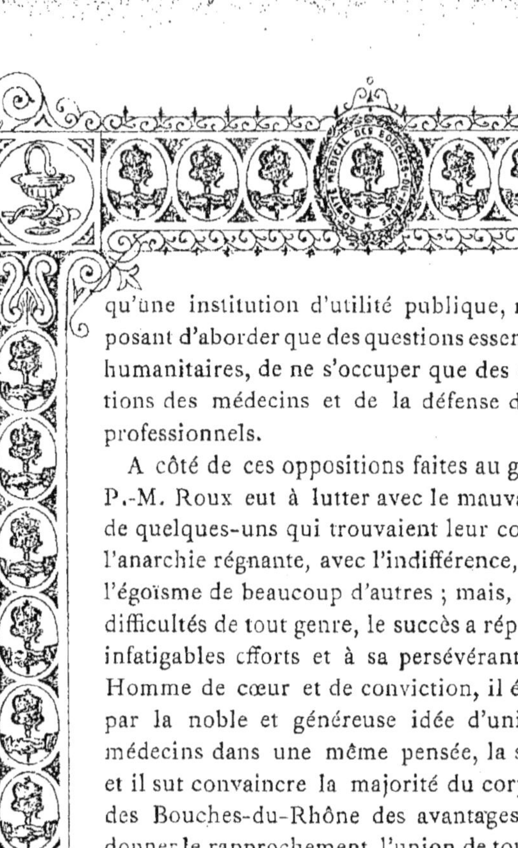

qu'une institution d'utilité publique, ne se pro-
posant d'aborder que des questions essentiellement
humanitaires, de ne s'occuper que des revendica-
tions des médecins et de la défense des intérêts
professionnels.

A côté de ces oppositions faites au grand jour,
P.-M. Roux eut à lutter avec le mauvais vouloir
de quelques-uns qui trouvaient leur compte dans
l'anarchie régnante, avec l'indifférence, l'apathie,
l'égoïsme de beaucoup d'autres ; mais, malgré les
difficultés de tout genre, le succès a répondu à ses
infatigables efforts et à sa persévérante énergie.
Homme de cœur et de conviction, il était animé
par la noble et généreuse idée d'unir tous les
médecins dans une même pensée, la solidarité ;
et il sut convaincre la majorité du corps médical
des Bouches-du-Rhône des avantages que peut
donner le rapprochement, l'union de tous, travail-
lant dans un intérêt commun, sans rien aliéner
cependant de leur liberté et de leur indépendance.

C'est au mois de juin 1843 que P.-M. Roux reçut
l'avis officiel du mandat qui le chargeait de fonder
le Comité Médical des Bouches-du-Rhône ; il
l'organisa provisoirement en désignant, pour être

membres titulaires, dix-neuf médecins et pharmaciens jouissant d'une vieille expérience et d'une considération reconnue de tous. Pour l'arrondissement de Marseille, il y avait à choisir neuf membres titulaires résidants : il nomma les présidents des deux Sociétés médicales de la ville, un chirugien en chef de l'Hôtel-Dieu, un membre du Conseil de salubrité, un médecin légiste et deux pharmaciens dont l'un était membre du Conseil municipal et l'autre gérant du journal médical *La Clinique*, publié dans la ville. P.-M. Roux garda pour lui les fonctions de secrétaire, auxquelles étaient réunies celles de trésorier. Quant à la nomination des dix autres membres titulaires non résidants, dont cinq pour l'arrondissement d'Aix et cinq pour celui d'Arles, il les laissa désigner par les confrères les plus autorisés de ces villes.

Instruits du but et des moyens de l'association projetée, autant par la circulaire émanée de la section de médecine du Congrès scientifique de France réuni à Strasbourg que par un rapport oral de P.-M. Roux, ces dix-huit membres signèrent un projet de règlement et, le 20 juillet, décidèrent

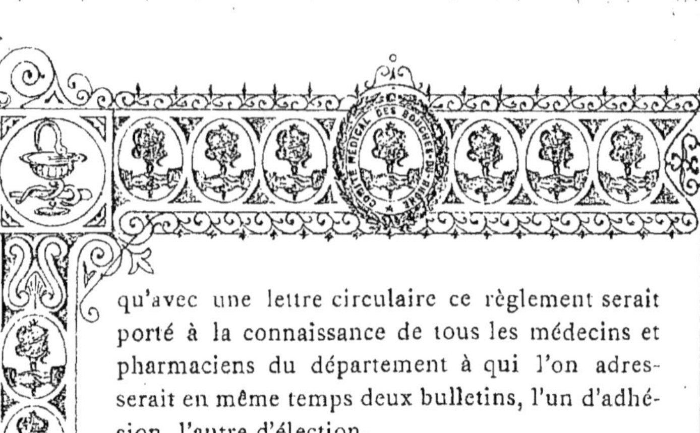

qu'avec une lettre circulaire ce règlement serait
porté à la connaissance de tous les médecins et
pharmaciens du département à qui l'on adres-
serait en même temps deux bulletins, l'un d'adhésion, l'autre d'élection.

Voici le texte de ce règlement :

ARTICLE PREMIER. — Il est institué, pour veiller aux
intérêts du corps médical des Bouches-du-Rhône, un
Comité de dix-neuf membres titulaires, dont *neuf
résidants*, pris parmi les gens de l'art ayant leur
domicile à Marseille (chef-lieu du premier arrondissement communal du département), et *dix non
résidants*, choisis, *cinq* parmi les médecins et les
pharmaciens qui habitent la ville d'Aix (chef-lieu du
second arrondissement), et *cinq* parmi ceux domiciliés
à Arles (chef-lieu du troisième arrondissement).

ART. 2. — Tout médecin, chirurgien et pharmacien
établi dans le département, qui aura donné son
adhésion au présent Règlement, deviendra membre
associé correspondant du Comité, et, comme tel, sera
désigné sur le tableau général (qui sera publié chaque
année) des personnes composant le corps médical
des Bouches-du-Rhône.

ART. 3. — Les fonctionnaires du Comité sont : un
président, élu pour un an ; un secrétaire perpétuel ;
deux secrétaires spéciaux et un inspecteur. Ces trois

derniers sont élus pour trois ans, ainsi que les autres membres *résidants* et *non résidants*.

Art. 4. — Nul ne peut être président, secrétaire perpétuel et inspecteur, s'il n'habite la ville de Marseille. Des deux secrétaires spéciaux, l'un est du nombre des membres *non résidants* établis à Aix, et l'autre est un des membres *non résidants* domiciliés à Arles.

Art. 5. — Les fonctionnaires et autres membres, résidants et non résidants, sont nommés à la majorité absolue des suffrages, donnés suivant les dispositions de l'art. 6.

Art. 6. — Les fonctionnaires, ainsi que les membres résidants et non résidants, sont rééligibles, à l'exception du président qui ne peut être réélu qu'après un intervalle d'un an. A l'expiration de leurs fonctions, à quelle époque qu'elle arrive, leur renouvellement a lieu en octobre, et quinze jours au moins après que le Comité a envoyé à tous ses membres un bulletin destiné à porter les noms des candidats que l'on désire élire. Le dépouillement des votes est fait, dans une séance *ad hoc*, par le président qui proclame les élus.

Art. 7. — Le président ouvre les seances et les clôture, donne la parole à ceux qui ont des communications à faire, nomme les commissions, signe les procès-verbaux et les mandats de paiement, dirige, en un mot, les travaux du Comité.

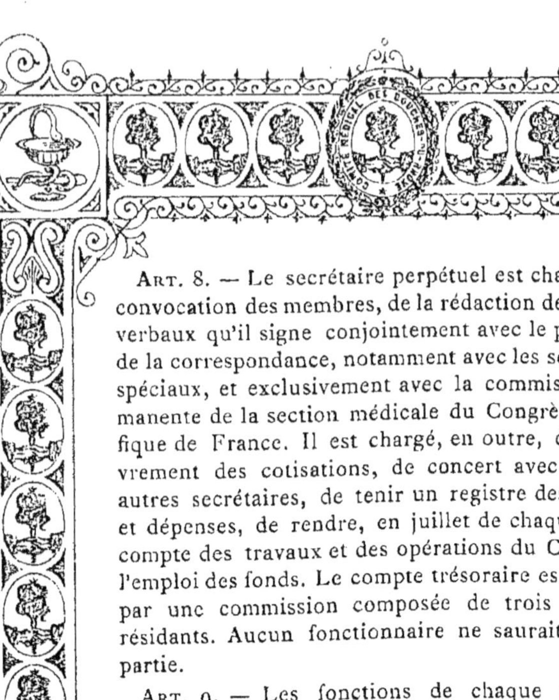

Art. 8. — Le secrétaire perpétuel est chargé de la convocation des membres, de la rédaction des procès-verbaux qu'il signe conjointement avec le président, de la correspondance, notamment avec les secrétaires spéciaux, et exclusivement avec la commission permanente de la section médicale du Congrès scientifique de France. Il est chargé, en outre, du recouvrement des cotisations, de concert avec les deux autres secrétaires, de tenir un registre des recettes et dépenses, de rendre, en juillet de chaque année, compte des travaux et des opérations du Comité, de l'emploi des fonds. Le compte trésoraire est examiné par une commission composée de trois membres résidants. Aucun fonctionnaire ne saurait en faire partie.

Art. 9. — Les fonctions de chaque secrétaire spécial sont de convoquer les membres non résidants, de rédiger les procès-verbaux des séances tenues par eux, et sous la présidence alternative de l'un d'eux, de correspondre en leur nom avec le Comité, qu'il instruira de leur propositions, décisions, etc. Il s'attachera, concurremment avec eux, à dresser un tableau exact des médecins, chirurgiens et pharmaciens de son arrondissement respectif, pourra percevoir le montant de la cotisation annuelle de ceux qui s'y seront engagés, et fera parvenir les sommes perçues au Comité, qui l'en déchargera.

Art. 10. — L'inspecteur a pour mission de s'en-

quérir de tous les faits importants, tels que ceux qui tendent à faire établir l'esprit de corps, intéressent l'honneur et la gloire de la profession ; d'enregistrer ces faits avec soin ; de proposer et de provoquer les démarches qu'ils réclameraient pour obtenir toutes les réformes désirables.

Art. 11. — Le Comité ne devant laisser échapper rien de ce qui peut faire réaliser les améliorations qu'il se propose, donnera toute l'impulsion possible dans cette intention, se réunira souvent pour activer ses travaux, mentionnera honorablement ceux des membres correspondants qui auront rendu le plus de services.

Art. 12. — Chaque membre paie une cotisation annuelle de SIX FRANCS, et s'engage à concourir de tous ses moyens aux succès de l'institution. Il reçoit un exemplaire du compte-rendu des travaux du Comité.

Art. 13. — Les sommes perçues par le Comité devant servir seulement à de légers frais d'impression et de correspondance, l'excédent des recettes sur les dépenses sera affecté à l'établissement d'une caisse de secours en faveur des confrères malheureux.

Art. 14. — L'organisation actuelle du Comité n'étant que provisoire, devra être soumise aux disposition de l'art. 6 des présents statuts.

Art. 15. — Ces statuts seront, par les soins des secrétaires, portés immédiatement à la connaissance

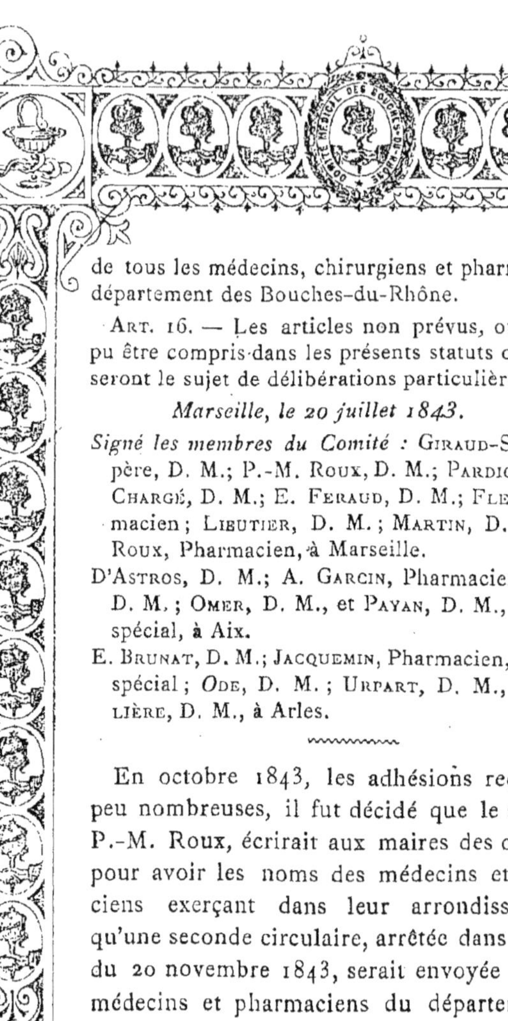

de tous les médecins, chirurgiens et pharmaciens du département des Bouches-du-Rhône.

Art. 16. — Les articles non prévus, ou qui n'ont pu être compris dans les présents statuts organiques, seront le sujet de délibérations particulières.

Marseille, le 20 juillet 1843.

Signé les membres du Comité : Giraud-Saint-Rome père, D. M.; P.-M. Roux, D. M.; Pardigon, D. M.; Chargé, D. M.; E. Feraud, D. M.; Fleury, Pharmacien; Lieutier, D. M.; Martin, D. M., et M. Roux, Pharmacien, à Marseille.

D'Astros, D. M.; A. Garcin, Pharmacien; Guiran, D. M.; Omer, D. M., et Payan, D. M., Secrétaire spécial, à Aix.

E. Brunat, D. M.; Jacquemin, Pharmacien, Secrétaire spécial; Ode, D. M.; Urpart, D. M., et Volpelière, D. M., à Arles.

En octobre 1843, les adhésions reçues étant peu nombreuses, il fut décidé que le secrétaire, P.-M. Roux, écrirait aux maires des communes pour avoir les noms des médecins et pharmaciens exerçant dans leur arrondissement et qu'une seconde circulaire, arrêtée dans la séance du 20 novembre 1843, serait envoyée à tous les médecins et pharmaciens du département. Ce

nouvel appel fût entendu ; la proposition de P.-M. Roux fut mieux appréciée, deux listes d'adhérents insérées dans le journal *La Clinique*, de Marseille, montrèrent que la majorité du corps médical était acquise à la fondation du Comité.

Il fallait obtenir du gouvernement l'autorisation, et, du maire de Marseille, la liberté de réunir en assemblée générale tous les membres qui, à Marseille, avaient donné leur adhésion. Dans la séance du 18 mars 1844, les lettres à écrire au préfet et au maire furent rédigées, et, dans une séance suivante (28 mars), le Comité arrêta l'ordre du jour de la réunion générale à laquelle près de 200 membres furent convoqués.

Tenue le dimanche 31 mars 1844, dans la salle des cours communaux de Marseille, que le maire avait mise à la disposition du Comité, cette première assemblée générale fut ouverte par M. Giraud Saint-Rome père, président. Après le discours du président, le secrétaire général exposa à son tour le but et les avantages attachés au Comité Médical des Bouches-du-Rhône, les efforts qu'il avait faits pour l'instituer. Il fit remarquer ensuite que « si le Comité pouvait être

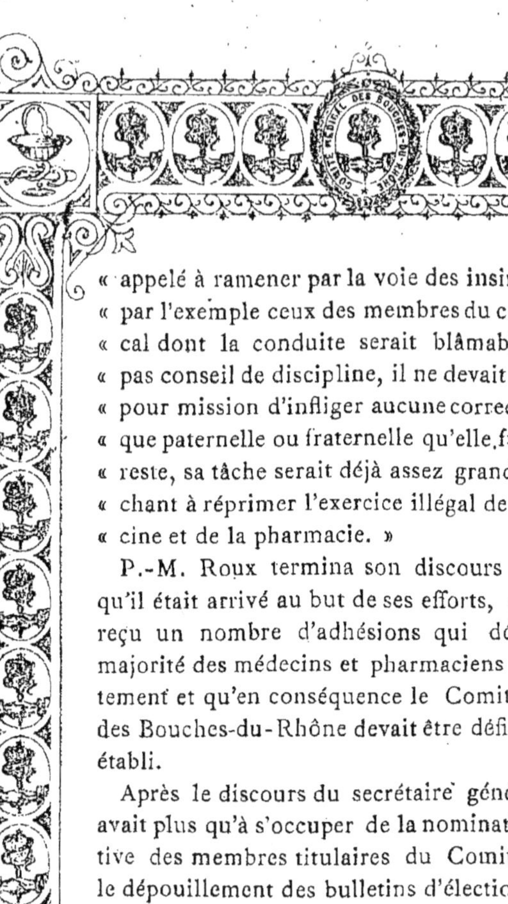

« appelé à ramener par la voie des insinuations et
« par l'exemple ceux des membres du corps médi-
« cal dont la conduite serait blâmable, n'étant
« pas conseil de discipline, il ne devait pas avoir
« pour mission d'infliger aucune correction, quel-
« que paternelle ou fraternelle qu'elle fût; que, du
« reste, sa tâche serait déjà assez grande en cher-
« chant à réprimer l'exercice illégal de la méde-
« cine et de la pharmacie. »

P.-M. Roux termina son discours en disant
qu'il était arrivé au but de ses efforts, qu'il avait
reçu un nombre d'adhésions qui dépassait la
majorité des médecins et pharmaciens du département et qu'en conséquence le Comité Médical
des Bouches-du-Rhône devait être définitivement
établi.

Après le discours du secrétaire général, il n'y
avait plus qu'à s'occuper de la nomination définitive des membres titulaires du Comité, d'après
le dépouillement des bulletins d'élection.

Par la vérification des lettres authentiques des
maires des communes, on reconnut que 468
médecins, chirurgiens ou pharmaciens exerçaient
légalement leur profession dans le département;

sur ce nombre, il y eut 252 adhésions au Comité :

192 dans le 1er arrondissement (Marseille)

34 » 2ᵉ » (Aix)

26 » 3ᵉ » (Arles)

Après avoir établi par quel nombre d'adhésions le Comité s'était trouvé institué, la Commission dépouilla les bulletins d'élection définitive des membres titulaires ; ils furent élus à la presque unanimité. Ces membres titulaires étaient : M. Fleury, pharmacien ; MM. Giraud Saint-Rome père, P. M. Roux, Lieutier, Pardigon, Pérard, Chargé, docteurs en médecine ; Marius Roux, pharmacien, Martin, docteur en chirurgie, pour le 1er arrondissement ; — MM. Payan, Guiran, d'Astros, Omer, docteurs ; Garcin, pharmacien, pour le 2ᵉ arrondissement ; — enfin, M. Jacquemin, pharmacien ; Urpart, Volpelière, Brunat et Ode, docteurs, pour le 3ᵉ arrondissement.

C'est dans cette même année 1844 que le préfet des Bouches-du-Rhône, après avis favorable du Jury médical et du maire, reconnaissait l'utilité de notre association et autorisait le Comité à se constituer légalement. Arrivé à ce point où les grandes difficultés avaient été franchies, les dé-

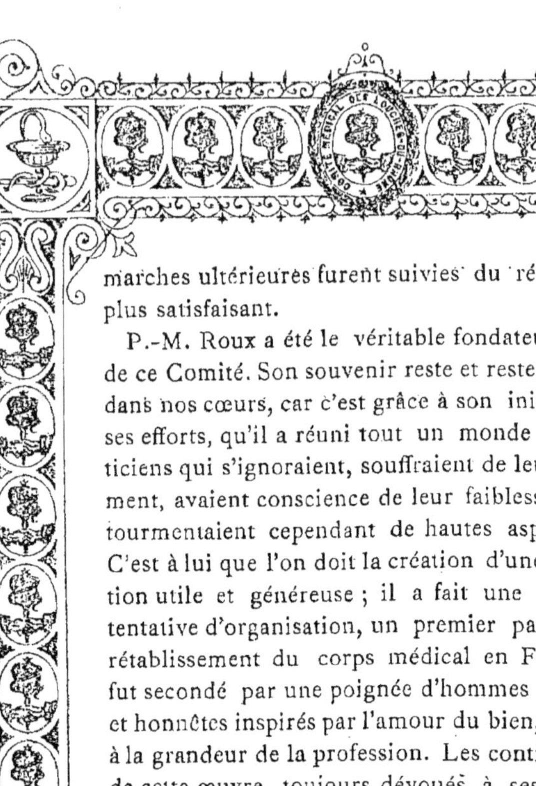

marches ultérieures furent suivies du résultat le
plus satisfaisant.

P.-M. Roux a été le véritable fondateur, l'âme
de ce Comité. Son souvenir reste et restera gravé
dans nos cœurs, car c'est grâce à son initiative, à
ses efforts, qu'il a réuni tout un monde de pra-
ticiens qui s'ignoraient, souffraient de leur isolement, avaient conscience de leur faiblesse et que
tourmentaient cependant de hautes aspirations.
C'est à lui que l'on doit la création d'une institution utile et généreuse ; il a fait une première
tentative d'organisation, un premier pas vers le
rétablissement du corps médical en France. Il
fut secondé par une poignée d'hommes studieux
et honnêtes inspirés par l'amour du bien, dévoués
à la grandeur de la profession. Les continuateurs
de cette œuvre, toujours dévoués à ses intérêts
matériels, ont eu de plus à cœur de lui donner le
caractère scientifique qui doit être inséparable de
toute association médicale. Depuis quelques années, la Société royale de médecine de Marseille,
qui avait fait une certaine opposition à P.-M.
Roux, est réunie à la commission scientifique du
Comité Médical. Ce développement scientifique

n'a pas peu contribué à provoquer et à entretenir
ce large courant qui a entraîné au sein du Comité,
depuis une dizaine d'années, toutes les générations médicales.

Docteur L. PERRIN.— Docteur G. RAYNAUT.

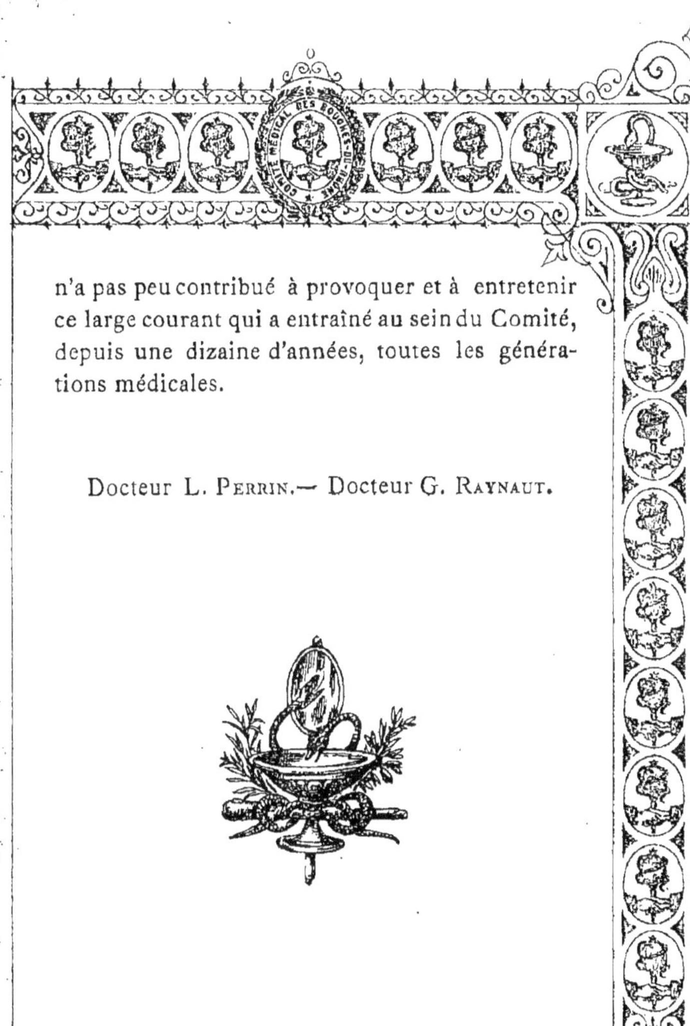

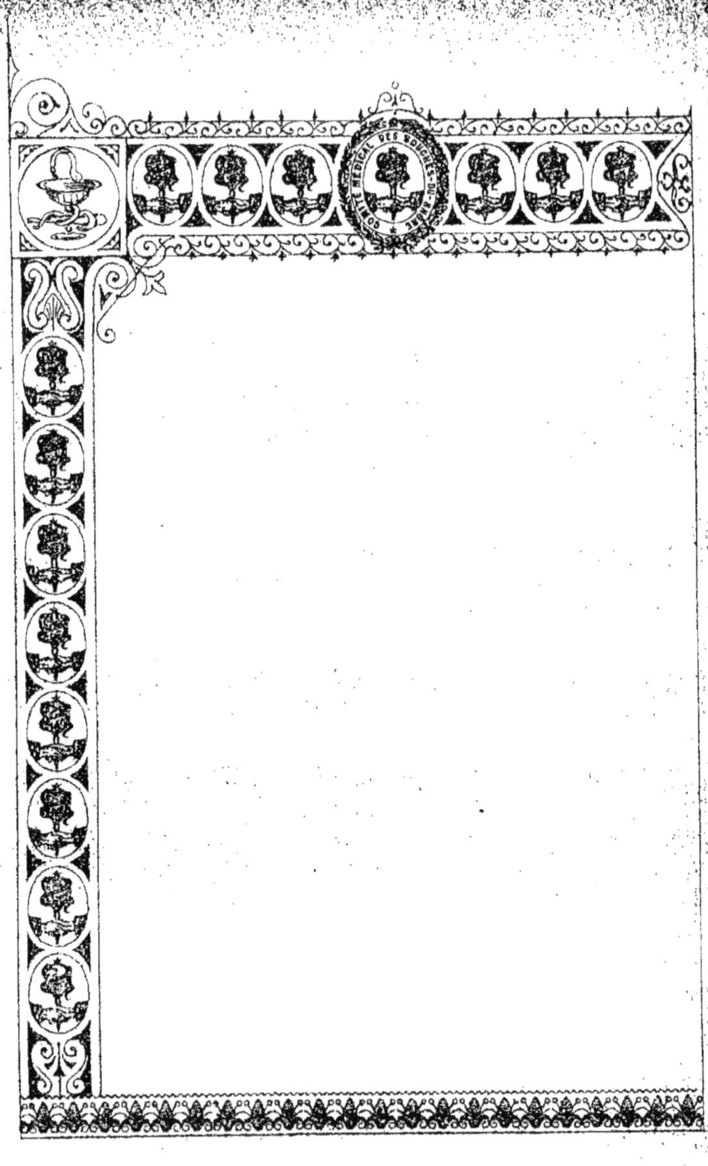

COMMISSION DE SECOURS

ORSQU'ON jette un coup d'œil sur les premiers comptes rendus des travaux du Comité, on est frappé des sentiments élevés qui animaient les fondateurs, et, en particulier, celui qui a été l'inspirateur de l'œuvre, le docteur P.-M. Roux, que l'un de ses collaborateurs de la première heure, et des heures suivantes, le professeur Pirondi, qualifiait de Patriarche de l'Association, dans un compte rendu qu'il présentait comme secrétaire général.

Leur but était d'améliorer la situation matérielle des médecins et pharmaciens, tout en relevant le degré de considération dont ils devaient jouir ; il était aussi de venir en aide, dans une part aussi large que possible, aux deshérités de l'une et de l'autre branche de l'art de guérir.

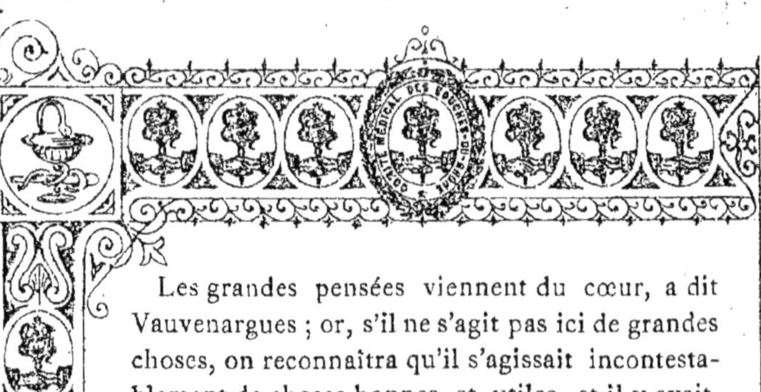

Les grandes pensées viennent du cœur, a dit
Vauvenargues ; or, s'il ne s'agit pas ici de grandes
choses, on reconnaîtra qu'il s'agissait incontesta-
blement de choses bonnes et utiles, et il y avait,
pour les accomplir, des cœurs ardents et généreux ; l'hommage que nous leur rendons aujour-
d'hui doit être d'autant plus sincère que, s'ils
sont parvenus à fonder une œuvre aussi prospère,
ce n'est pas sans de constants et héroïques efforts,
et sans avoir dû vaincre mille difficultés accumulées sous leur pas.

Pour atteindre le but, on créa dès le début trois
grandes commissions qui ont nom de *Commissions permanentes* : Commission de « réorganisation médicale », Commission de « police médicale
et d'hygiène publique », Commission de « secours ».

Chacune de ces Commissions est définie par
P.-M. Roux, qui dit :

« Sous le titre de Commission de secours, la
« troisième *(laquelle mériterait de figurer en
« première ligne en considération de l'éminence
« de ses services)* cherchera à se procurer le plus
« de ressources possibles pour secourir les con-
« frères malheureux . »

Le vénéré fondateur du Comité avait confiance
dans l'avenir qui, du reste, ne l'a pas trahi ; les
merveilleux résultats obtenus jusqu'à ce jour,
sont la récompense de l'énergie de P.-M. Roux.
Quand on lui disait : « Vous voulez donc thésau-
« riser ! » il répondait : « Oui, puisqu'il y a lieu
« d'établir une caisse de secours ou de retraite
« pour nos confrères malheureux. »

Les membres fondateurs qui ont fait partie de
la première Commission de secours eurent à se
préoccuper des dispositions à prendre pour fournir à cette Commission et au Comité les subsides
nécessaires à l'accomplissement de leur mission ;
P.-M. Roux leur disait : « Sera-ce sur des éven-
« tualités que vous fonderez la caisse de secours ?
« N'y a-t-il pas opportunité à ce que vous vous
« ménagiez un fonds dont les intérêts deviennent
« suffisants pour que le bien que nous méditons
« se fasse d'une manière sûre et continue ? Si
« nous n'avons pas d'infortunes à secourir, tant
« mieux !... »

Aussi, dans le premier règlement élaboré par le
Comité des Dix-neuf, dès le mois de juillet 1843,
on trouve un article très explicite à ce sujet, arti-

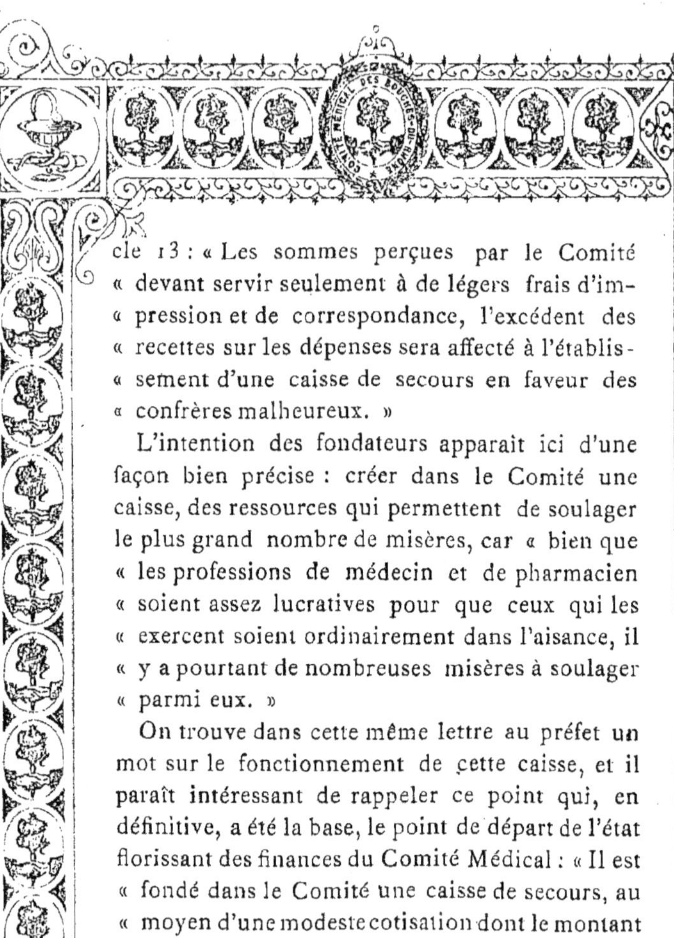

cle 13 : « Les sommes perçues par le Comité
« devant servir seulement à de légers frais d'im-
« pression et de correspondance, l'excédent des
« recettes sur les dépenses sera affecté à l'établis-
« sement d'une caisse de secours en faveur des
« confrères malheureux. »

L'intention des fondateurs apparaît ici d'une
façon bien précise : créer dans le Comité une
caisse, des ressources qui permettent de soulager
le plus grand nombre de misères, car « bien que
« les professions de médecin et de pharmacien
« soient assez lucratives pour que ceux qui les
« exercent soient ordinairement dans l'aisance, il
« y a pourtant de nombreuses misères à soulager
« parmi eux. »

On trouve dans cette même lettre au préfet un
mot sur le fonctionnement de cette caisse, et il
paraît intéressant de rappeler ce point qui, en
définitive, a été la base, le point de départ de l'état
florissant des finances du Comité Médical : « Il est
« fondé dans le Comité une caisse de secours, au
« moyen d'une modeste cotisation dont le montant
« sera placé à la Caisse d'Epargne, pour les intérêts
« en être employés à adoucir les infortunes, sans

« qu'il puisse être touché au fonds, à moins de
« circonstances extraordinaires », ou de ce
qu'on appelait un peu plus loin « des besoins
« urgents. »

Dès le début, « afin d'éviter des lenteurs qui
« s'opposeraient à ce que le bien se fît prompte-
« ment, on décida qu'il suffirait que M. le prési-
« dent de la Commission de secours et celui du
« Comité s'entendissent pour délivrer, sans autres
« formalités, des bons de telles sommes qu'ils
« jugeraient convenables, suivant la nature des
« besoins et les ressources de la caisse. »

Il fut en outre décidé que la Commission ne
serait autorisée à utiliser les intérêts de l'argent
placé, à l'effet de distribuer des secours réguliers,
que lorsque le capital aurait atteint le chiffre de
dix mille francs.

Mais, fondé dans un but essentiellement chari-
table, le Comité ne pouvait pas, en attendant
l'heure solennelle d'ouvrir sa bourse aux confrères
malheureux, repousser toute demande de secours
et nous voyons, dès l'année 1847, distribuer des
sommes variant de cinq à soixante francs à des
membres du corps médical et pharmaceutique de la

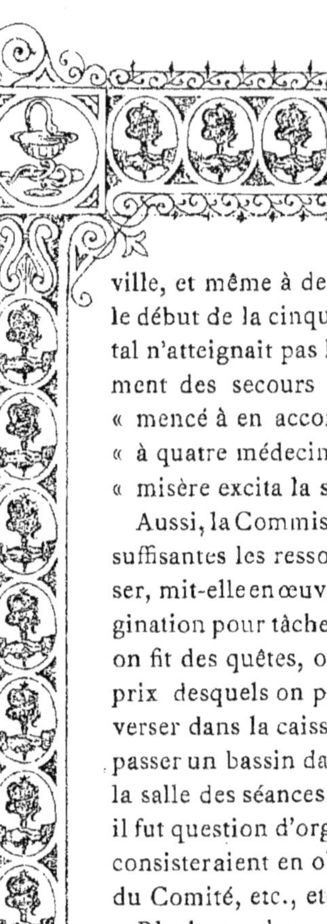

ville, et même à des médecins de passage ; et, dès
le début de la cinquième année, alors que le capital n'atteignait pas huit mille francs, indépendamment des secours une fois donnés, « on à com-
« mencé à en accorder, d'une manière continue,
« à quatre médecins octogénaires dont l'état de
« misère excita la sollicitude du Comité. »

Aussi, la Commission de secours, ne trouvant pas
suffisantes les ressources dont elle pouvait dispo-
ser, mit-elle en œuvre toutes les ressources de l'ima-
gination pour tâcher d'accroître le fonds commun:
on fit des quêtes, on proposa des banquets sur le
prix desquels on prélèverait une petite somme à
verser dans la caisse de secours ; on se promit de
passer un bassin dans les banquets, de placer dans
la salle des séances un tronc pour le même objet ;
il fut question d'organiser une loterie dont les lots
consisteraient en objets offerts par les membres
du Comité, etc., etc., etc.

Plusieurs de ces projets furent mis à exécution et petit à petit le capital grossissait ; les
demandes de secours augmentant aussi, il fallut
prendre une décision officielle au sujet des personnes ayant droit aux secours du Comité: « Vous

« voudriez bien être à même de leur donner à
« tous, disait P. M. Roux, mais, fondée spéciale-
« ment par les confrères des Bouches-du-Rhône,
« votre caisse serait bientôt vidée, si vous y puisiez
« en proportion des demandes qui vous sont
« adressées. »

Aussi, s'inspirant des sages conseils de son fondateur et président, la Commission de secours décida que, malgré son désir d'être à même de donner à tous ceux qui demanderaient, il ne serait accordé de secours qu'aux adhérents ; néanmoins, désireuse de faire le plus de bien possible, elle ajouta que, *sur la recommandation* des adhérents, le Comité Médical assisterait, dans le besoin, les médecins et pharmaciens non adhérents, dignes de son attention.

Telles sont les bases sur lesquelles furent établis les articles de règlement qui ont régi et dont la plupart régissent encore aujourd'hui les décisions de la Commission dont nous faisons l'historique.

Cette Commission a donné depuis cinquante ans et aussi souvent qu'elle a pu le faire et n'a jamais failli à ce premier devoir de bonne charité:

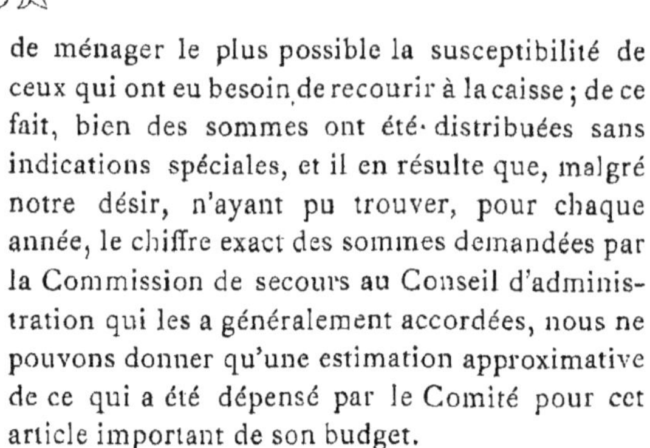

de ménager le plus possible la susceptibilité de
ceux qui ont eu besoin de recourir à la caisse ; de ce
fait, bien des sommes ont été· distribuées sans
indications spéciales, et il en résulte que, malgré
notre désir, n'ayant pu trouver, pour chaque
année, le chiffre exact des sommes demandées par
la Commission de secours au Conseil d'administration qui les a généralement accordées, nous ne
pouvons donner qu'une estimation approximative
de ce qui a été dépensé par le Comité pour cet
article important de son budget.

Néanmoins, en relevant certains chiffres trouvés
dans le recueil des travaux du Comité, et montrant
que déjà, durant l'exercice de 1848 à 1849, sur
un actif de huit mille six cent cinquante francs
qu'en 1861 et en 1863, sur des budgets de quarante-cinq mille et quarante-neuf mille francs
on accorde chaque année douze cents francs
de secours ; qu'en 1891 et 1892 il fut distribué
douze cents et *seize cent soixante neuf* francs
de secours, on arrive à ce résultat des plus
satisfaisants et dont le Comité à le droit d'être
fier: que, depuis sa fondation, il n'a certainement
pas été consacré moins de *cinquante* à *soixante*

mille francs au soulagement de nos confrères malheureux.

Cet historique serait incomplet s'il ne donnait pas les noms des confrères qui ont eu l'honneur de diriger les délibérations de cette importante Commission. Dix-neuf médecins ou pharmaciens se sont partagé les fonctions de président de la Commission de secours, dans l'ordre chronologique suivant (1) :

Année	1845	M. le Docteur	DUGAS.
»	1851	»	FOUILLOT.
»	1852	»	FOUILLOT.
»	1853	»	TRASTOUR.
»	1854	»	FOUILLOT.
»	1855	»	AUBERT.
»	1860	»	BARTHELEMY.
»	1861	»	MAGAIL.
»	1862	»	RICHAUD.
»	1863	»	RICHAUD.
»	1864	»	HUBAC.
»	1865	»	GILLET.
»	1866	»	GILLET.
»	1867	»	GOUZIAN.

(1) Les années qui ne sont pas mentionnées n'ont pas d'histoire, par suite de la perte de certains volumes du recueil.

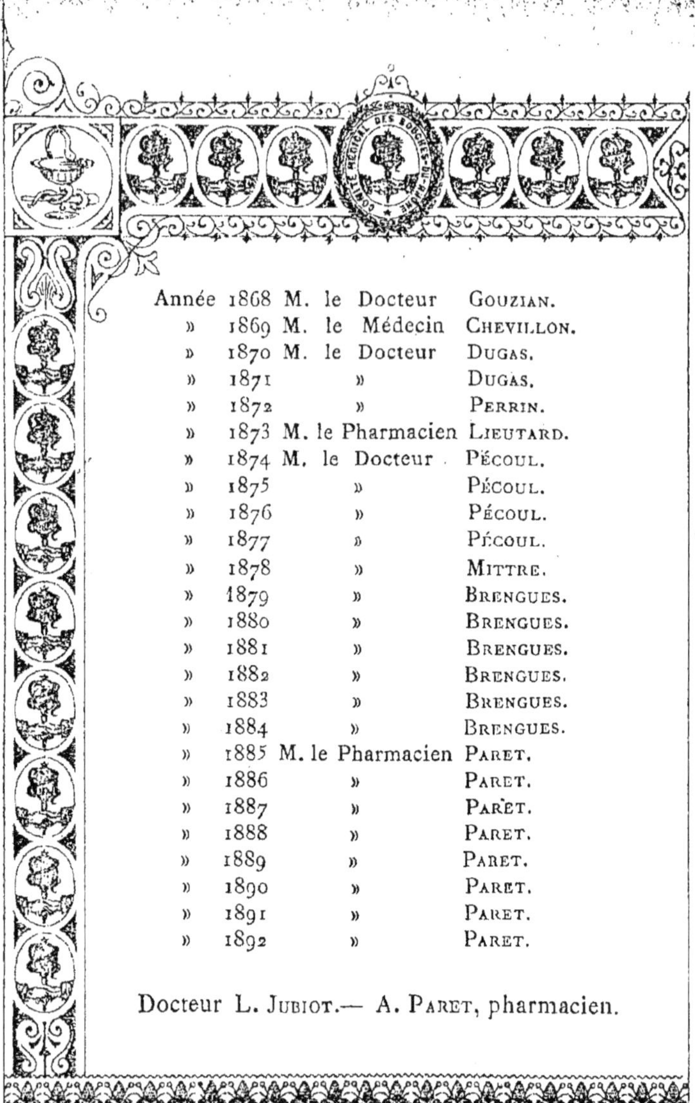

Docteur L. JUBIOT.— A. PARET, pharmacien.

COMMISSION ARBITRALE

N créant le Comité Médical, une des premières préoccupations de notre regretté fondateur P.-M. Roux et de ses zélés collaborateurs avait été non seulement de venir en aide à nos confrères malheureux, mais aussi de défendre nos intérêts professionnels.

Les différends qui pouvaient s'élever entre confrères, les conflits inévitables qui ne manquaient pas de surgir entre médecins et clients, l'exercice illégal de la médecine et de la pharmacie, etc., étaient tout autant de questions qui devaient faire l'objet de leurs études.

Le 6 octobre 1845, dans une assemblée générale, à laquelle assistent un très grand nombre de

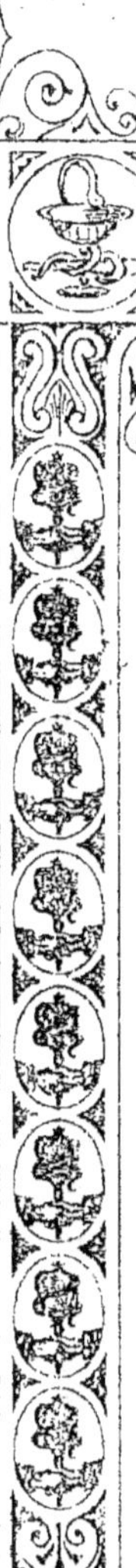

membres, furent nommées trois Commissions
permanentes : 1° celle de réorganisation médicale ;
2° celle de secours ; 3° celle de police médicale
et d'hygiène publique. C'est cette dernière, qui
porte aujourd'hui le nom de Commission arbitrale, qui doit nous occuper. Elle avait pour but,
non seulement de rechercher toutes les infractions
aux lois concernant l'exercice des professions
médicale et pharmaceutique, ainsi que tout ce
qui serait contraire aux règles relatives à la
conservation de la santé et à la préservation des
maladies, mais encore de s'attacher à remédier
aux désordres constatés.

Cette Commission se composa de MM. A. Demolins, P. Dor, Ducros, Goy, J. Perrin, Pierson,
Reymonet, Rivière de la Souchère, A. Sicard,
docteurs ; Fabre Eugène, officier de santé ;
Allibert, André, Aubin, J. Feraud et Virenque,
pharmaciens.

Ce fut le 14 décembre 1845 que la Commission
de police médicale et d'hygiène publique soumit
au Conseil un premier rapport. Après un court
préambule, la Commission soutint que, si les
lois étaient insuffisantes pour la répression de

tous les abus, il ne fallait pourtant pas se borner à demander la revision de ces lois, mais qu'il importait de s'attacher en même temps à remédier au désordre dont un rapide tableau fut tracé.

La Commission passa successivement en revue : 1° les prétendus guérisseurs, c'est-à-dire ceux étrangers à la médecine et à la pharmacie ; 2° les personnes qui, exerçant des états voisins de la pharmacie, tels que les herboristes, les droguistes, les fabricants d'eaux gazeuses et même les confiseurs, empiètent sur le domaine de la médecine et de la pharmacie ; 3° les personnes qui, munies d'un diplôme de médecin ou de pharmacien, se permettent des infractions aux lois sur l'exercice de ces deux professions.

La question des Sociétés de prévoyance, envisagée au point de vue de l'hygiène publique et de la dignité médicale, fut aussi abordée.

Quant aux moyens de faire cesser cet état de choses, la Commission jugea convenable que le Comité, indépendamment du concours d'un ou de plusieurs hommes de loi voulût bien demander : 1" à M. le préfet la revision des diplômes des médecins, pharmaciens, sage-femmes, herboris-

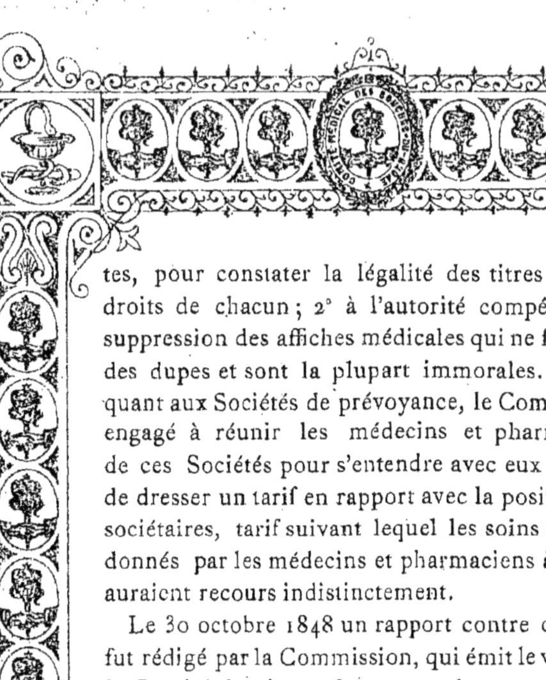

tes, pour constater la légalité des titres et des droits de chacun ; 2° à l'autorité compétente la suppression des affiches médicales qui ne font que des dupes et sont la plupart immorales. Enfin, quant aux Sociétés de prévoyance, le Comité était engagé à réunir les médecins et pharmaciens de ces Sociétés pour s'entendre avec eux à l'effet de dresser un tarif en rapport avec la position des sociétaires, tarif suivant lequel les soins seraient donnés par les médecins et pharmaciens à qui ils auraient recours indistinctement.

Le 30 octobre 1848 un rapport contre ces abus fut rédigé par la Commission, qui émit le vœu que le Comité devait employer tous les moyens à sa disposition pour obtenir une prompte répression. Sur sa demande, une allocation de 500 francs pour subvenir aux dépenses que nécessiteraient les poursuites judiciaires fut prise en considération par l'assemblée générale.

Ce même jour furent désignés, pour faire partie de la Commission de police médicale et d'hygiène publique : MM. Duranty, Hubac, Marsseille, Meli, A. Sicard, et Trastour, docteurs ; Chabert, Gasquet, Girard, officiers de santé ;

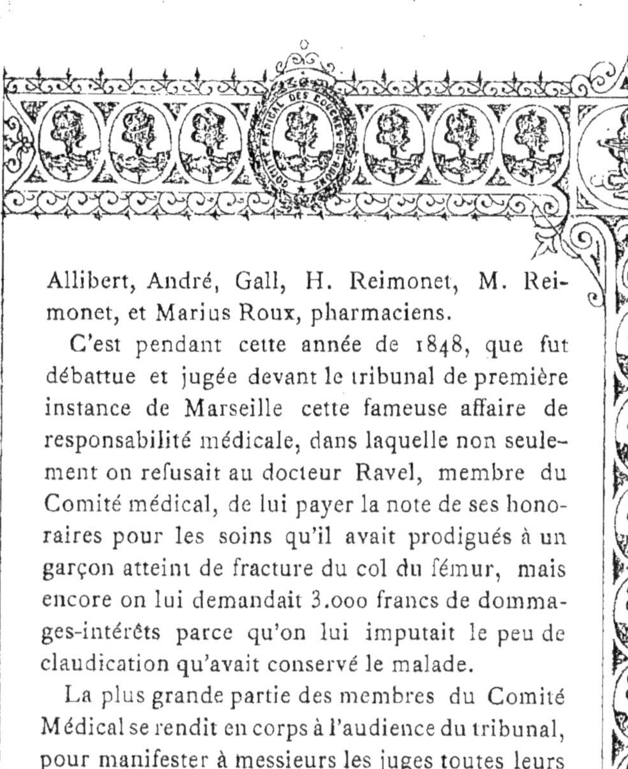

Allibert, André, Gall, H. Reimonet, M. Reimonet, et Marius Roux, pharmaciens.

C'est pendant cette année de 1848, que fut débattue et jugée devant le tribunal de première instance de Marseille cette fameuse affaire de responsabilité médicale, dans laquelle non seulement on refusait au docteur Ravel, membre du Comité médical, de lui payer la note de ses honoraires pour les soins qu'il avait prodigués à un garçon atteint de fracture du col du fémur, mais encore on lui demandait 3.000 francs de dommages-intérêts parce qu'on lui imputait le peu de claudication qu'avait conservé le malade.

La plus grande partie des membres du Comité Médical se rendit en corps à l'audience du tribunal, pour manifester à messieurs les juges toutes leurs sympathies pour le docteur Ravel qui, déjà fort de son droit, le fut ainsi de l'appui de ses collègues et ne pouvait que sortir victorieux de son procès.

Nous avons pensé qu'il était utile de citer cet exemple pour prouver la bonne confraternité qui existait entre les membres du Comité Médical.

Dans la séance du 25 octobre 1850, M. P.-M. Roux revient sur la nécessité de demander au

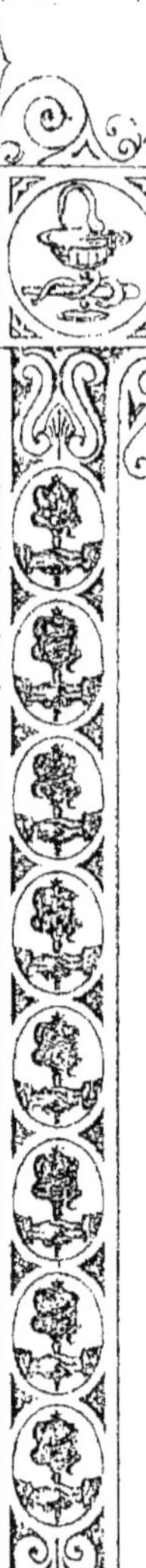

gouvernement la création d'un conseil de discipline pour les gens de l'art de chaque arrondissement ou du moins de chaque département, et de
s'occuper de cette affaire à la première réunion
générale.

Beaucoup de membres prennent part à cette
discussion à la suite de laquelle une Commission,
composée de MM. Allibert, pharmacien ; Baude,
Dugas, Duranty, Fabre Eugène, Goy, Hubac,
Marsseille et Sollier, médecins, est chargée de rechercher, de concert avec M. le président et M. le
secrétaire perpétuel du Comité, les moyens d'obtenir du gouvernement un Conseil de discipline
organisé de manière à satisfaire toutes les exigences.

La Commission, renouvelée dans l'assemblée
générale du 18 décembre 1850, fut composée de
MM. Allibert, Aubanel, Aubin, Bouquet, Bous-
quet, Chevillon aîné, Chevillon jeune, David,
Dugas, Goy, Jouve, Laurens, Reimonet Henri,
Roux Marius et Verne.

Un rapport de M. Goy, sur la fondation d'un
conseil de discipline dans chaque département,
sinon dans chaque arrondissement, fut adopté

dans son entier et on décida en outre de le transmettre à M. le ministre de l'Intérieur, par l'intermédiaire de M. le préfet des Bouches-du-Rhône.

Le ministre accusa réception de ce rapport et l'envoya à son collègue de l'Agriculture et du Commerce duquel relevait la police de la profession médicale.

M. Goy, dans la séance du 3o juin 1851, propose d'adresser à M. le préfet une demande de revision des diplômes et l'interdiction de la vente des remèdes en dehors de la pharmacie. Cette proposition est adoptée.

La Commission de police médicale est renouvelée le 7 décembre 1851. Elle se compose de MM. Bouffier, F. Chevillon, Chevillon jeune, E. Flavard, H. Goy, Nicolas, Rey, Sauvet, A. Sicard, docteurs médecins; E. Fabre, Laurent, chirurgiens; Alexis, Bonnifay, Monges et Fèbvre, pharmaciens.

L'assemblée générale du 12 décembre 1852 eut à renouveler la Commission de police médicale. On nomma membres de cette Commission : MM. E. Fabre, Guien, Couchet, Colmar, Monges Jh, Roux Marius, Martin, Gamel, A. Sicard,

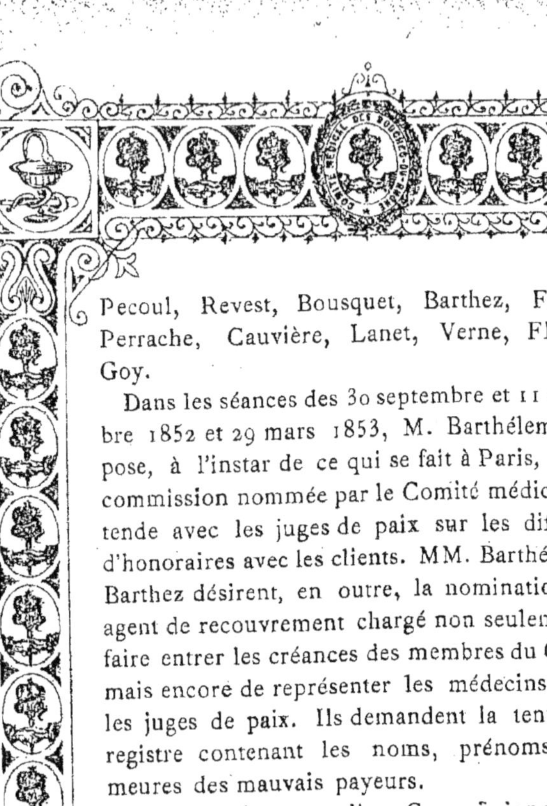

Pecoul, Revest, Bousquet, Barthez, Flavard, Perrache, Cauvière, Lanet, Verne, Flory et Goy.

Dans les séances des 30 septembre et 11 décembre 1852 et 29 mars 1853, M. Barthélemy propose, à l'instar de ce qui se fait à Paris, qu'une commission nommée par le Comité médical s'entende avec les juges de paix sur les différends d'honoraires avec les clients. MM. Barthélemy et Barthez désirent, en outre, la nomination d'un agent de recouvrement chargé non seulement de faire entrer les créances des membres du Comité, mais encore de représenter les médecins devant les juges de paix. Ils demandent la tenue d'un registre contenant les noms, prénoms et demeures des mauvais payeurs.

M. Flavard, au nom d'une Commission spéciale, dépose son rapport. Il retrace, d'abord, les abus qui se sont produits dans notre profession depuis la suppression des corporations savantes en août 1792, la confusion qui s'est établie entre les vrais médecins et ceux qui n'avaient pas les moindres notions médicales. Il parle avec une grande connaissance des rebouteurs, des médicastres et des

mèges impudents. Il s'étend ensuite sur l'ingratitude toujours croissante des clients envers leurs médecins, de l'immoralité et de l'audace toujours plus grande de ces flibustiers de l'art de guérir et en arrive, enfin, aux deux propositions faites par MM. Barthélemy et Barthez, qu'il développe avec un grand savoir. Il donne des arguments indiscutables, prévoit toutes les objections et, en fin de compte, établit un tarif d'honoraires basé sur celui élaboré par la Société royale de Médecine en 1821.

M. Barthélemy propose de nommer une Commission chargée du visa préalable des mémoires des honoraires des médecins à faire solder en justice.

Certaines modifications sont faites au rapport de M. Flavard, entre autres celle de renouveler les membres de la Commission arbitrale toutes les années, au lieu de tous les trois ans. Puis le rapport et le tarif sont mis aux voix et adoptés.

Le 10 septembre 1853, on nomma en séance du Conseil un agent de recouvrement des honoraires, avec lequel une convention fut stipulée.

On décide, enfin, qu'une députation rendra

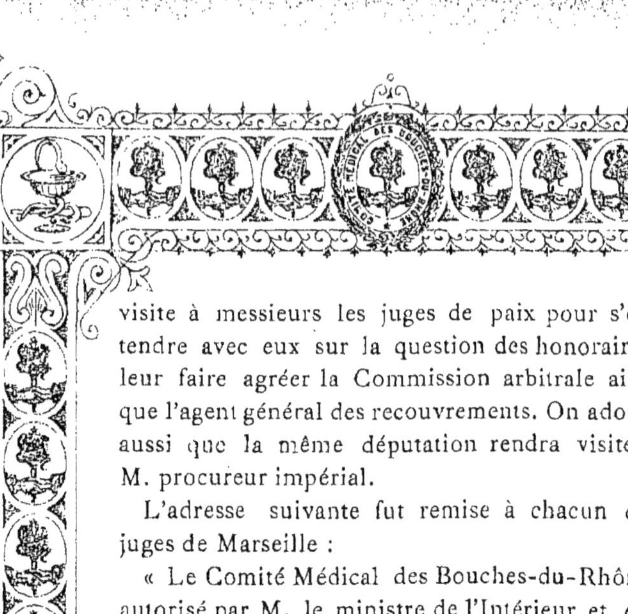

visite à messieurs les juges de paix pour s'entendre avec eux sur la question des honoraires, leur faire agréer la Commission arbitrale ainsi que l'agent général des recouvrements. On adopte aussi que la même députation rendra visite à M. procureur impérial.

L'adresse suivante fut remise à chacun des juges de Marseille :

« Le Comité Médical des Bouches-du-Rhône, autorisé par M. le ministre de l'Intérieur et encouragé par M. le ministre de l'Instruction publique, a pris l'initiative d'une mesure dont l'utilité est incontestable et incontestée : c'est celle d'avoir formé une Commission de cinq membres parmi les plus honorables de l'association, pour examiner au besoin les comptes des médecins et donner son avis motivé. Le juge de paix est prié, au cas où un compte du médecin ferait naître des doutes sur le chiffre de la somme demandée, de bien vouloir renvoyer ce compte devant la Commission arbitrale.

« Cette Commission est composée, pour l'année courante et celle de 1854, de MM. Magail père, A. Martin, et P. Rey. Le président et le secrétaire du Comité sont de droit membres de cette Commission.

« Monsieur le Juge de paix est prié aussi de reconnaître et d'agréer M. Grac, pour l'agent chargé du recouvrement des honoraires des médecins. »

MM. les juges de paix accueillirent favorablement cette adresse, et promirent de seconder le Comité Médical dans les limites de leurs devoirs.

Dans une séance ultérieure, M. Gouirand témoigne sa surprise de ce que l'on a omis de mentionner les pharmaciens dans la convention relative au recouvrement des honoraires des médecins et exprime le désir que cette omission soit réparée. Après discussion, on nomme une Commission arbitrale des pharmaciens, composée de MM. Camoin, Gouirand et Latil.

Ces nouvelles dispositions seront portées à la connaissance des juges de paix.

Enfin, le 30 décembre 1854, les deux Commissions arbitrales des médecins et des pharmaciens sont réunies en une seule et on nomme membres de cette Commission pour l'année 1854 : MM. les docteurs Magail père, P. Rey, A. Martin, et les pharmaciens Gouirand et Laurens.

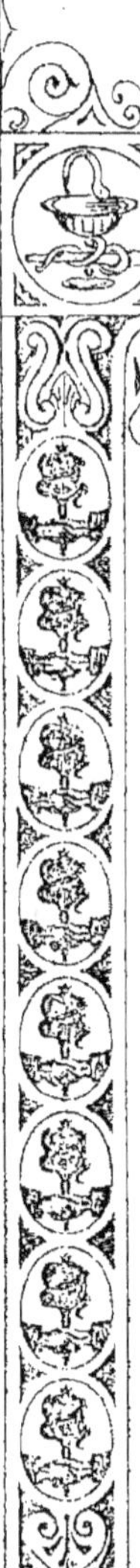

C'est de cette époque pour ainsi dire que date l'existence de la Commission arbitrale, telle qu'elle existe de nos jours. Elle a remplacé la Commission de police médicale et d'hygiène publique, qui ne s'était guère occupée jusqu'à ce moment que des questions d'intérêt général. Le but principal de cette dernière avait été de rechercher avec zèle et dévouement les moyens de réprimer les abus. La question si délicate des Sociétés de secours mutuels et de prévoyance avait aussi éveillé son attention, mais n'avait été traitée que très superficiellement. Enfin, elle s'était occupé de la revision des diplômes des médecins, pharmaciens et sages-femmes.

Son existence au sein du Comité a été marquée par des discussions très graves et très approfondies sur les intérêts professionnels.

En 1860, les actes du Comité ne font plus mention de cette Commission. Elle s'est évanouie pendant cette période qui nous reste inconnue.

La discussion dont le Conseil s'était occupé quelques années auparavant au sujet de la création d'un Conseil de discipline, est reprise à nouveau le 10 mars 1855. Après des observations très judi-

cieuses sur les difficutés qu'il y aurait à vaincre,
on décide de signer une pétition qui serait adressée à M. le ministre de l'Agriculture et du Commerce en vue de solliciter l'institution d'un Conseil
de discipline pour tous les médecins et pharmaciens dans chaque département.

En 1856 nous trouvons, relatée dans les actes
du Comité, l'affaire du docteur Andreux, de Bar-
le-Duc, qui avait passionné non seulement les médecins de la Seine, mais tous les docteurs de
France.

Le docteur Andreux, après s'être conformé
dignement à une réquisition de M. le maire de
Bar-le-Duc, à une époque où le choléra désolait
cette ville, a vu rejeter la demande de ses honoraires, proportionnés aux soins qu'il avait donnés,
et cela sous prétexte que l'autorité municipale a le
droit de requérir, au besoin, un médecin dans
l'intérêt général.

Le Comité médical, ayant vu avec plaisir que
l'Association des médecins de la Seine avait résolu
de maintenir le docteur Andreux, s'empresse de
joindre ses efforts à ceux de cette honorable association et décide conséquemment, à l'unanimité,

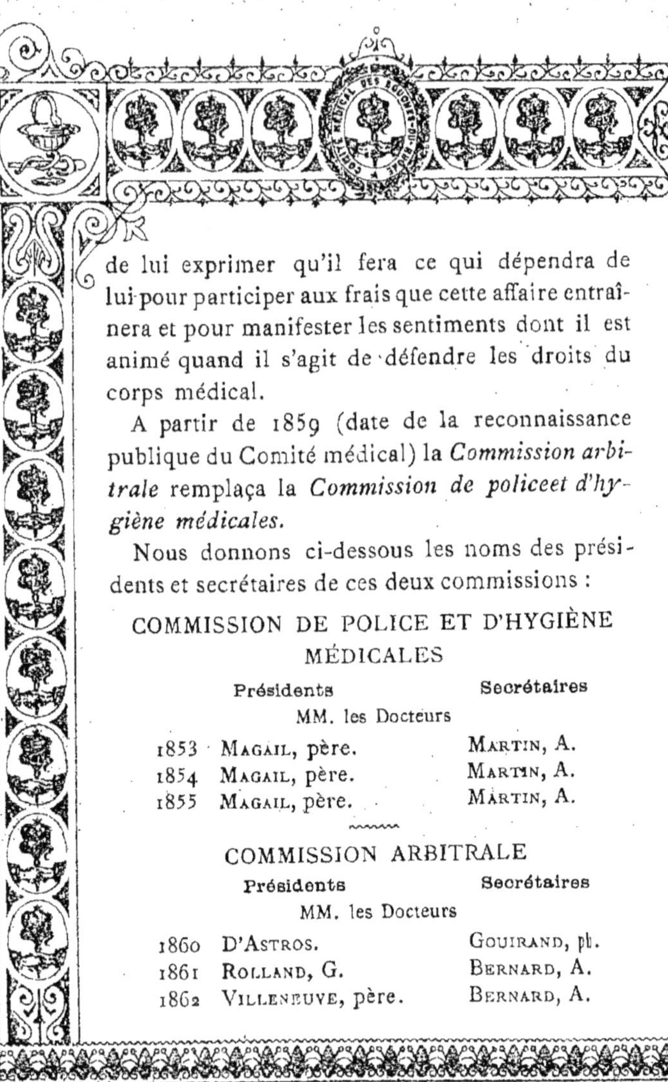

de lui exprimer qu'il fera ce qui dépendra de lui pour participer aux frais que cette affaire entraînera et pour manifester les sentiments dont il est animé quand il s'agit de défendre les droits du corps médical.

A partir de 1859 (date de la reconnaissance publique du Comité médical) la *Commission arbitrale* remplaça la *Commission de police et d'hygiène médicales.*

Nous donnons ci-dessous les noms des présidents et secrétaires de ces deux commissions :

COMMISSION DE POLICE ET D'HYGIÈNE MÉDICALES

	Présidents	Secrétaires
	MM. les Docteurs	
1853	Magail, père.	Martin, A.
1854	Magail, père.	Martin, A.
1855	Magail, père.	Martin, A.

COMMISSION ARBITRALE

	Présidents	Secrétaires
	MM. les Docteurs	
1860	D'Astros.	Gouirand, ph.
1861	Rolland, G.	Bernard, A.
1862	Villeneuve, père.	Bernard, A.

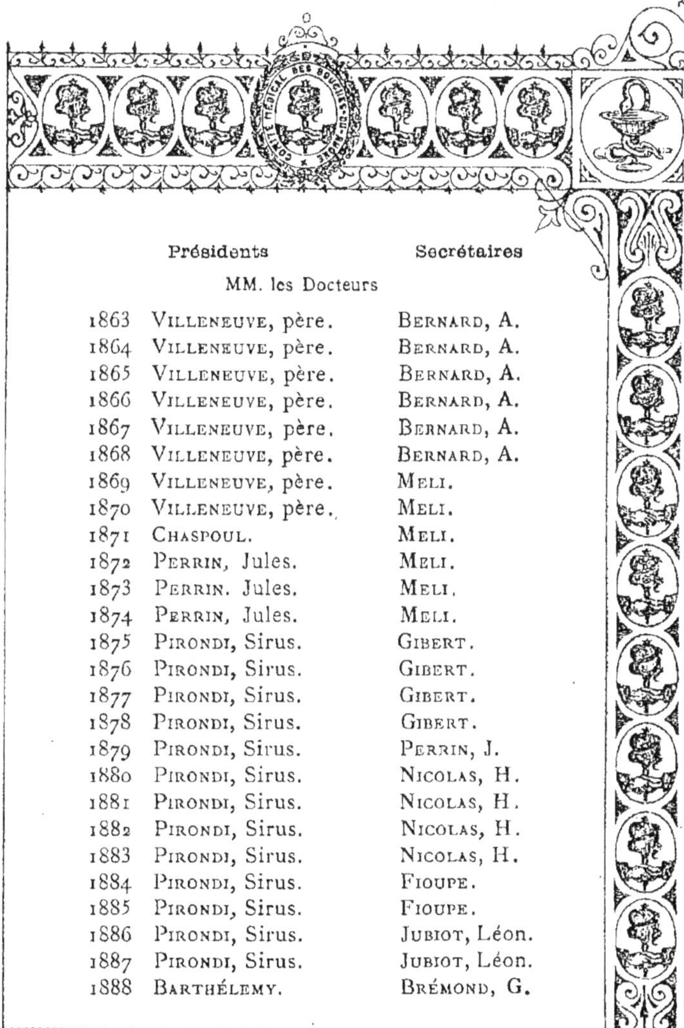

	Présidents	Secrétaires
	MM. les Docteurs	
1863	Villeneuve, père.	Bernard, A.
1864	Villeneuve, père.	Bernard, A.
1865	Villeneuve, père.	Bernard, A.
1866	Villeneuve, père.	Bernard, A.
1867	Villeneuve, père.	Bernard, A.
1868	Villeneuve, père.	Bernard, A.
1869	Villeneuve, père.	Meli.
1870	Villeneuve, père.	Meli.
1871	Chaspoul.	Meli.
1872	Perrin, Jules.	Meli.
1873	Perrin. Jules.	Meli.
1874	Perrin, Jules.	Meli.
1875	Pirondi, Sirus.	Gibert.
1876	Pirondi, Sirus.	Gibert.
1877	Pirondi, Sirus.	Gibert.
1878	Pirondi, Sirus.	Gibert.
1879	Pirondi, Sirus.	Perrin, J.
1880	Pirondi, Sirus.	Nicolas, H.
1881	Pirondi, Sirus.	Nicolas, H.
1882	Pirondi, Sirus.	Nicolas, H.
1883	Pirondi, Sirus.	Nicolas, H.
1884	Pirondi, Sirus.	Fioupe.
1885	Pirondi, Sirus.	Fioupe.
1886	Pirondi, Sirus.	Jubiot, Léon.
1887	Pirondi, Sirus.	Jubiot, Léon.
1888	Barthélemy.	Brémond, G.

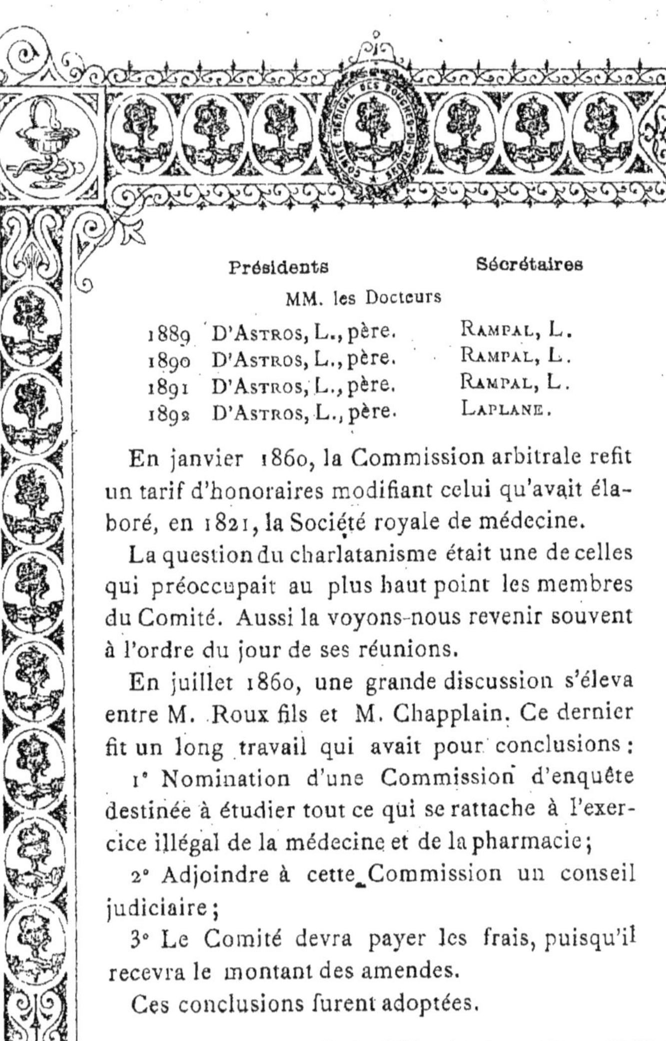

	Présidents	Sécrétaires
	MM. les Docteurs	
1889	D'Astros, L., père.	Rampal, L.
1890	D'Astros, L., père.	Rampal, L.
1891	D'Astros, L., père.	Rampal, L.
1892	D'Astros, L., père.	Laplane.

En janvier 1860, la Commission arbitrale refit un tarif d'honoraires modifiant celui qu'avait élaboré, en 1821, la Société royale de médecine.

La question du charlatanisme était une de celles qui préoccupait au plus haut point les membres du Comité. Aussi la voyons-nous revenir souvent à l'ordre du jour de ses réunions.

En juillet 1860, une grande discussion s'éleva entre M. Roux fils et M. Chapplain. Ce dernier fit un long travail qui avait pour conclusions :

1° Nomination d'une Commission d'enquête destinée à étudier tout ce qui se rattache à l'exercice illégal de la médecine et de la pharmacie ;

2° Adjoindre à cette Commission un conseil judiciaire ;

3° Le Comité devra payer les frais, puisqu'il recevra le montant des amendes.

Ces conclusions furent adoptées.

A voir la persévérance que les membres mettaient à revenir sur cette question, il n'était pas possible de douter de leur bonne volonté à réussir, mais il leur manquait les moyens.

En septembre 1860, M. Villeneuve père, alors président de la Commission arbitrale, émit le vœu de faire appeler les parties dans le sein de la Commission, afin qu'elles puissent fournir les renseignements qu'on aurait à leur demander.

Le 23 avril 1861 fut déposée et votée la proposition suivante faite par M. Pierson : que les membres du Comité ne pourraient, dans aucun cas et sous aucun prétexte, faire le service médical ou pharmaceutique d'une Société de prévoyance, de secours mutels ou de toutes autres, quelle que soit leur dénomination, lorsqu'ils en feraient partie comme membres.

Un autre question relative aux sociétés fut encore votée en octobre 1862 et résolue par l'affirmative, à savoir s'il n'y aurait pas lieu de faire payer le médecin d'une société au prorata de l'indemnité, dans le cas où un membre blessé par une autre personne en recevrait le montant.

Jusqu'à cette époque, la Commission arbitrale

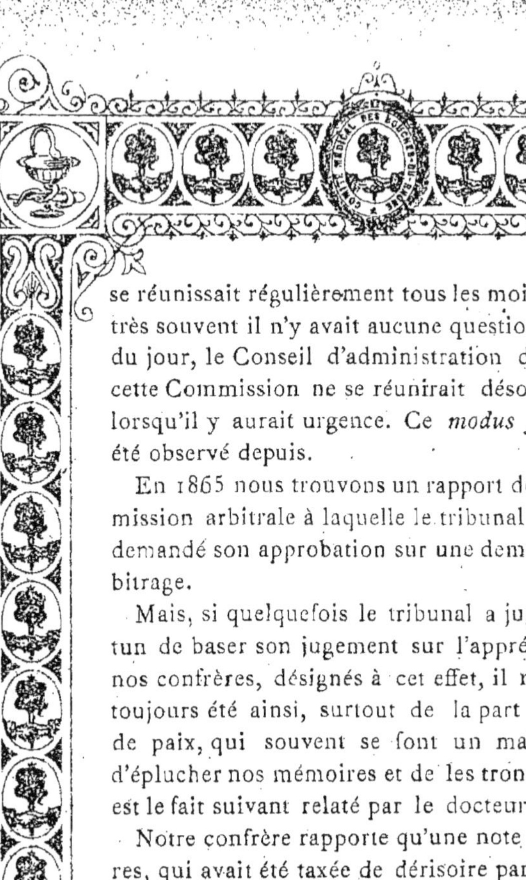

se réunissait régulièrement tous les mois. Comme très souvent il n'y avait aucune question à l'ordre du jour, le Conseil d'administration décida que cette Commission ne se réunirait désormais que lorsqu'il y aurait urgence. Ce *modus faciendi* a été observé depuis.

En 1865 nous trouvons un rapport de la Commission arbitrale à laquelle le tribunal civil avait demandé son approbation sur une demande d'arbitrage.

Mais, si quelquefois le tribunal a jugé opportun de baser son jugement sur l'appréciation de nos confrères, désignés à cet effet, il n'en a pas toujours été ainsi, surtout de la part des juges de paix, qui souvent se font un malin plaisir d'éplucher nos mémoires et de les tronquer. Tel est le fait suivant relaté par le docteur Méli.

Notre confrère rapporte qu'une note d'honoraires, qui avait été taxée de dérisoire par le président Villeneuve, fut réduite, par un juge de paix de Marseille, de 150 francs à 100 francs et payable 20 francs par mois.

Le Conseil d'administration de 1871 décide que les demandes d'arbitrage émanant directement

des médecins ou pharmaciens non associés ne
peuvent être reçues, conformément à l'article 36 du
règlement. A la suite de cette délibération, le docteur Villeneuve père, alors président de la Commission arbitrale, qui n'abondait pas dans ce sens,
résilia ses fonctions. Il fut remplacé à la présidence par M. le docteur Chaspoul.

Cette question en entraîna une autre non moins
grave sur les attributions de la Commission
arbitrale. D'une discussion très sérieuse à laquelle
prirent part presque tous les membres du Conseil,
il résulta que la Commission arbitrale devait juger selon l'esprit et non selon la lettre du règle-
menᵗ.

M. Sicard, dans la séance du Conseil d'administration du 29 août 1873, soulève une question
très importante pour le Comité Médical. C'est
celle relative à l'exercice simultané de la médecine
et de la pharmacie. Cet incident survint à la suite
d'une plainte portée contre un pharmacien de notre ville, qui, muni des diplômes de pharmacien
et d'officier de santé français, et lui-même Français, prenait en outre le titre de docteur en médecine parce qu'il possédait un diplôme italien.

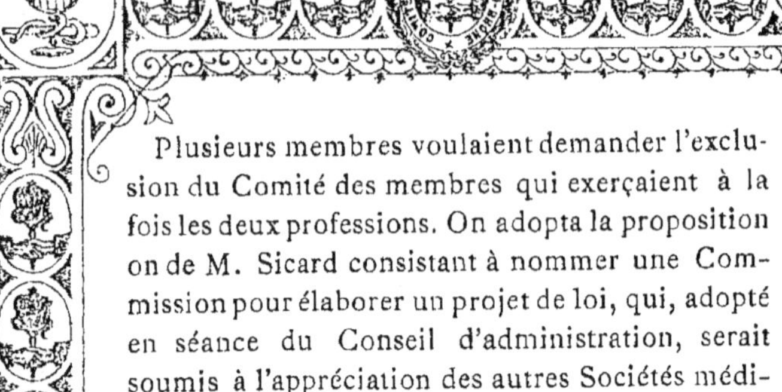

Plusieurs membres voulaient demander l'exclusion du Comité des membres qui exerçaient à la fois les deux professions. On adopta la proposition on de M. Sicard consistant à nommer une Commission pour élaborer un projet de loi, qui, adopté en séance du Conseil d'administration, serait soumis à l'appréciation des autres Sociétés médicales de France et porté ensuite devant l'Assemblée Nationale.

Le 27 août 1875 survient l'incident entre le docteur G. et M. D., officier de santé. Ce dernier avait vendu à M. le docteur G. sa clientèle médicale et n'avait pas rempli ses engagements. Quatre séances, deux du Conseil et deux de la Commission arbitrale, suffirent à peine pour résoudre ce différend, qui se termina par l'exclusion de M. D.. à la suite d'un important rapport fait par le docteur Livon, alors secrétaire du Comité.

Le 23 février 1877, M. Pirondi fait au Conseil une proposition relative à l'établissement d'un Conseil de discipline.

Après une longue discussion, le Conseil décide de dresser un règlement qui fut adopté dans la séance du Conseil du 22 mars 1877 et sanctionné

par l'assemblée générale du 3o août de la même année.

Il ne tarda pas à fonctionner. En effet, le 26 mai 1877 il eut à examiner une affaire du pharmacien C. contre lequel on demandait l'exclusion. Les preuves de culpabilité n'ayant pas été trouvées suffisantes, on passa à l'ordre du jour.

Pour donner plus de force à la Commission arbitrale qui peut se transformer en Conseil de discipline, il est décidé d'en nommer les membres au scrutin secret. (Séance du Conseil du 18 mai 1877.)

La proposition de M. Chevalier faite à l'assemblée générale, disant que l'on puisse appeler des décisions du Conseil de discipline devant le Conseil d'administration, est soumise à la discussion du Conseil du 27 juillet 1877.

Certains pensent que le Conseil de discipline doit rendre un jugement souverain. Telle n'est pas l'opinion d'autres confrères.

M. Pirondi demande que les procès-verbaux du Conseil d'administration ne soit pas imprimés dans les actes du Comité, mais consignés dans un registre *ad hoc*.

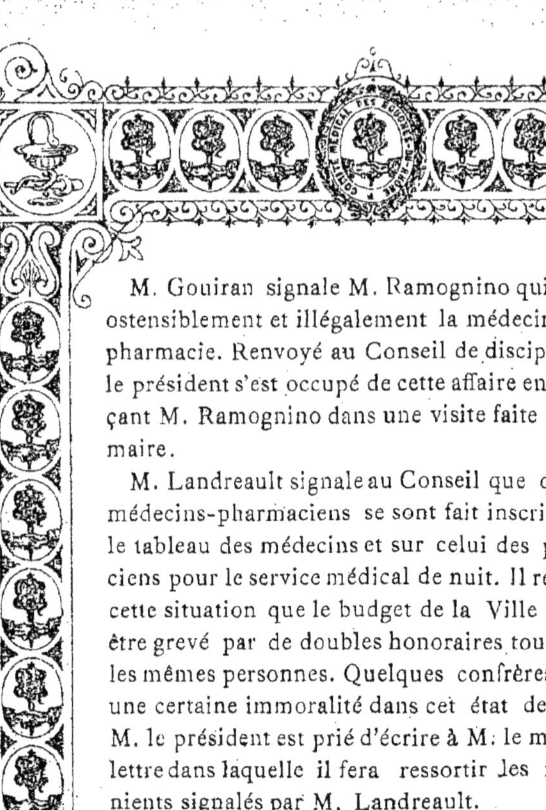

M. Gouiran signale M. Ramognino qui exerce ostensiblement et illégalement la médecine et la pharmacie. Renvoyé au Conseil de discipline. M. le président s'est occupé de cette affaire en dénonçant M. Ramognino dans une visite faite à M. le maire.

M. Landreault signale au Conseil que quelques médecins-pharmaciens se sont fait inscrire et sur le tableau des médecins et sur celui des pharmaciens pour le service médical de nuit. Il résulte de cette situation que le budget de la Ville pourrait être grevé par de doubles honoraires touchés par les mêmes personnes. Quelques confrères voient une certaine immoralité dans cet état de choses. M. le président est prié d'écrire à M. le maire une lettre dans laquelle il fera ressortir les inconvénients signalés par M. Landreault.

La Commission arbitrale eut à juger en 1885 un différend survenu entre les docteurs V... et B..., à la suite duquel furent adoptées les résolutions suivantes :

1° Tout médecin appelé en cours de traitement n'est pas tenu de veiller au règlement des honoraires de son confrère ;

2° Il doit avertir son confrère et le faire avertir par la famille dans un délai de quarante-huit heures au moins ;

3° Tout médécin appelé en consultation ou en visite consultative ne devra, en aucun cas, accepter d'être substitué, pendant le cours de la maladie, au médecin traitant primitivement.

En juillet 1885, M. G., pharmacien, fait part au Conseil du cas d'un collègue M. F., poursuivi pour avoir refusé de panser un blessé. Le Conseil, après mûre délibération, décida d'envoyer la protestation suivante à M. le Préfet des Bouches-du-Rhône.

« Dans sa séance du 24 juillet 1885, le Conseil d'administration du Comité Médical a pris connaissance d'un procès-verbal du Syndicat des Pharmaciens et a délibéré que, vu les graves inconvénients que pourrait présenter la pratique de la médecine et surtout de la chirurgie par un pharmacien, malgré ses connaissances ; que, du reste, les droits de chacun sont parfaitement distincts, et qu'aux chirurgiens et médecins seuls il appartient de faire des ordonnances et de panser les blessés ; que le pharmacien ne doit que fournir les ordonnances et les objets de pansements ; que

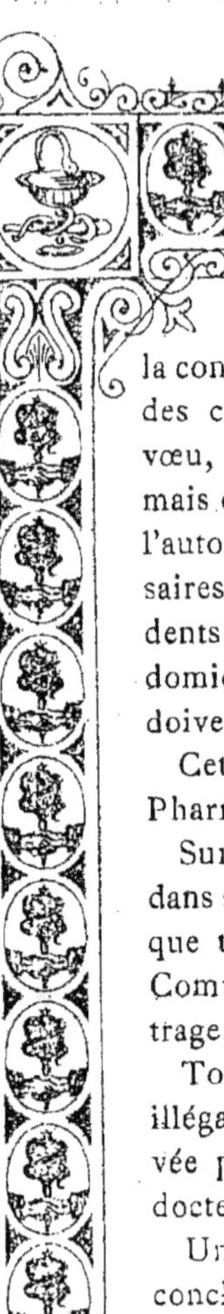

la confusion de ces droits et de ces devoirs entraîne des circonstances fâcheuses ; le Conseil émet le vœu, à propos du cas actuel, et pour que désormais cette confusion ne puisse plus se faire, que l'autorité supérieure fasse connaître aux Commissaires de police et à leurs agents qu'en cas d'accidents ils doivent faire diriger le blessé soit à son domicile ou à l'hôpital et que, en même temps, ils doivent appeler un médecin.»

Cette protestation, jointe à celle du Syndicat des Pharmaciens, fut adressée à M. le préfet.

Sur la propositon de M. le docteur Barthélemy, dans sa séance du 24 juin 1887, le Conseil adopta que tout membre du Comité qui s'adressera à la Commission arbitrale déclinera tout autre arbitrage.

Toujours aux abois des cas nombreux d'exercice illégal de la médecine, question si souvent soulevée par les fondateurs du Comité Médical, le docteur Pluyette revint sur cette question.

Une Commission nommée à cet effet donna les conclusions suivantes :

1° L'achat pour notre bibliothèque d'un code complet ou un traité de médecine légale de Briand et Chaudé ;

2° Elle vous propose de rappeler à M. le préfet l'article 26 de la loi du 19 ventôse an XI et la circulaire ministérielle du 22 mars 1812 et d'attirer son attention sur certaines défectuosités de la liste officielle parue récemment;

3° Elle vous propose de rappeler à M. le président du Tribunal et à M, le procureur de la République, l'article 27 de la loi du 19 ventôse, l'article 81 du Code civil et l'instruction ministérielle du 30 septembre 1826.

Ces conclusions furent adoptées.

Rappellons ici ces divers arrêtés :

L'article 26 de la loi du 19 ventôse an XI ordonne la publication annuelle d'une liste de tous les médecins et pharmaciens dont les diplômes ont été enregistrés aux greffes des tribunaux.

L'arrêté ministériel du 22 mars 1812 ne permettait que l'impression quinquennale, à condition toutefois de publier des suppléments annuels pour indiquer les nouvelles réceptions à ajouter et les changements à faire dans la liste existante.

L'article 27 de cette loi disait que les fonctions de médecins, de chirurgiens jurés appelés par les tribunaux ne pourraient être remplies que par des docteurs en médecine.

La correspondance de mai 1888 comprenait une lettre de M. le préfet demandant au président du Comité de lui signaler les cas d'exercice illégal de la médecine.

Une Commission est de nouveau nommée pour étudier les modifications à apporter au tarif des honoraires. Elle se compose de MM. Vidal, Villard, Dor, Dugout-Bally, Jubiot, Pluyette, H. Nicolas, et son rapport fut adopté.

Le 22 février 1889, M. le président lit une lettre de notre confrère M. Gourrier, de Saint-Loup, lui signalant un cas d'exercice illégal de la médecine et priant le Comité d'user de son influence pour qu'il soit mis un terme à cet état de choses. Il est décidé que M. le président se présentera chez M. le procureur de la République, lui exposera la situation et appuiera auprès de ce magistrat les légitimes réclamations de notre confrère, et M. le président peut bientôt annoncer aux membres du Comité que, grâce aux démarches faites, ce charlatan a été condamné ainsi qu'un médecin et un pharmacien, ces deux derniers pour complicité.

En mai 1890 est porté devant la Commission

arbitrale, le conflit entre les docteurs A. et P.,
membres du Comité, afin d'éviter que ces messieurs
n'aient recours aux tribunaux pour juger leur
différend. Grâce au bon vouloir d'un chacun, cet
incident fut aplani à la satisfaction générale.

Quelques mois plus tard, M. l'inspecteur signala
certains articles médicaux publiés dans des journaux politiques, par deux membres du Comité,
qui voulaient s'en faire une réclame. Les deux
membres appelés devant la Commission arbitrale
lui fournirent certaines explications qui furent
jugées suffisantes et l'incident fut clos par certaines observations et une vive réprimande de la
part du président du Comité.

Nous n'avons pas cru opportun, dans le cours
de ce travail, de signaler toutes les demandes
d'arbitrage dont la Commission a été saisie. Cela
nous aurait entraîné dans des détails trop longs
et trop fastidieux et aurait eu peu d'attrait pour le
lecteur. Nous avons pensé de les grouper ici et
d'en donner le chiffre total.

Depuis 1853 jusqu'à 1893, c'est-à-dire pendant
l'espace de quarante ans, la Commission eut à
juger 133 demandes d'arbitrage. La plupart des

mémoires ont été renvoyés à leurs auteurs munis du visa. D'autres ont dû subir quelques modifications nécessitées la plupart du temps par des prétentions exagérées. Mais il est très juste de remarquer, et nous ne craignons pas de le dire à la louange du corps médical, qu'en général les demandes d'honoraires ont été tarifées à un taux bien inférieur à celui qui est indiqué dans le tarif adopté par le Comité, ce qui prouve l'esprit de charité et d'abnégation dont sont animés les médecins en général.

Docteur J. Fioupe. — Docteur L. Rampal.

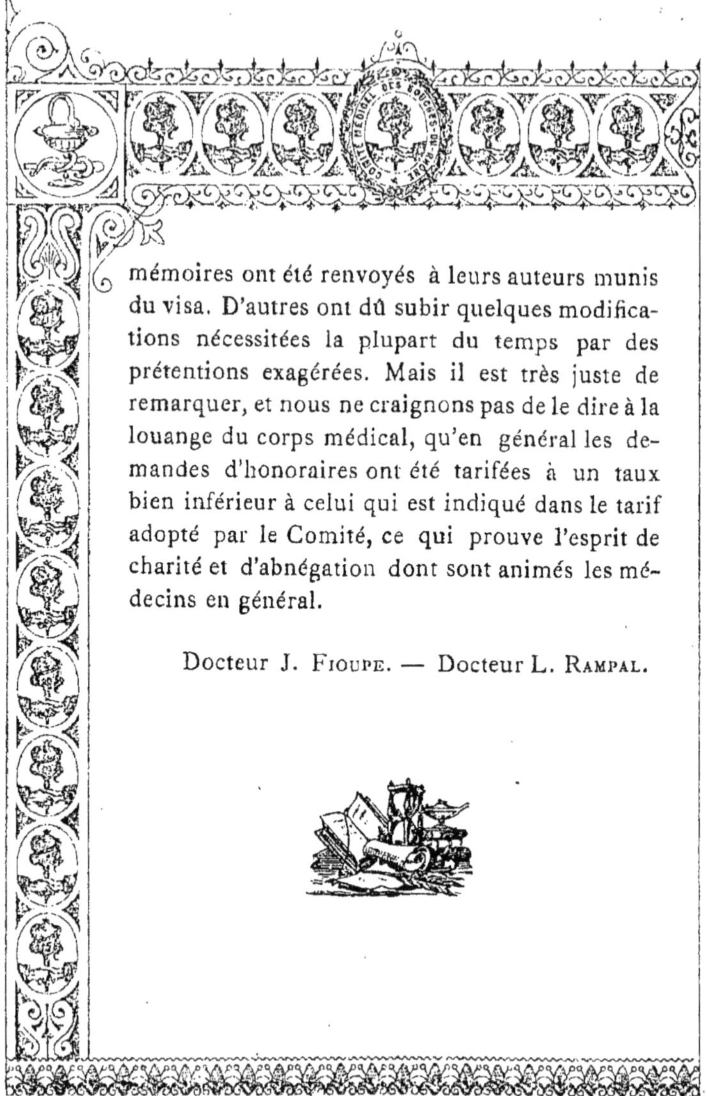

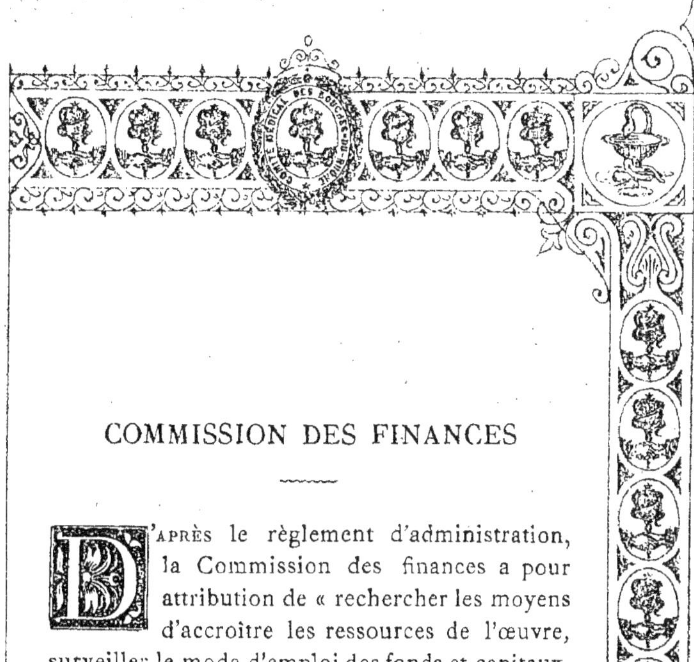

COMMISSION DES FINANCES

'APRÈS le règlement d'administration,
la Commission des finances a pour
attribution de « rechercher les moyens
d'accroître les ressources de l'œuvre,
surveiller le mode d'emploi des fonds et capitaux,
et vérifier les comptes du trésorier. »

Elle est composée de six membres nommés par
le Conseil. Ces six membres choisissent chaque
année parmi eux un président ; le secrétaire-rapporteur est nommé par l'assemblée générale
annuelle. Quant au trésorier qui fait de droit
partie de la Commission, il est élu en assemblée
générale, mais la durée de ses fonctions est illimitée.

Tel est, à l'heure présente, le fonctionnement
de la Commission des finances. Mais il n'en a pas
été toujours ainsi. Le règlement actuel date de

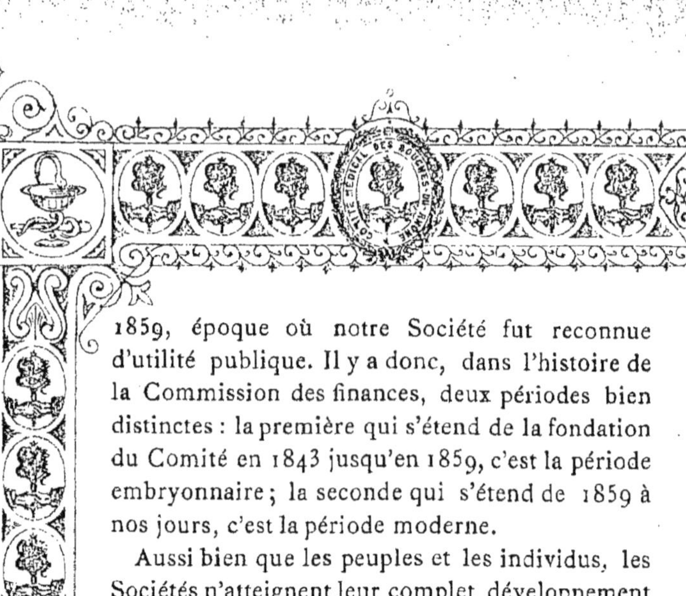

1859, époque où notre Société fut reconnue d'utilité publique. Il y a donc, dans l'histoire de la Commission des finances, deux périodes bien distinctes : la première qui s'étend de la fondation du Comité en 1843 jusqu'en 1859, c'est la période embryonnaire ; la seconde qui s'étend de 1859 à nos jours, c'est la période moderne.

Aussi bien que les peuples et les individus, les Sociétés n'atteignent leur complet développement qu'après une évolution plus ou moins longue. Les conditions qui régissent leur première enfance ne sauraient donc être semblables à celles qui régiront leur âge mûr. C'est ce qu'avait très bien compris P.-M. Roux, notre fondateur, en n'instituant pas dès l'origine une Commission des finances.

A cette époque, déjà lointaine, on n'avait pas sur les Associations les idées qui règnent aujourd'hui ; aussi, le premier but à atteindre était de créer le Comité, et de préparer son avenir en groupant le plus grand nombre d'adhérents sous cette nouvelle bannière de la charité professionnelle qu'on venait d'arborer. Dans ce but, les cotisations furent fixées à 6 francs seulement, et

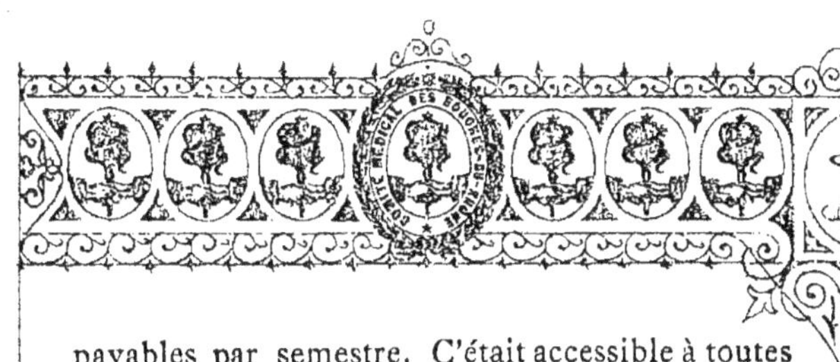

payables par semestre. C'était accessible à toutes
les bourses. Bien plus, afin de constituer au plus
vite un premier capital, ceux qui voulaient acquitter cinq années à la fois n'avaient à verser
qu'une somme de 25 francs.

Un homme seul pouvait accepter la tâche de
diriger ces premières ressources, c'était le créateur de l'œuvre. Si, par modestie, P.-M. Roux
laissa à d'autres l'honneur de présider notre Association, il garda pour lui les emplois les plus
actifs, en cumulant les fonctions de secrétaire
perpétuel et de trésorier. Il les occupa pendant
seize ans, de 1843 à 1859, et quand il dut alors
les céder pour devenir président à vie du Comité,
on peut dire que l'avenir de notre Société était
assuré.

Toutefois, il ne faudrait pas croire que le
Comité, aveuglément confiant dans son trésorier,
se désintéressait de ses ressources matérielles.
Tous les deux ou trois ans, le Conseil d'administration nommait trois membres qui, sous le titre,
peut-être un peu pompeux, d'auditeurs des
comptes, étaient chargés de faire un rapport sur
la comptabilité. Relevons, parmi les secrétaires-

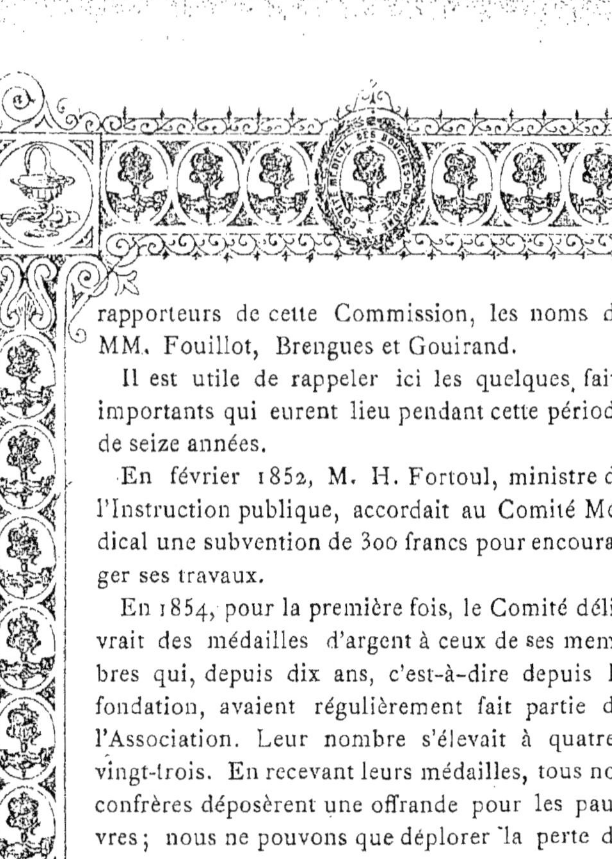

rapporteurs de cette Commission, les noms de MM. Fouillot, Brengues et Gouirand.

Il est utile de rappeler ici les quelques faits importants qui eurent lieu pendant cette période de seize années.

En février 1852, M. H. Fortoul, ministre de l'Instruction publique, accordait au Comité Médical une subvention de 300 francs pour encourager ses travaux.

En 1854, pour la première fois, le Comité délivrait des médailles d'argent à ceux de ses membres qui, depuis dix ans, c'est-à-dire depuis la fondation, avaient régulièrement fait partie de l'Association. Leur nombre s'élevait à quatre-vingt-trois. En recevant leurs médailles, tous nos confrères déposèrent une offrande pour les pauvres ; nous ne pouvons que déplorer la perte de cette coutume.

En 1855, le Comité décidait l'achat d'un poêle, afin de mieux honorer les funérailles de ses associés. Mais, gardien jaloux d'un trésor destiné à soulager les infortunes professionnelles, P.-M. Roux refusait de prélever cette somme sur la caisse du Comité ; il proposait une souscription qui, en

quelques jours, atteignit le chiffre de 634 francs. Le poêle en coûta 650.

En novembre 1859, on achetait pour 170 francs le coffre-fort où s'est lentement amassé notre capital.

Enfin, en janvier 1860, P.-M. Roux, prenant le fauteuil de la présidence, remettait à M. Chapplain, le second trésorier, l'avoir du Comité, qui s'élevait à 15.163 fr. 84.

Ici commence la deuxième phase. A partir de cette époque la Commission des finances entre en fonction. Nous commencerons par signaler les noms des membres qui ont successivement occupé les fonctions de président, secrétaire et trésorier.

Le premier président fut M. Marius Roux, élu en 1860 ; mais, au milieu de cette même année, il dut démissionner et fut remplacé par M. Verne.

MM. Méli président de 1861 à 1862... 2 ans.
  Hubac » en 1863 .... 1 an.
  Beullac » de 1864 à 1866.... 3 ans.
  Dugas » de 1867 à 1868.... 2 ans.

Nos archives ne signalent pas les présidents pendant les trois années suivantes (1869 à 1871). Nous trouvons ensuite :

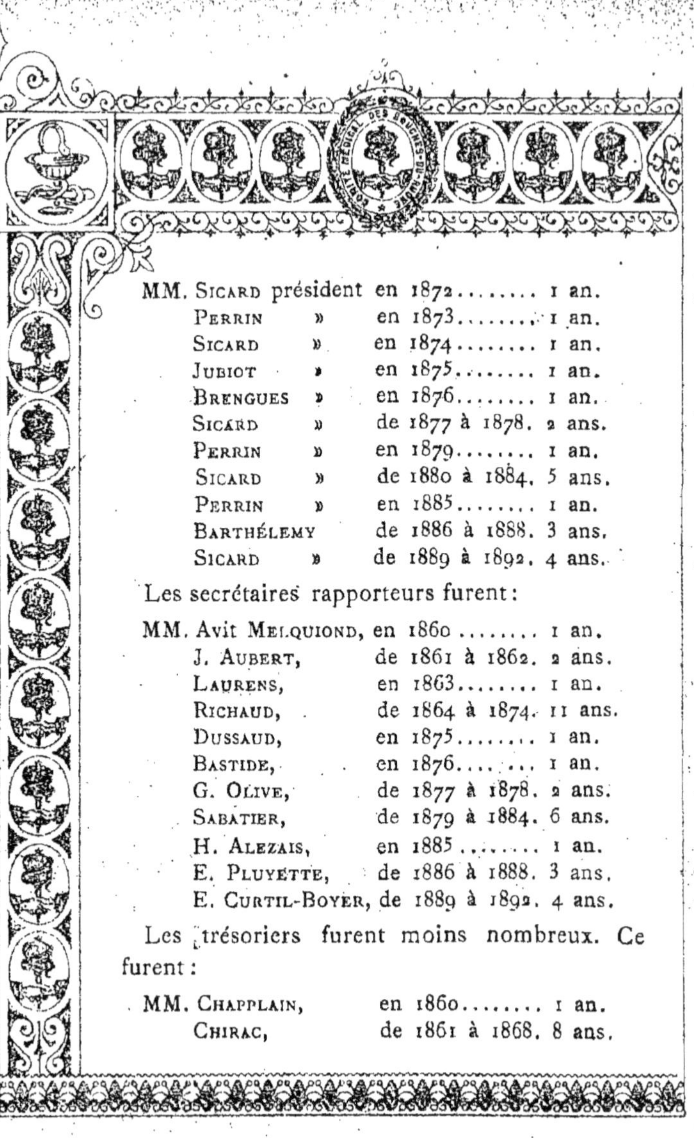

MM. Sicard président en 1872......... 1 an.
    Perrin   »   en 1873.......... 1 an.
    Sicard   »   en 1874......... 1 an.
    Jubiot   »   en 1875......... 1 an.
    Brengues   »   en 1876......... 1 an.
    Sicard   »   de 1877 à 1878. 2 ans.
    Perrin   »   en 1879......... 1 an.
    Sicard   »   de 1880 à 1884. 5 ans.
    Perrin   »   en 1885......... 1 an.
    Barthélemy   de 1886 à 1888. 3 ans.
    Sicard   »   de 1889 à 1892. 4 ans.

Les secrétaires rapporteurs furent :

MM. Avit Melquiond, en 1860 .... 1 an.
    J. Aubert,   de 1861 à 1862. 2 ans.
    Laurens,   en 1863......... 1 an.
    Richaud,   de 1864 à 1874. 11 ans.
    Dussaud,   en 1875......... 1 an.
    Bastide,   en 1876......... 1 an.
    G. Olive,   de 1877 à 1878. 2 ans.
    Sabatier,   de 1879 à 1884. 6 ans.
    H. Alezais,   en 1885 .... 1 an.
    E. Pluyette,   de 1886 à 1888. 3 ans.
    E. Curtil-Boyer,   de 1889 à 1892. 4 ans.

Les trésoriers furent moins nombreux. Ce
furent :

MM. Chapplain,   en 1860......... 1 an.
    Chirac,   de 1861 à 1868. 8 ans.

MM. Brengues,	de 1869 à 1875. 7 ans.
Couren,	de 1876 à 1878. 3 ans.
G. Olive,	de 1879 à 1881. 3 ans.
S. Flaissières,	de 1882 à 1883. 2 ans.
Dugout-Bally,	de 1884 à 1888. 5 ans.
E. Pluyette	de 1889 à 1892. 4 ans.

Nous allons énumérer brièvement les faits importants qui se sont passés sous la gestion de chacun de ces huit trésoriers.

Au mois de mai 1860, M. Chapplain, obligé de s'absenter, se faisait remplacer par M. Jailleu, receveur des hospices. C'était l'introduction dans le Comité d'une personne étrangère à l'Association ; était-ce un bien ? était-ce un mal ? Nous n'avons pas à l'apprécier. Nous verrons par la suite que ce précédent devait servir à renouveler le fait.

La même année, deux membres de la Commission des finances, MM. Verne et Serra, proposèrent de supprimer les médailles d'or. Celles-ci, conformément aux statuts, devaient être délivrées pour la première fois en 1864 ; or, un calcul élémentaire démontrait que le prix s'en éléverait à 2.700 francs. Cette proposition, bien des fois

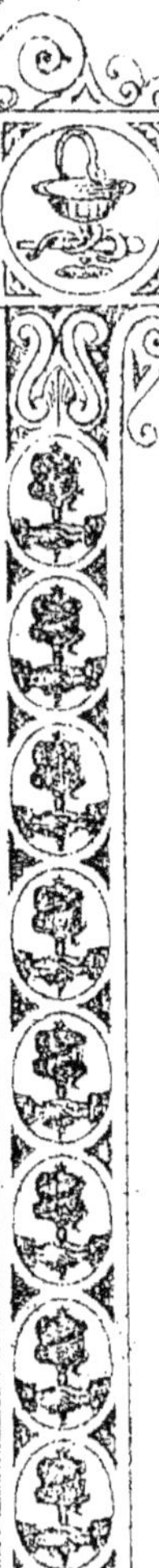

reprise depuis, échoua et ce n'est qu'en 1890 que nous avons pu obtenir, non sans difficultés, que cette ruineuse et inutile dépense serait rayée de notre budget à partir de l'année 1910.

Vers la même époque, le Comité perdit un de ses plus illustres membres, M. Cauvière, qui eut l'honneur d'être inscrit en tête de nos généreux donateurs. Par testament il léguait à notre Association une somme de 20.000 francs. Depuis lors, ce noble exemple a trouvé [des imitateurs, mais personne n'a fait ni mieux ni aussi bien. Malheureusement les frais de succession, malgré les actives démarches du président et du trésorier, réduisirent le legs à 18.020 francs.

Quand M. Chapplain se retira, il remit à son successeur un avoir de 35.825 fr. 85.

M. Chirac fut appelé à lui succéder en avril 1861. M. Chirac n'était pas membre de notre Association; il occupait les fonctions d'agent général de la Caisse d'épargne. Quelles raisons motivèrent la nomination d'un étranger à ce poste? Il y en a plusieurs, à notre avis. Tout d'abord, les écritures étaient fort embrouillées par suite de la transformation du Comité, et M. Chirac lui-même, malgré

sa compétence, eut beaucoup de peine à s'y
reconnaître. C'est pour cela que, pendant fort
longtemps, on eut des aides-trésoriers, tels que
MM. Casati, Esprit Jehan, Riché-Toulon, choisis
dans le personnel de la Recette générale. Mais le
Conseil, en choisissant un comptable en dehors
de ses membres, eut surtout en vue de prévenir
tout froissement d'amour-propre qu'un article
de notre règlement n'aurait pas manqué d'éveiller.
Les statuts disent, en effet, que le trésorier, tout
en faisant partie du Conseil, n'a pas voix délibé-
rative. Vous savez que depuis longtemps déjà le
Conseil d'administration, dont les vues ont toujours été si libérales, a laissé sommeiller avec
juste raison ce malencontreux paragraphe.

En 1862, M. Ducros, si regretté à tant de titres,
imitant la générosité de M. Cauvière, nous laissait
5.000 francs par testament. L'histoire de cette
donation qui fit noircir tant de papier mérite
d'être connue. Ouvrier de la première heure,
M. Ducros s'intéressa toujours au Comité Médical, et tous ses contemporains l'avaient souvent
entendu répéter qu'il laisserait à cette œuvre une
somme de 5.000 francs. Mais, lorsqu'il écrivit

son testament en 1853, le Comité, n'étant pas
encore reconnu d'utilité publique, ne pouvait
hériter. M. Ducros tourna la difficulté. Il légua
sa fortune, qui était considérable, aux hospices
de Marseille, avec charge pour eux d'accepter
certains legs, entre autres celui de distribuer
5,000 francs à quatre médecins de Marseille âgés
et atteints d'infirmités. Et ce qui prouve bien les
intentions du donateur, P.-M. Roux était désigné
comme devant s'entendre à cet égard avec la Commission des hospices. Aussi, après avoir rendu à
sa dépouille mortelle les honneurs funèbres qui
lui étaient dus, P.-M. Roux s'empressa de réclamer ce legs aux membres de la Commission
hospitalière. Ceux-ci, s'en tenant à la lettre du
testament, refusèrent. Enfin, après de nombreuses
démarches de part et d'autre, on convint que le
Comité Médical désignerait les quatre médecins,
et que la Commission des hospices remettrait
1.250 francs à chacun d'eux. Les élus du Comité
furent MM. Augustin Martin, Marius Trabuc,
Alphonse Thiébaut et Antoine Ailhaud. Aussitôt
en possession de cette somme, tous les quatre
vinrent généreusement la verser dans la caisse du

Comité, et celui-ci, en retour, leur vota une
médaille d'or.

M. Antoine Ailhaud n'eut pas le temps d'en
jouir, car, quelques jours après, il suivait M. Ducros dans la tombe. Son fils, M. Aimé Ailhaud,
avocat, qui connaissait les volontés de son père,
se hâtait de remettre au président une somme de
5oo francs, et le Comité, en reconnaissance,
lui décernait le titre de membre honoraire.

En mars 1863, le ministre de l'Intérieur octroyait
à notre Association une somme de 5oo francs
comme subvention décernée à une Société de
bienfaisance. C'était le deuxième don ministériel,
ce fut le dernier. Depuis lors, les ministres
Mécènes ont disparu avec les Augustes.

La même année, M. Dugas, aussi épris de
science que de charité, offrait un billet de cent
francs pour la création d'un prix à décerner au
concours. P. M. Roux en doublait la valeur en
ajoutant cent francs de ses deniers personnels.

En 1864, pour la première fois, eut lieu la dis-
tribution des médailles d'or accordées pour vingt
ans d'ancienneté. Le nombre s'en éleva à 5o sur
252 membres inscrits à la fondation.

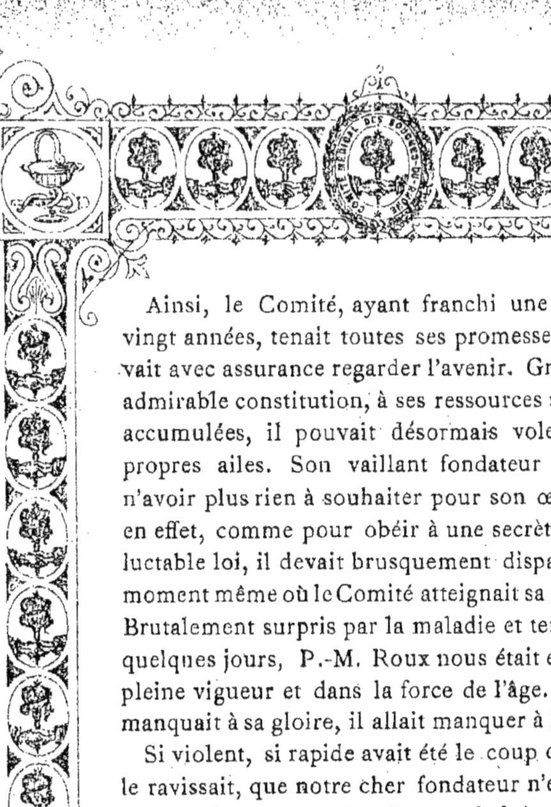

Ainsi, le Comité, ayant franchi une étape de vingt années, tenait toutes ses promesses et pouvait avec assurance regarder l'avenir. Grâce à son admirable constitution, à ses ressources sagement accumulées, il pouvait désormais voler de ses propres ailes. Son vaillant fondateur semblait n'avoir plus rien à souhaiter pour son œuvre, et, en effet, comme pour obéir à une secrète et inéluctable loi, il devait brusquement disparaître au moment même où le Comité atteignait sa majorité. Brutalement surpris par la maladie et terrassé en quelques jours, P.-M. Roux nous était enlevé en pleine vigueur et dans la force de l'âge. Rien ne manquait à sa gloire, il allait manquer à la nôtre.

Si violent, si rapide avait été le coup qui nous le ravissait, que notre cher fondateur n'eut pas le temps d'écrire ses dernières volontés. Mais il laissait une compagne digne de lui, trop attachée à l'œuvre de son mari, pour en négliger les côtés matériels. M⁻ᵉ veuve Roux donna tout d'abord une somme de 5.000 francs ; plus tard elle nous légua 2.000 francs, plus une somme de 100 francs pour la fondation à perpétuité d'une messe de *requiem* le jour anniversaire du décès de P.-M.

Roux. Tous les ans, le 25 octobre, le Comité,
qui a le culte de ses chers morts, se fait un pieux
devoir d'assister à ce service funèbre.

Tant que P.-M. Roux avait vécu, le Comité,
qu'il incarnait, se réunissait dans ses salons. A sa
mort, il fallut trouver un abri pour nos réunions
et nos archives ; c'est alors que nous nous instal-
lâmes rue de l'Arbre, n° 25, mais notre budget fut
grevé d'un loyer de 800 francs qu'il avait écono-
misé jusque là.

En 1866, le Comité, reconnaissant les services
que lui rendait, comme trésorier, M. Chirac, qui,
nous le répétons, était étranger à notre Association, lui votait une médaille d'or.

En 1867, M. Dugas, qu'on venait d'élever à
la présidence de la Commission des finances,
se faisant récidiviste du bien, nous faisait un
nouveau don de 200 francs pour créer un prix
scientifique.

En décembre 1868, M. Spitzer, docteur autri-
chien, que les hasards de la vie avaient conduit
dans nos murs, nous laissait ses instruments de
chirurgie. Sa générosité devait aller plus loin.
M. Spitzer, était un de nos fervents adeptes, et il

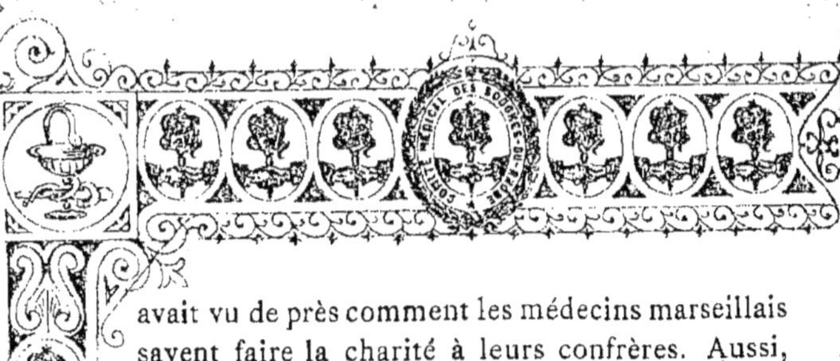

avait vu de près comment les médecins marseillais savent faire la charité à leurs confrères. Aussi, voulut-il, en nous léguant 5oo francs, que les intérêts de cette somme servissent à secourir les médecins étrangers de passage à Marseille. Nous avons toujours scrupuleusement accompli ses volontés.

En avril 1869, M. Chirac, pour des raisons personnelles, dut abandonner les fonctions de trésorier. Il avait bien géré nos deniers, puisqu'il laissait en caisse 56.034 fr. 20. L'assemblée générale lui décerna le titre de membre honoraire et nomma, pour lui succéder, M. Brengues, un de nos fondateurs.

Comme les peuples heureux les trésoriers heureux n'ont pas d'histoire. M. Brengues fut de ce nombre, et nous n'aurions rien à citer de sa gestion, si trois de nos confrères en quittant ce monde, n'avaient tenu à nous laisser un souvenir vivace de leur passage au Comité.

Ce fut d'abord M. F.-N. Denans, qui, en mars 1870, voulut perpétuer sa mémoire en nous accordant une somme de 5oo francs.

Puis, en septembre 1873, M. Augustin Martin,

qui nous donnait, par testament, une somme de 5.000 francs. M. Martin avait été le deuxième président du Comité en 1846, et il nous avait déjà remis la part lui revenant du legs Ducros.

Enfin, en janvier 1874, M. Romulus Boyer, qui avait mérité le titre de président honoraire en récompense de services rendus au Comité comme adjoint au maire de Marseille, nous accordait un dernier souvenir de 500 francs.

Après sept ans de fonctions comme trésorier, M. Brengues se démit de son emploi en avril 1876; notre capital, à ce moment, s'élevait à 68.676 fr. 92.

L'assemblée générale lui donna pour successeur M. Couren, qui remplit les fonctions de trésorier pendant trois ans. Il eut l'heureuse chance, pendant son court passage à la tête de nos finances, de voir le capital qu'on lui avait confié s'accroître par suite de trois donations nouvelles.

En effet, en septembre 1876, M. F. Payan nous inscrit sur son testament pour une somme de 1.000 francs.

En 1877, nous éprouvons une double perte qui nous vaut une double générosité. M. F. Chevillon

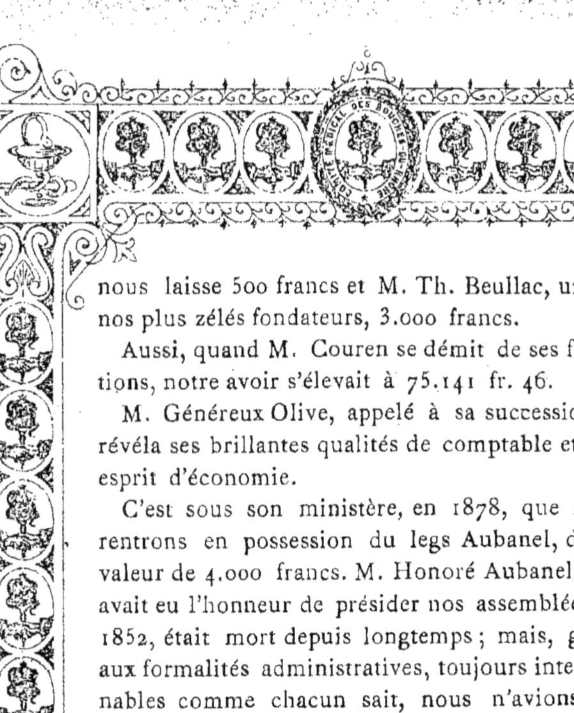

nous laisse 5oo francs et M. Th. Beullac, un de nos plus zélés fondateurs, 3.ooo francs.

Aussi, quand M. Couren se démit de ses fonctions, notre avoir s'élevait à 75.141 fr. 46.

M. Généreux Olive, appelé à sa succession, y révéla ses brillantes qualités de comptable et son esprit d'économie.

C'est sous son ministère, en 1878, que nous rentrons en possession du legs Aubanel, d'une valeur de 4.ooo francs. M. Honoré Aubanel, qui avait eu l'honneur de présider nos assemblées en 1852, était mort depuis longtemps ; mais, grâce aux formalités administratives, toujours interminables comme chacun sait, nous n'avions pu encore toucher le souvenir matériel de notre regretté collègue.

L'année 188o fut pour nous une année de deuil ; mais ceux de nos confrères qui nous quittaient pour toujours témoignèrent par leurs dernières volontés de la foi robuste qu'ils avaient en notre œuvre. En avril 188o, c'est M. Giraud Saint-Rome, qui le premier avait présidé nos assises naissantes en 1844 et 1845, qui nous laissait une somme de 3oo francs. Le mois suivant, en septembre, M.

Dugas nous légait 1.000 francs. Très libéral de son vivant, ill'était plus encore à sa mort. Enfin, en décembre, M. Gibert, médecin des Chemins de fer, nous faisait remettre 5oo francs.

L'avoir du Comité s'élevait à 82.23o fr. 73, quand M. Généreux Olive céda ses fonctions de trésorier à M. Siméon Flaissières.

Le nouveau titulaire apportait avec lui des idées progressistes. Il entreprit de simplifier la comptabilité et de réduire au strict nécessaire les formalités administratives ; car, il faut bien le dire, la maladie bureaucratique que l'Europe a depuis longtemps cessé de nous envier régnait endémiquement dans nos finances. M. Flaissières eut lemérite d'entre prendre cette réforme que ces deux successeurs eurent le bonheur de mener à bonne fin. Ainsi déjà le maire de Marseille perçait sous le trésorier.

En janvier 1883, nous recevions un don de 5oo francs des héritiers de M. E. Villeneuve père. M. Villeneuve avait été un de nos fondateurs et un des membres les plus actifs ; et si, dans les dernières années, il s'était retiré sous sa tente, il était resté de cœur avec nous ; le souvenir qu'il nous laissait en est la preuve.

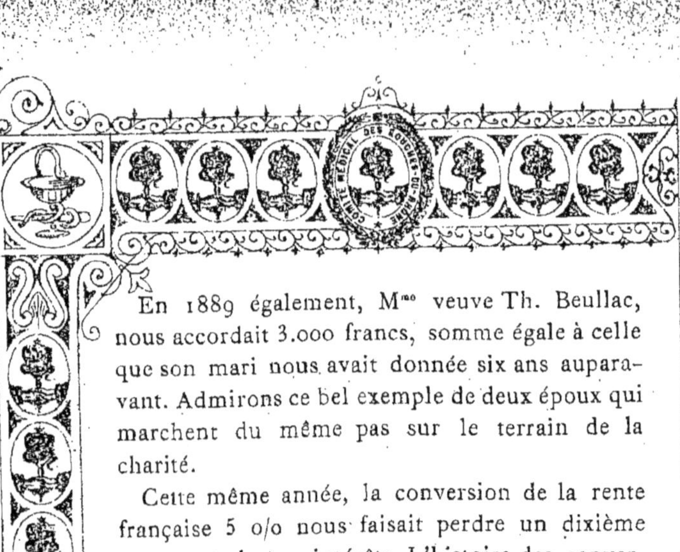

En 1889 également, M^mo veuve Th. Beullac, nous accordait 3.000 francs, somme égale à celle que son mari nous avait donnée six ans auparavant. Admirons ce bel exemple de deux époux qui marchent du même pas sur le terrain de la charité.

Cette même année, la conversion de la rente française 5 o/o nous faisait perdre un dixième pour cent de nos intérêts. L'histoire des conversions, si fréquentes de nos jours, est la preuve tangible que, pour accroître ses revenus, une Société doit économiser sans cesse.

Nous touchions encore, en janvier 1884, le legs Monge de 500 francs, et, en mars 1884, le legs Richaud, de la même somme. M. Alfred Richaud, jeune encore, avait fait beaucoup pour le Comité au point de vue scientifique, comme on le dira ailleurs, mais nous devions montrer ici qu'il savait unir la charité à la science.

En avril 1884, M. S. Flaissières passa le portefeuille des finances à M. Dugout-Bally. Celui-ci apportait avec lui sa compétence des affaires de bourse, son esprit d'ordre et de méthode. Aussi son passage fut marqué par une simplification

dans nos valeurs et un accroissement constant dans nos revenus.

En décembre 1884, M. D. Chevillon, un nom déjà inscrit en lettres d'or dans nos annales, nous laissait 1.000 francs.

En 1887, deux vétérans se faisaient inscrire à leur tour sur la liste de nos généreux donateurs : M. Guès pour 2.000 francs, et M. Peytavin de Garam pour 1.000 francs.

En juin de la même année, M. Dugout-Bally, déjà souffrant, voulut se démettre de ses fonctions de trésorier ; mais, sur les instances de ses confrères, il consentit à rester s'il pouvait se décharger d'une partie de son travail sur un vice-trésorier. Ce nouvel emploi fut confié au secrétaire de la Commission des finances, M. Pluyette.

A la Saint-Michel 1887, le Comité se transporta au Marché des Capucins, 7. L'extension prise par notre Association depuis quelques années nous obligeait à prendre un local plus grand et aussi plus confortable, mais notre loyer s'élevait de 800 à 1.400 francs.

A l'assemblée générale d'avril 1889, M. Dugout-Bally se retira définitivement ; il remettait à

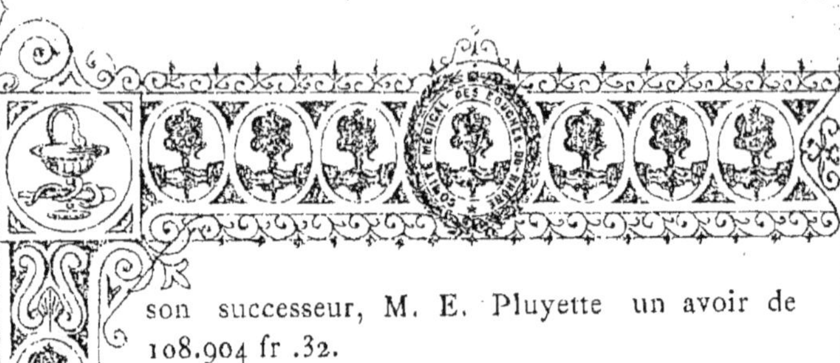

son successeur, M. E. Pluyette un avoir de 108.904 fr .32.

Le nouveau trésorier, continuant l'œuvre de ses prédécesseurs, la simplification de la comptabilité, parvint à placer toute notre fortune en titres nominatifs. Mais ses efforts visèrent surtout les dépenses inutiles ; c'est ainsi qu'il parvint à faire voter successivement par le Conseil : en 1890, la suppression des médailles d'ancienneté ; en 1891, le prix du Comité ; en 1892, les bons de pain.

Dans l'espace de dix-huit mois la mort vint frapper successivement trois de nos anciens trésoriers : M. G. Olive, en août 1890 ; M. Dugout-Bally, en février 1891 ; M. Brengues, en janvier 1892. Leur passage aux finances les avait mis en contact continuel avec les infortunes que nous avons pour but de secourir ; ils avaient pu apprécier mieux que quiconque le côté philanthropique de notre Association, et ils ne l'oublièrent pas au moment de l'éternelle séparation. M. G. Olive nous fit remettre 1.000 francs, M. Dugout-Bally, 1.000 francs, M. Brengues, 500 francs.

En octobre 1890, M. Gourrier (de Saint-Loup), pour remercier le Comité de son heureuse inter-

vention dans une affaire de clientèle, déposait
dans notre caisse un don de 5o francs.

En janvier 1892, M. Jeanbernat, gendre du
docteur Barthélemy, pour se conformer aux
volontés de son beau-père, nous remettait une
somme de 5.ooo francs, avec cette clause que le
Comité ferait célébrer un service annuel pour son
ancien président. M. Jean-Louis Barthélemy fut
un des ouvriers les plus actifs de notre Association ; aussi est-ce lui que les suffrages de ses
confrères appelèrent le plus souvent à présider
nos réunions. Il eut, en effet, l'honneur d'être sept
fois élu président du Comité.

En novembre de la même année, nous perdions
encore un de nos fondateurs, M. Adrien Sicard,
qui par son dévouement à notre œuvre et son
assiduité à nos séances était regardé comme le.
second père du Comité. Il nous avait inscrit sur
son testament pour une somme de 1.ooo francs.
A. Sicard avait pensé à nous quand la Fortune
s'était montrée pour lui souriante, mais une
adversité imméritée vint affliger ses dernières
années, et ses volontés ne purent être exécutées.
Notre reconnaissance envers lui nous fait un

devoir de l'inscrire ici à côté de nos bienfaiteurs dont il le fut d'intention.

Au 31 mars 1893, époque où s'est clôturée notre cinquantième année d'existence, notre fortune s'élevait à la somme de 135.194 fr. 25, qui se décompose ainsi :

	En capital	En revenu
Rente perpétuelle 3 o/o....	94.786 33	2.924 »
Obligations P.-L.-M......	32.620 »	1.008 »
Obligations Foncières 1885	4.730 »	140 »
Quart Ville de Paris 1871..	113 »	2 50
Caisse d'épargne	489 02	15 »
En caisse	2.455 90	
	135.194.25	4.089 50

Ces chiffres, eloquents par eux-mêmes, nous prouvent :

1° Que la Commission des finances depuis son origine jusqu'à nos jours, a rempli tous ses devoirs avec prudence et discernement ;

2° Que notre avoir se serait accru annuellement de 2.703 fr. 88, si le taux des valeurs avait été immuable ;

3° Que le taux de capitalisation de notre argent (3 02 o/o) atteste la sûreté de nos placements.

A. Nalin, pharmacien. — Docteur E. Pluyette.

COMMISSION SCIENTIFIQUE

I

SES ORIGINES

ENDANT toute la durée de la première période de son existence, ce n'est pas dans le domaine des recherches de science pure, que s'est surtout exercée l'activité des membres fondateurs du Comité Médical ; occupés à doter l'institution nouvelle d'une organisation intérieure qui pût bien assurer un long avenir, à lutter contre les adversaires qui s'efforçaient d'en entraver le développement, ils ne pouvaient avoir en même temps la prétention de lui donner d'emblée les caractères d'une So-

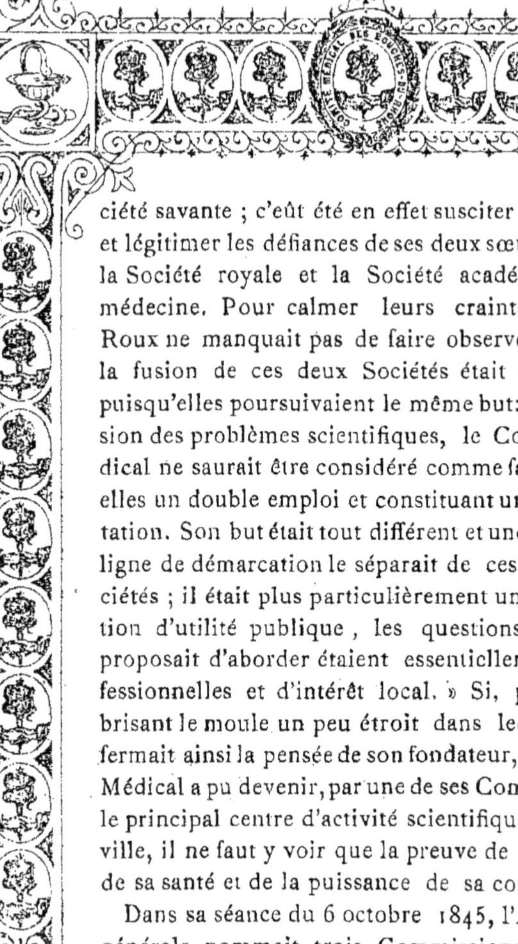

ciété savante ; c'eût été en effet susciter la jalousie
et légitimer les défiances de ses deux sœurs aînées,
la Société royale et la Société académique de
médecine. Pour calmer leurs craintes, P.-M.
Roux ne manquait pas de faire observer que « si
la fusion de ces deux Sociétés était désirable ,
puisqu'elles poursuivaient le même but: la discussion des problèmes scientifiques, le Comité Médical ne saurait être considéré comme faisant avec
elles un double emploi et constituant une superfé-
tation. Son but était tout différent et une profonde
ligne de démarcation le séparait de ces deux Sociétés ; il était plus particulièrement une institution d'utilité publique , les questions qu'il se
proposait d'aborder étaient essentiellement professionnelles et d'intérêt local. » Si, plus tard,
brisant le moule un peu étroit dans lequel l'en-
fermait ainsi la pensée de son fondateur, le Comité
Médical a pu devenir, par une de ses Commissions,
le principal centre d'activité scientifique de notre
ville, il ne faut y voir que la preuve de la vigueur
de sa santé et de la puissance de sa constitution.

Dans sa séance du 6 octobre 1845, l'Assemblée
générale nommait trois Commissions : 1° une

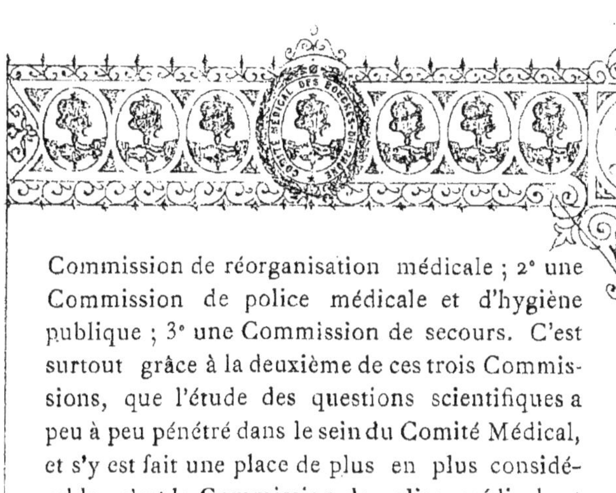

Commission de réorganisation médicale ; 2° une
Commission de police médicale et d'hygiène
publique ; 3° une Commission de secours. C'est
surtout grâce à la deuxième de ces trois Commissions, que l'étude des questions scientifiques a
peu à peu pénétré dans le sein du Comité Médical,
et s'y est fait une place de plus en plus considérable ; c'est la Commission de police médicale et
d'hygiène publique que l'on peut à bon droit
regarder comme le premier embryon de notre
Commission scientique, aujourd'hui si florissante.
Il y a là une démonstration très évidente de ce
fait : qu'on ne saurait proscrire la science d'une
association médicale quelle qu'elle soit ; l'examen
désintéressé des questions scientifiques , leur
discussion en commun ne pouvait du reste que
contribuer puissamment à développer entre les
membres du Comité ces sentiments de confraternité
qui sont l'âme de notre Association.

Quand en 1851, commença à paraître le compte
rendu des séances, le Conseil décida d'y consacrer
une place à la statistique médicale des Bouches-
du-Rhône , aux mémoires, notices et rapports
jugés dignes de l'impression ; et, conformément à

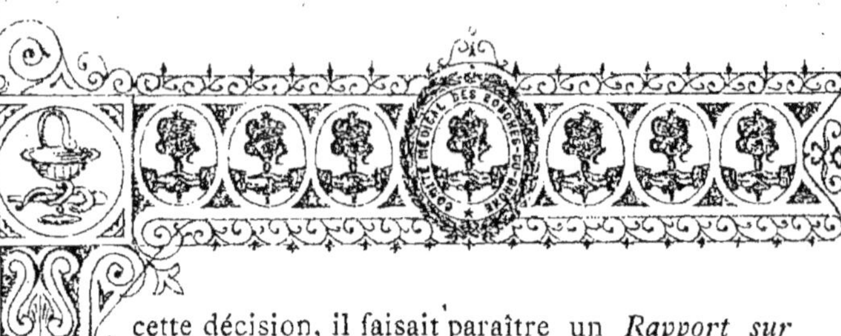

cette décision, il faisait paraître un *Rapport sur les maladies qui ont régné pendant le premier semestre de 1851*, par une commission dont Hubac fut le rapporteur.

Parmi les quelques travaux d'ordre réellement scientifique datant de cette époque, il convient d'accorder les honneurs d'une mention tout à fait spéciale aux *Lettres sur Marseille au point de vue hygiénique*, par le docteur Flavard. Dans une série de huit articles successifs, toujours écrits d'un style élégant et imagé, notre regretté confrère se livrait à une étude consciencieuse et approfondie des conditions hygiéniques de notre ville, en particulier de ses quartiers anciens ; avec une grande vigueur il signalait à l'attention des gens compétents ce que ces conditions avaient de déplorable ; il dépeignait avec une grande vivacité de traits la vieille cité des Phocéens rongée par une malfaisante humidité, faute de lumière et d'espace. « Il faut, disait-il, abattre sans retard ces ruelles étroites, sombres et boueuses où vivent tant de malheureux deshérités... Faisons pénétrer l'air et la lumière dans ces cavernes, ces bouges, ces souterrains, ces garnis repoussants des vieux

quartiers (1). » Quelques années plus tard , le
docteur Flavard devait avoir la satisfaction de
voir se réaliser dans leurs lignes principales ces
projets d'assainissement dont il s'était fait l'apôtre
chaleureux et convaincu ; lorsque une voie largement ouverte, bien aérée, vint remplacer ce dédale
inextricable de ruelles obscures et fétides, notre
confrère aurait pu, s'il n'en eut été empêché par son
extrême modestie, revendiquer sa part dans cette
grande œuvre à laquelle d'autres ont attaché leur
nom ; aux pouvoirs publics il avait rappelé leurs
devoirs, aux ingénieurs il avait tracé leur programme.

L'épidémie cholérique de 1853 devait momentanément interrompre les travaux du Comité ;
celle-ci, à peine terminée, devenait aussitôt le
sujet d'intéressantes études et de communications
instructives. Le docteur E. Fabre, dans un rapport

---

(1) « Un inspecteur général, en 1850, disait tenir d'un
médecin de l'Hôtel-Dieu qu'il n'y avait pas d'exemple
qu'un seul amputé ait pu y guérir. Nous avons visité
beaucoup d'hôpitaux français et étrangers, nous n'en avons
trouvé aucun comme l'Hôtel-Dieu de Marseille, où les élèves
externes, internes et pensionnaires soient aussi mal logés. »
(Tome 1er, p. 257.)

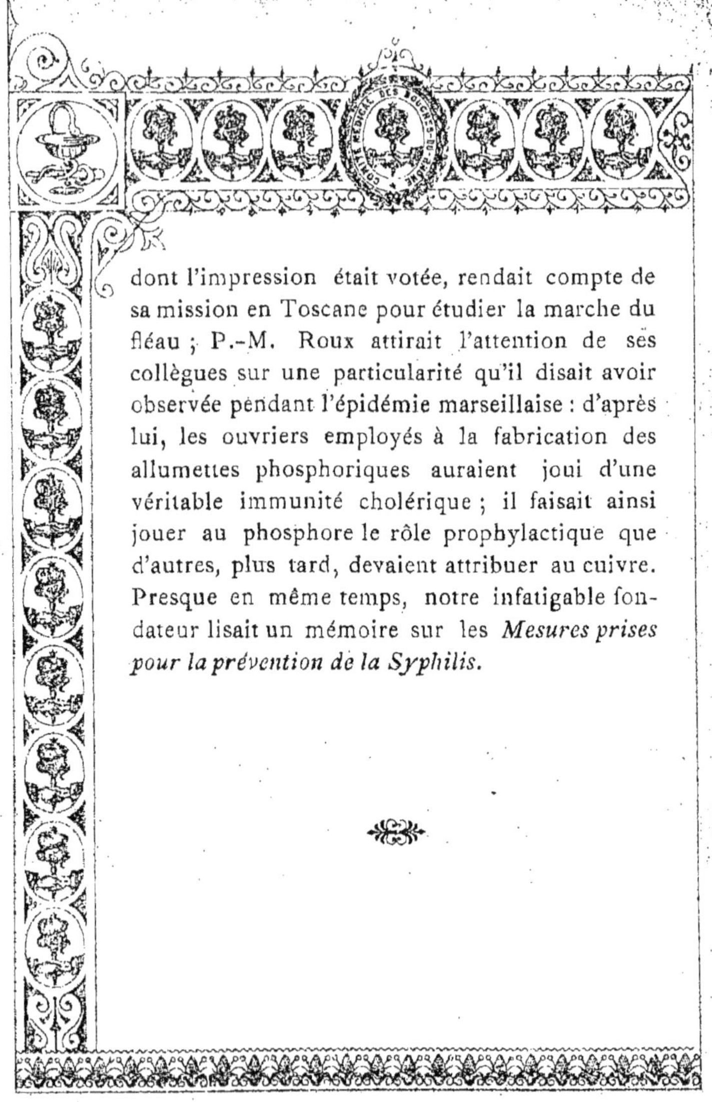

dont l'impression était votée, rendait compte de sa mission en Toscane pour étudier la marche du fléau ; P.-M. Roux attirait l'attention de ses collègues sur une particularité qu'il disait avoir observée pendant l'épidémie marseillaise : d'après lui, les ouvriers employés à la fabrication des allumettes phosphoriques auraient joui d'une véritable immunité cholérique ; il faisait ainsi jouer au phosphore le rôle prophylactique que d'autres, plus tard, devaient attribuer au cuivre. Presque en même temps, notre infatigable fondateur lisait un mémoire sur les *Mesures prises pour la prévention de la Syphilis.*

II

ORGANISATION ET FONCTIONNEMENT

Comme les autres Commissions permanentes, la Commission scientifique fut créée en 1859, d'après les statuts du Comité. Ses membres, au nombre de quinze, sont nommés par le Conseil d'admininistration au scrutin et à la majorité des voix. Le président est élu dans son sein. Les fonctions de secrétaire sont dévolues à un des secrétaires-rapporteurs, nommés en assemblée générale. La Commission est chargée de recueillir les faits intéressants de médecine pratique, d'étudier les progrès de la thérapeutique, etc., etc. Elle reçoit et étudie les diverses publications qui intéressent l'art de guérir. Enfin, son but tend aussi à vulgariser l'application des mesures hygiéniques. La Commission est appelée à donner son avis sur les récompenses accordées au nom du Comité.

Telles sont les principales dispositions du règle-

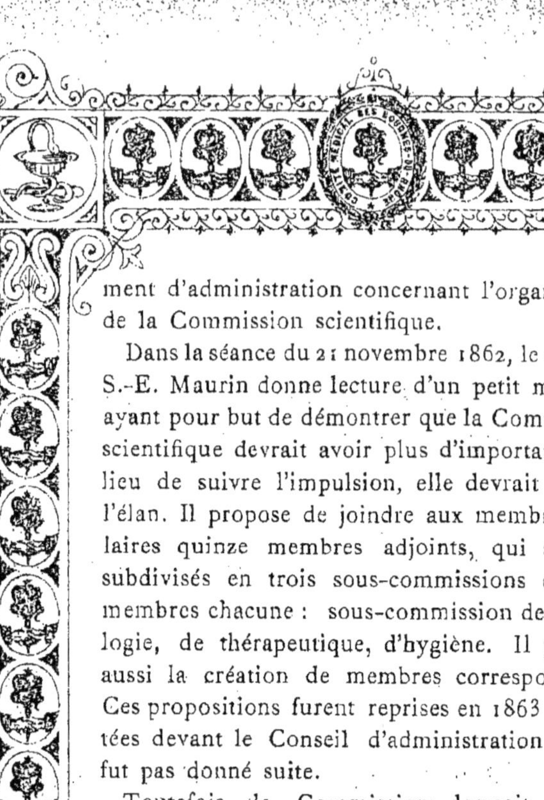

ment d'administration concernant l'organisation de la Commission scientifique.

Dans la séance du 21 novembre 1862, le docteur S.-E. Maurin donne lecture d'un petit mémoire ayant pour but de démontrer que la Commission scientifique devrait avoir plus d'importance ; au lieu de suivre l'impulsion, elle devrait donner l'élan. Il propose de joindre aux membres titulaires quinze membres adjoints, qui seraient subdivisés en trois sous-commissions de cinq membres chacune : sous-commission de pathologie, de thérapeutique, d'hygiène. Il propose aussi la création de membres correspondants. Ces propositions furent reprises en 1863 et portées devant le Conseil d'administration ; il n'y fut pas donné suite.

Toutefois, la Commission donnait chaque année plus de développement à ses travaux. Dans l'assemblée générale de 1863, le docteur P.-M. Roux reconnaissait son activité et s'en félicitait. Cette remarque n'est pas inutile, elle témoigne que notre fondateur ne craignait pas que cette extension scientifique pût porter atteinte au but philanthropique de son œuvre. Aussi,

quand le 10 juin 1859, le docteur Gouzian proposa, par mesure d'économie, de limiter les travaux de la Commission aux questions d'hygiène
publique et d'intérêts professionnels, cette proposition, vivement combattue par les docteurs Mittre
et Flavard, qui soutinrent que toute latitude devait
être laissée à la Commission pour le choix de
ses travaux, ne fut pas prise en considération.

Bien au contraire, dans la séance du 26 juin
1865, la Commission avait déjà émis le vœu que
tous les membres du Comité pussent assister à ses
réunions. Ce vœu fut repris en 1874, et depuis
tous les membres sont appelés à prendre part à
ses travaux. A partir de la même année, les étudiants en médecine et en pharmacie furent aussi
admis à présenter à la Commission des observations recueillies dans les hôpitaux. En 1877, des
prix furent institués pour eux ; nous y reviendrons
tantôt.

C'est ainsi que, d'année en année, la Commission attirait à elle des éléments toujours plus
nombreux de développement. Cette vitalité toujours croissante devait aller jusqu'à l'absorption
d'une Société rivale.

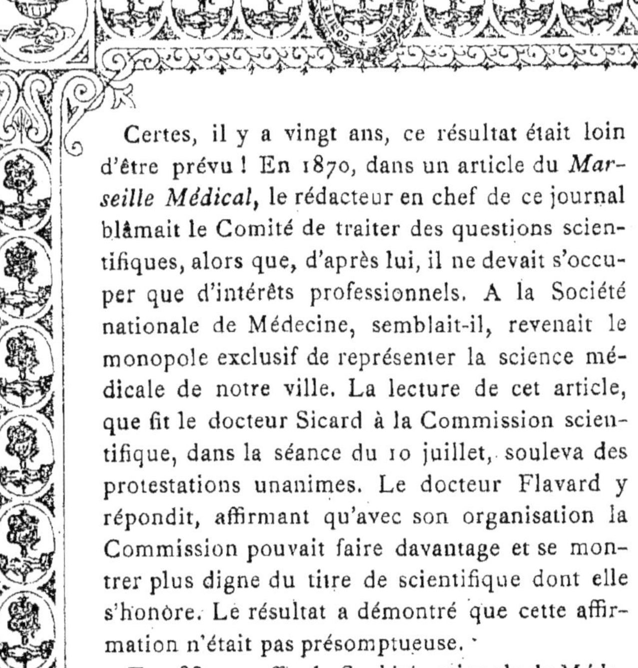

Certes, il y a vingt ans, ce résultat était loin d'être prévu ! En 1870, dans un article du *Marseille Médical*, le rédacteur en chef de ce journal blâmait le Comité de traiter des questions scientifiques, alors que, d'après lui, il ne devait s'occuper que d'intérêts professionnels. A la Société nationale de Médecine, semblait-il, revenait le monopole exclusif de représenter la science médicale de notre ville. La lecture de cet article, que fit le docteur Sicard à la Commission scientifique, dans la séance du 10 juillet, souleva des protestations unanimes. Le docteur Flavard y répondit, affirmant qu'avec son organisation la Commission pouvait faire davantage et se montrer plus digne du titre de scientifique dont elle s'honore. Le résultat a démontré que cette affirmation n'était pas présomptueuse.

En 1889, en effet, la Société nationale de Médecine, ayant pour président le docteur Poucel, entrait en pourparlers avec le Comité Médical pour fusionner avec lui. « Après une longue série de prospérité, de grandeur, de services publics rendus avec éclat, la Société de Médecine avait connu la douleur amère, délicate et profonde du

délaissement, de la foi qui s'en va.., du temple qui se vide. » (Docteur Poucel.) Sur le rapport du docteur Alezais, le Comité Médical, dans l'assemblée générale extraordinaire du 16 octobre 1889, vote, d'après les conditions de ce rapport, la fusion entre les deux Sociétés. Dans la séance du 18 octobre de la Commission scientifique, le docteur Pirondi, président du Comité, souhaitait la bienvenue au président et aux membres de la Société de Médecine : « Soyez les bienvenus dans cette enceinte, leur dit-il, vous y êtes désormais chez vous. Par cette fusion, votre Société séculaire, qui a fait ses preuves et a toujours tenu haut et ferme le drapeau du progrès des sciences médicales, ne perd rien de son ancienne et légitime importance ». De ce jour la Commission scientifique prit le nom de : *Commission scientique du Comité Médical et Société nationale de Médecine réunies.*

La Commission vit de plus en plus augmenter le nombre de ses travaux, et, en 1891, ses réunions mensuelles étant insuffisantes, elle décida qu'elle tiendra ses séances deux fois par mois.

Nous donnons ci-dessous les noms des prési-

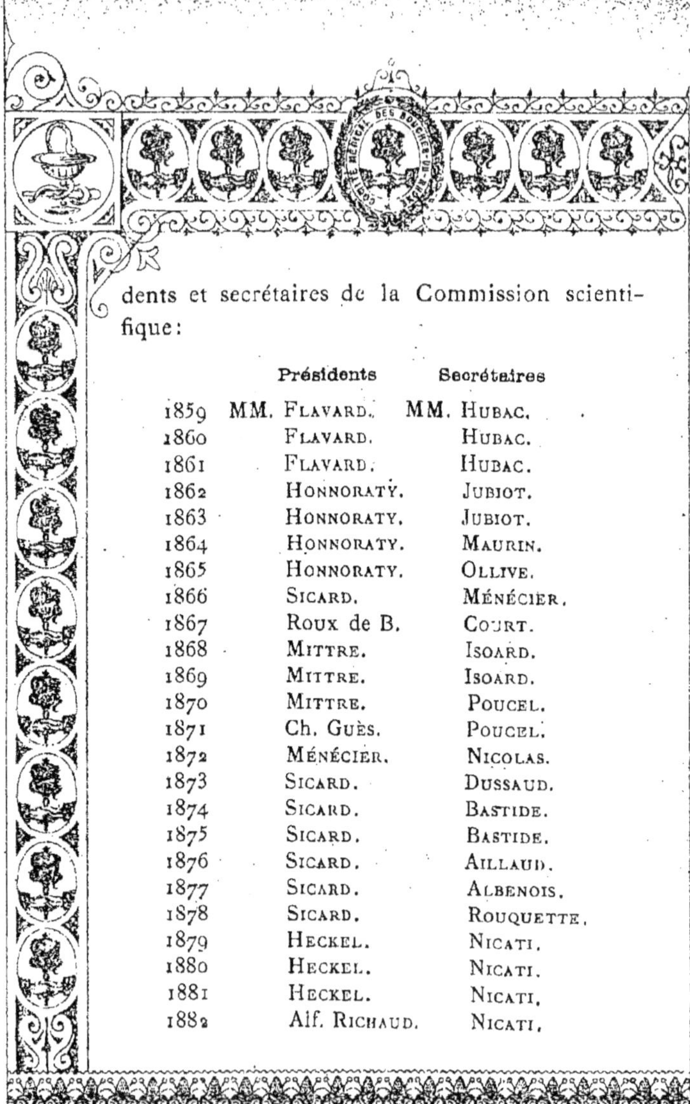

dents et secrétaires de la Commission scientifique :

	Présidents	Secrétaires
1859	MM. FLAVARD.	MM. HUBAC.
1860	FLAVARD.	HUBAC.
1861	FLAVARD.	HUBAC.
1862	HONNORATY.	JUBIOT.
1863	HONNORATY.	JUBIOT.
1864	HONNORATY.	MAURIN.
1865	HONNORATY.	OLLIVE.
1866	SICARD.	MÉNÉCIER.
1867	Roux de B.	COURT.
1868	MITTRE.	ISOARD.
1869	MITTRE.	ISOARD.
1870	MITTRE.	POUCEL.
1871	Ch. GUÈS.	POUCEL.
1872	MÉNÉCIER.	NICOLAS.
1873	SICARD.	DUSSAUD.
1874	SICARD.	BASTIDE.
1875	SICARD.	BASTIDE.
1876	SICARD.	AILLAUD.
1877	SICARD.	ALBENOIS.
1878	SICARD.	ROUQUETTE.
1879	HECKEL.	NICATI.
1880	HECKEL.	NICATI.
1881	HECKEL.	NICATI.
1882	Alf. RICHAUD.	NICATI.

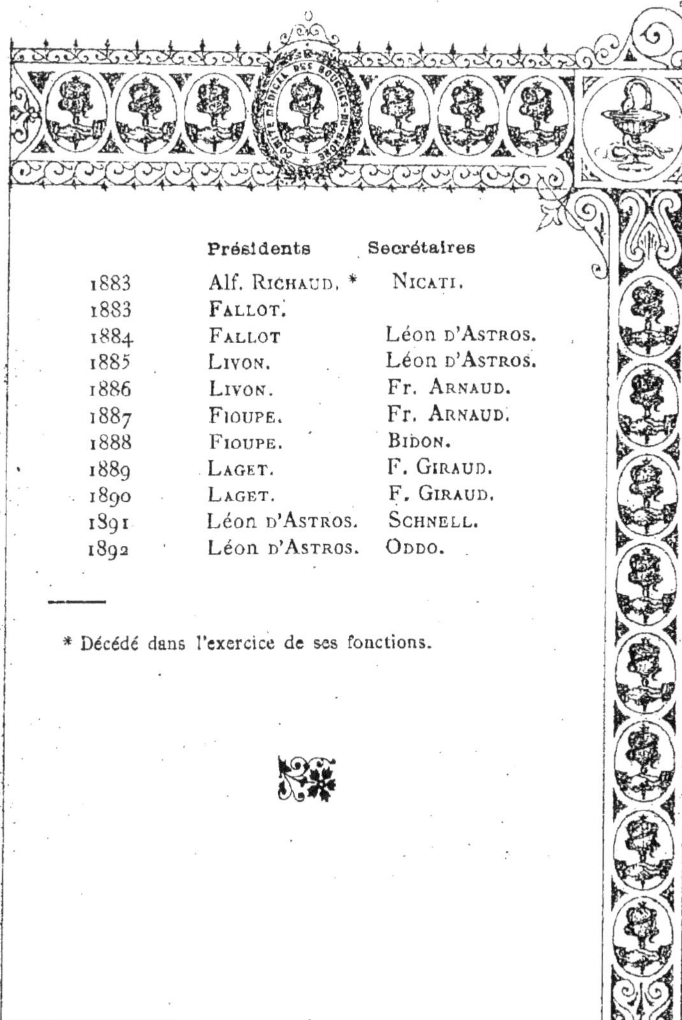

	Présidents	Secrétaires
1883	Alf. RICHAUD. *	NICATI.
1883	FALLOT.	
1884	FALLOT	Léon D'ASTROS.
1885	LIVON.	Léon D'ASTROS.
1886	LIVON.	Fr. ARNAUD.
1887	FIOUPE.	Fr. ARNAUD.
1888	FIOUPE.	BIDON.
1889	LAGET.	F. GIRAUD.
1890	LAGET.	F. GIRAUD.
1891	Léon D'ASTROS.	SCHNELL.
1892	Léon D'ASTROS.	ODDO.

---

* Décédé dans l'exercice de ses fonctions.

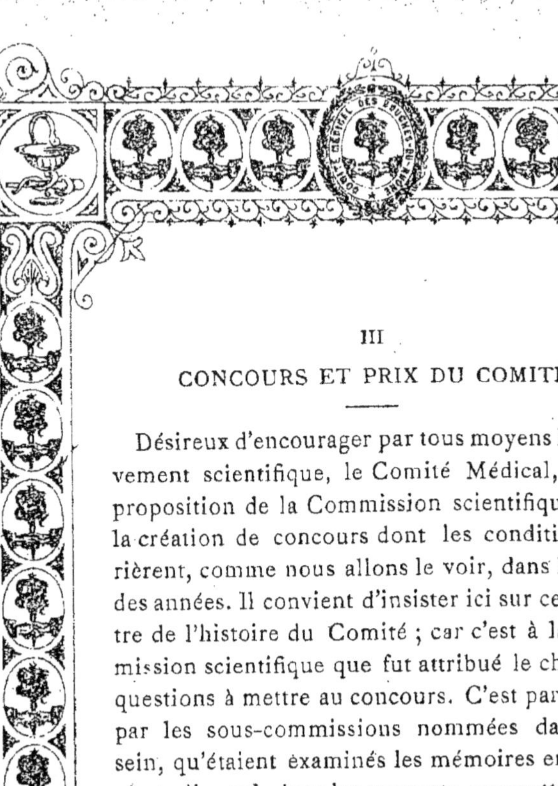

III

CONCOURS ET PRIX DU COMITÉ

Désireux d'encourager par tous moyens le mouvement scientifique, le Comité Médical, sur la proposition de la Commission scientifique, vota la création de concours dont les conditions varièrent, comme nous allons le voir, dans la suite des années. Il convient d'insister ici sur ce chapitre de l'histoire du Comité ; car c'est à la Commission scientifique que fut attribué le choix des questions à mettre au concours. C'est par elle, et par les sous-commissions nommées dans son sein, qu'étaient examinés les mémoires envoyés ; c'est elle qui, dans les rapports, soumettait à la ratification du Conseil les noms des lauréats.

Comme on va le voir, s'inspirant du but et de l'organisation complexe du Comité, la Commission proposa simultanément aux concurrents des questions d'ordre professionnel et des questions scientifiques. Ces concours eurent des vicissitudes diverses. Ne pouvant, sur ses ressources

relativement modiques, offrir des prix de la valeur
de ceux, aujourd'hui si nombreux, des grandes
Sociétés scientifiques de Paris, le Comité vit progressivement diminuer le nombre des concurrents, et sagement décida, en 1891, la suppression pure et simple de ces concours.

La même époque qui, pour ces raisons indé-
pendantes de la Commission scientifique, vit le
déclin de ces premiers concours, vit aussi la nais-
sance et le développement de concours nouveaux,
témoignage du rajeunissement incessant de la
Commission. Ce fut une heureuse innovation
qu'adopta le Comité d'appeler les internes et les
étudiants en médecine à venir présenter, dans les
séances de la Commission, des pièces d'anatomie
normale et pathologique ; heureuse à un double
point de vue : il préparait son propre recrute-
ment en attirant déjà, avant le diplôme de docteur, les étudiants, nos futurs confrères, qui plus
tard, à ce titre, seront heureux de se joindre à
nous. D'autre part, cette phalange jeune et active,
puisant des matériaux dans les hôpitaux et les
amphithéâtres, apportait à la Commission un
contingent important de travaux scientifiques.

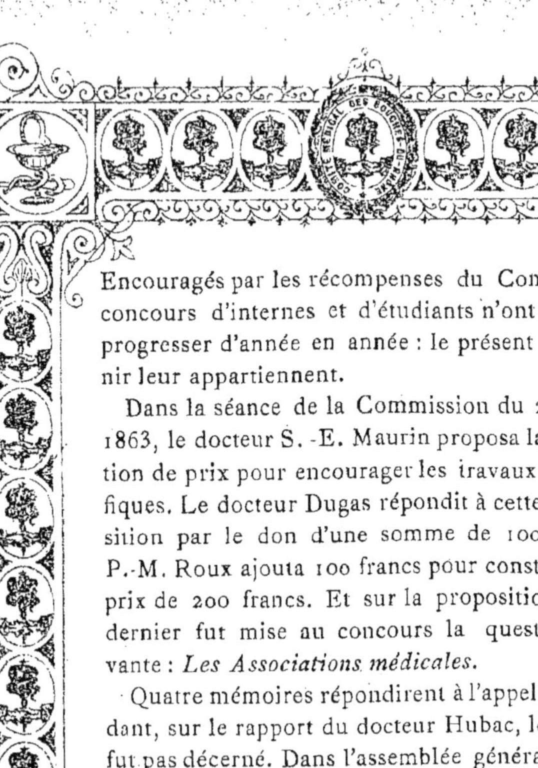

Encouragés par les récompenses du Comité, ces concours d'internes et d'étudiants n'ont fait que progresser d'année en année : le présent et l'avenir leur appartiennent.

Dans la séance de la Commission du 20 mars 1863, le docteur S. -E. Maurin proposa la fondation de prix pour encourager les travaux scientifiques. Le docteur Dugas répondit à cette proposition par le don d'une somme de 100 francs. P.-M. Roux ajouta 100 francs pour constituer un prix de 200 francs. Et sur la proposition de ce dernier fut mise au concours la question suivante : *Les Associations médicales.*

Quatre mémoires répondirent à l'appel. Cependant, sur le rapport du docteur Hubac, le prix ne fut pas décerné. Dans l'assemblée générale du 27 avril 1864, la même question fut remise au concours pour 1865. Cette année-là encore le prix ne fut pas décerné.

Après le décès de P.-M. Roux, sa veuve fit don d'une nouvelle somme de 100 francs, qui porta à 300 francs le prix du Concours de 1866, pour lequel fut donnée à traiter la question suivante du *Service médical et pharmaceutique des Sociétés*

de prévoyance et de secours mutuels. Quatre mémoires furent présentés ; une médaille d'or de 100 francs fut accordée au docteur Lequoy, une médaille de bronze au docteur Depautaine. — Pour le concours relatif aux *Associations médicales,* une médaille d'or de 100 francs fut attribuée au docteur Achille Simon.

Concours de 1867. — Première question : *Sur les devoirs professionels des médecins vis-à-vis de l'autorité, de leurs confrères et du public.*

Deuxième question : *Par quelle réforme dans le service de la police sanitaire peut-on arriver à l'extinction des maladies vénériennes ?*

Pour la première question furent accordées : une médaille d'or à M. Félix Delfau ; une médaille de bronze à M. X... ; une mention honorable au docteur Auguste de Bourgade.

Pour la seconde question, une médaille d'argent grand module au docteur Jeannel, professeur à l'Ecole de médecine de Bordeaux, et une mention honorable au docteur Coissard.

Concours de 1868. — A la suite d'une discussion sur les eaux du canal, la Commission scientifique proposa, comme question de concours : *Les*

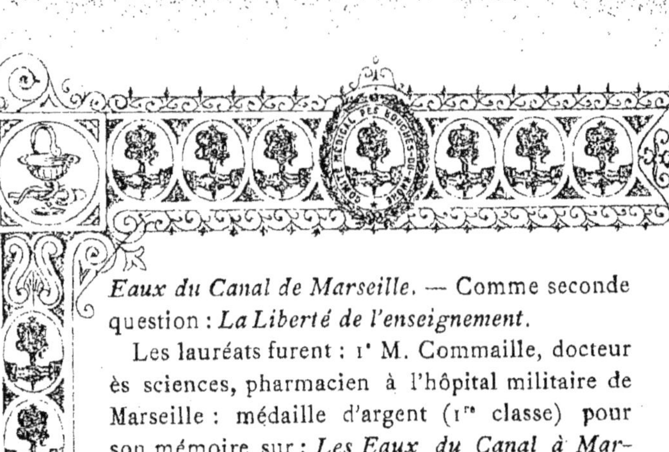

Eaux du Canal de Marseille. — Comme seconde question : *La Liberté de l'enseignement.*

Les lauréats furent : 1° M. Commaille, docteur ès sciences, pharmacien à l'hôpital militaire de Marseille : médaille d'argent (1re classe) pour son mémoire sur : *Les Eaux du Canal à Marseille, au point de vue physique, chimique, micrographique et hygiénique.*

Prix Dugas (200 fr.) — A la question proposée : *Indiquer d'établir un système quarantenaire uniforme entre toutes les nations,* un seul concurrent répondit. Le prix ne fut pas accordé.

Concours de 1869. — 1° *Les Anciens Collèges de médecine et de pharmacie comparés aux Facultés actuelles.*— 2° *Etude chimique des Crucifères et leur emploi en médecine.* — 3° Prix Dugas. *Etude comparative des Constitutions médicales de Marseille depuis le commencement du XIXe siècle.* Il n'y eut de concurrent que pour la seconde question.

Premier prix (médaille d'or) : M. Louvet. Mention honorable (médaille de bronze) : docteur Rochat.

Dans la même année, le Comité vota une mé-

daille d'or à M. le docteur Rougier, pour ses travaux sur la vaccine.

CONCOURS DE 1870. — 1° *Des Bains de mer de l'Océan et de la Méditerranée, au double point de vue de la balnéation et du climat.* — 2° *Des Maladies du sternum chez les vieillards.* — 3° *De l'analyse organique végétale.* La Commission des prix et le Conseil n'ont pas cru devoir donner de prix aux mémoires envoyés.

CONCOURS DE 1871. — 1° *De l'analyse des principes immédiats des végétaux.* — 2° *Etudier les secours médicaux donnés à domicile comparés à ceux des hôpitaux civils.* — 3° *De la Chirurgie conservatrice.*

Les mêmes questions furent proposées, sans plus de résultat, en 1872 et 1873.

CONCOURS DE 1874. — 1° *De la Chirurgie conservatrice.* — 2° *Des Greffes animales au point de vue de la thérapeutique.* — 3° *De l'analyse des principes immédiats d'un végétal.* — 4° *L'Hygiène publique et privée peut-elle régulariser les mœurs ?* Le docteur Foex obtint une médaille de bronze, pour son mémoire sur la Greffe animale.

En 1875, M. Jacquème obtint une médaille

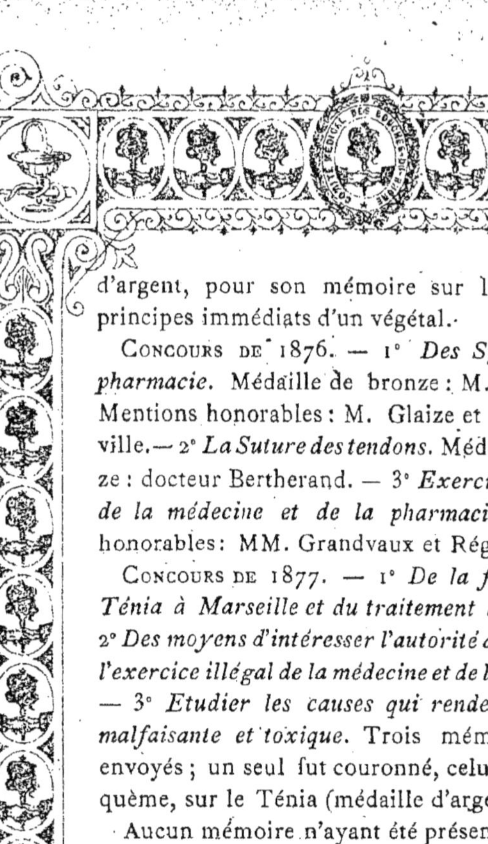

d'argent, pour son mémoire sur l'analyse des principes immédiats d'un végétal.

Concours de 1876. — 1° *Des Spécialités en pharmacie*. Médaille de bronze : M. Grandvaux. Mentions honorables : M. Glaize et M. Capdeville. — 2° *La Suture des tendons*. Médaille de bronze : docteur Bertherand. — 3° *Exercice simultané de la médecine et de la pharmacie*. Mentions honorables : MM. Grandvaux et Réguis.

Concours de 1877. — 1° *De la fréquence du Ténia à Marseille et du traitement approprié.* — 2° *Des moyens d'intéresser l'autorité à sévir contre l'exercice illégal de la médecine et de la pharmacie.* — 3° *Etudier les causes qui rendent la Moule malfaisante et toxique*. Trois mémoires furent envoyés ; un seul fut couronné, celui de M. Jacquème, sur le Ténia (médaille d'argent).

Aucun mémoire n'ayant été présenté les années suivantes, le Comité résolut de ne pas limiter le concours à des questions proposées d'avance. Mais il décida de décerner des médailles d'or, d'argent et de bronze, et des mentions honorables aux auteurs des meilleurs travaux imprimés ou manuscrits sur une question quelconque de médecine, chirurgie ou sciences accessoires. Les mêmes récompenses seraient accordées aux auteurs des meilleurs travaux manuscrits, sur une question quelconque d'intérêt professionnel, médical ou pharmaceutique..

Dans ces nouvelles conditions, *en 1880*, le Comité décerna : des médailles d'argent à MM. Madaille et Marmisse, pour leur mémoire manuscrit, sur les *Sociétés de secours mutuels.* — Une médaille de bronze à M. Blanchet, pharmacien : *Le Thapsia garganica ou Bonnefa des Arabes* (mémoire imprimé). — Des mentions : 1º à MM. Bérenger et Porte : mémoire imprimé sur l'*Empoisonnement par le perchlorure de fer ; 2º* au docteur Rousseau : mémoire imprimé : *Contribution à l'étude de l'Acide chromique.*

En 1881. — La Commission des mémoires manuscrits décerne une mention honorable à M. G. Cousin, pour son travail sur *La castration et la ligature du Cordon spermatique.* — La Commission des mémoires imprimés accorde : une médaille d'argent à M. Sous, pour son *Traité d'optique ;* une médaille de bronze à M. Gilbert, pour son ouvrage : *Philtres, Charmes, Poisons.*

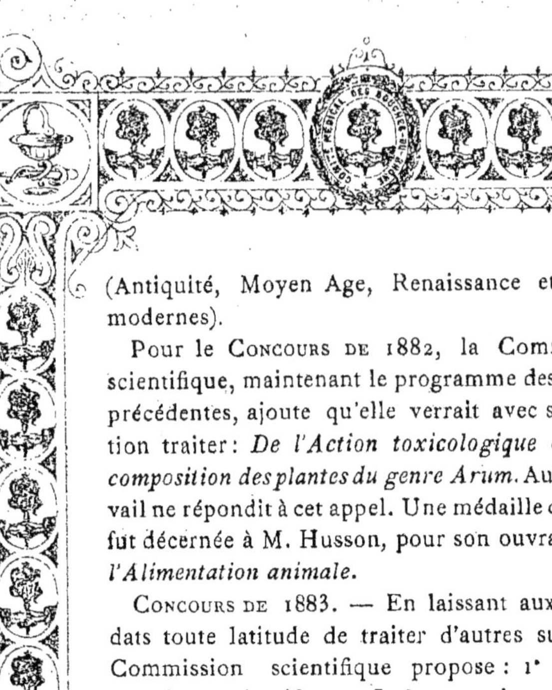

(Antiquité, Moyen Age, Renaissance et temps modernes).

Pour le CONCOURS DE 1882, la Commission scientifique, maintenant le programme des années précédentes, ajoute qu'elle verrait avec satisfaction traiter: *De l'Action toxicologique et de la composition des plantes du genre Arum*. Aucun travail ne répondit à cet appel. Une médaille d'argent fut décernée à M. Husson, pour son ouvrage : *De l'Alimentation animale*.

CONCOURS DE 1883. — En laissant aux candidats toute latitude de traiter d'autres sujets, la Commission scientifique propose : 1° comme question scientifique : *Isolement des maladies contagieuses ;* — 2° comme question relative aux intérêts professionnels : *Y a-t-il des dangers dans l'exercice simultané de la médecine et de la pharmacie ?* — Aucun mémoire ne fut reçu.

En 1889, une médaille de bronze fut décernée au docteur Jules Rouvier (de Beyrouth), qui avait présenté au concours un ouvrage intitulé : *Hygiène de la première enfance*.

En 1890, le docteur Gilles envoya, pour le prix annuel du Comité, un ouvrage sur *La Pratique*

du Massage; une mention honorable lui fut accordée.

En 1891, le Conseil d'administration décide la suppression de ces prix.

CONCOURS DE PIÈCES ANATOMIQUES *(prix des internes et des étudiants).* — C'est le docteur Maurin qui fit à la Commission scientifique, dans la séance du 19 août 1871, la première proposition de voter une somme pour créer un prix en faveur des internes qui présenteraient à la Commission des pièces d'anatomie pathologique. Cette proposition fut prise en considération. Elle fut renouvelée quelques années plus tard par le docteur Millou.

En 1876-77, M. Bernard ouvrit l'ère des travaux d'internes et le Comité lui décerna une mention honorable.

En 1880, des prix en ouvrages de médecine furent accordés à MM. Alezais, Pluyette et Cousin.

En 1881. — Prix du concours des pièces anatomiques : M. Cousin. Mentions : MM. Alezais et Pluyette.

En 1882. — Mentions honorables : MM. Alezais et Robiolis.

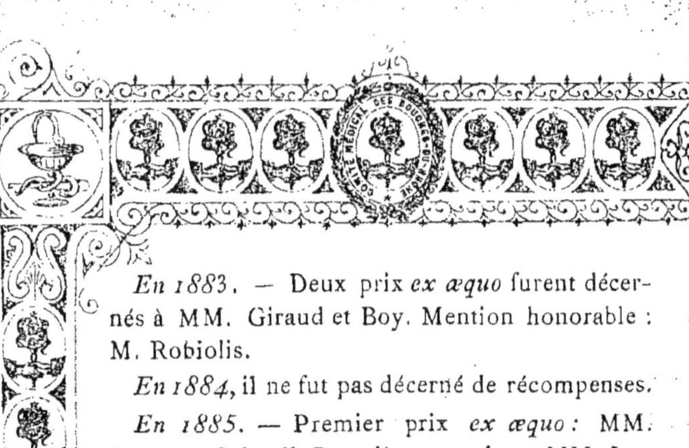

En 1883. — Deux prix *ex æquo* furent décernés à MM. Giraud et Boy. Mention honorable : M. Robiolis.

En 1884, il ne fut pas décerné de récompenses.

En 1885. — Premier prix *ex æquo :* MM. Louge et Schnell. Première mention : MM. Jacques et Wallich ; deuxième mention : MM. David et Dalmas.

En 1886. — Premier prix : M. David. Deuxième prix : M. Jacques.

En 1887. — Premier prix : M. Gaudin. Deuxième prix : M. Pagliano.

En 1888. — Premier prix : M. Guende. Deuxième prix : M. Bar.

En 1889. — Pas de premier prix. Deuxième prix : M. Bar. Mention honorable : M. Gilles.

En 1890. — Deuxième prix : M. Marcellin. Mention honorable : M. Belugou.

En cette même année, il fut décidé que non seulement les internes, mais tous les étudiants en médecine et en pharmacie, seront admis à faire à la Commission scientifique, les uns des présentations d'anatomie normale ou pathologique, les

autres des communications sur des travaux prati-
ques de pharmacie et de chimie.

Dans ces conditions, *en 1891,* le prix des élèves
en pharmacie est décerné à M. Sarles. Pour les
élèves en médecine, prix : M. Lop ; mentions honorables : MM. Villard et Belugou.

En 1892, aucun travail n'est présenté par les
étudiants en pharmacie. Le prix des étudiants en
médecine est accordé à M. Zucarelli. Mentions-
honorables : MM. Cassoute et Aslanian.

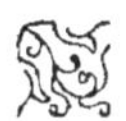

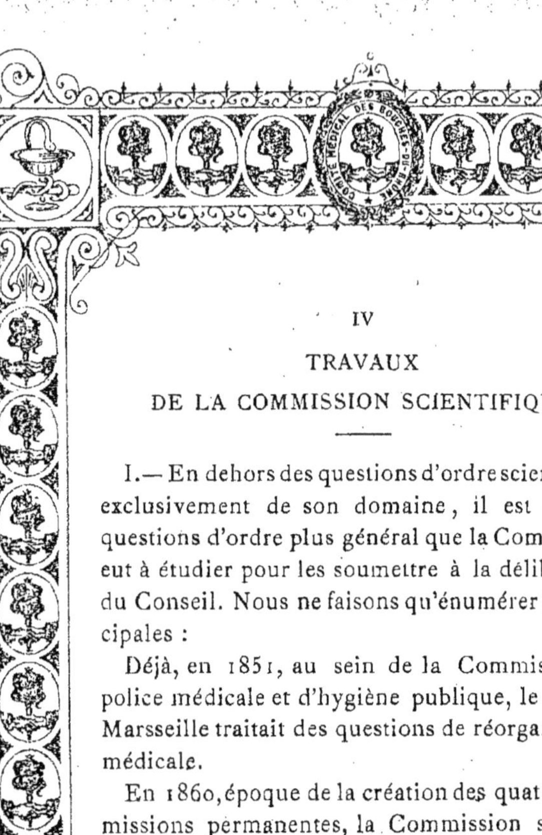

IV

TRAVAUX
DE LA COMMISSION SCIENTIFIQUE

I.— En dehors des questions d'ordre scientifique, exclusivement de son domaine, il est d'autres questions d'ordre plus général que la Commission eut à étudier pour les soumettre à la délibération du Conseil. Nous ne faisons qu'énumérer les principales :

Déjà, en 1851, au sein de la Commission de police médicale et d'hygiène publique, le docteur Marsseille traitait des questions de réorganisation médicale.

En 1860, époque de la création des quatre Commissions permanentes, la Commission scientifique étudiait les mesures à prendre pour la répression du charlatanisme et de l'exercice illégal de la médecine et de la pharmacie.

En 1872 (séance du 12 novembre) la Commission discuta sur les vœux à émettre à l'assemblée générale au sujet de la prochaine loi sur l'ensei-

gnement et l'exercice de la médecine et de la
pharmacie. Elle adopta le vœu sur la liberté de
l'enseignement médical et pharmaceutique et la
collation des grades par un jury spécial.

En 1874 (séance du 3 juin), en réponse à la
question posée par le Conseil, la Commission
juge à l'unanimité : *qu'une Faculté de médecine à
Marseille serait non seulement utile, mais nécessaire.* En conséquence, le 19 juin, le Comité
adresse une lettre à MM. les membres de l'Assemblée Nationale, à Versailles, à propos du projet
de création de nouvelles Facultés de médecine.

Plus tard encore, la Commission émet un vœu
pour la création d'internes en pharmacie. Satisfaction fut, peu après, donnée à ce vœu par l'Administration des hôpitaux.

II—. Les questions scientifiques qui, dès le début,
préoccupèrent surtout le Comité furent celles de
médecine et d'hygiène locales. Un premier rapport d'Hubac, en 1851, les lettres de Flavard
(1851-53) témoignent de cette tendance. En 1855,
la Commission de police médicale et d'hygiène
publique (séance du 30 mars) décide « qu'une
Commission spéciale des maladies régnantes aura

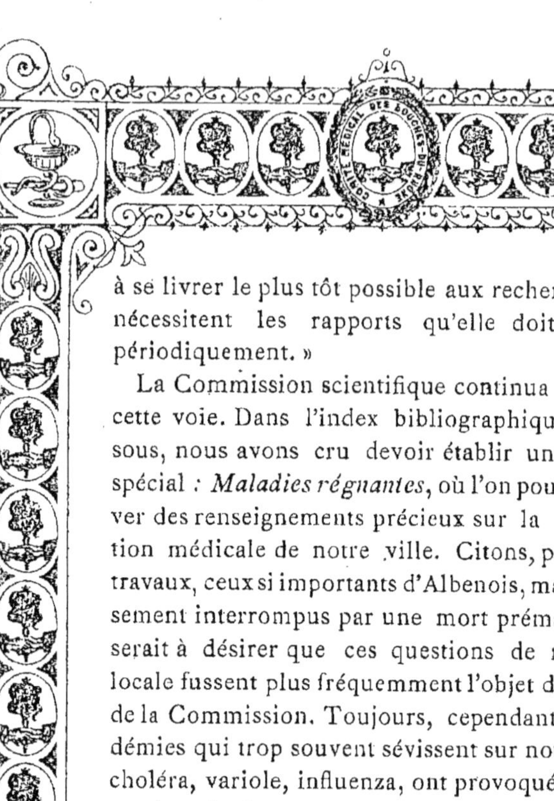

à se livrer le plus tôt possible aux recherches que nécessitent les rapports qu'elle doit fournir périodiquement. »

La Commission scientifique continua à suivre cette voie. Dans l'index bibliographique ci-dessous, nous avons cru devoir établir un chapitre spécial : *Maladies régnantes,* où l'on pourra trouver des renseignements précieux sur la constitution médicale de notre ville. Citons, parmi ces travaux, ceux si importants d'Albenois, malheureusement interrompus par une mort prématurée. Il serait à désirer que ces questions de médecine locale fussent plus fréquemment l'objet des études de la Commission. Toujours, cependant, les épidémies qui trop souvent sévissent sur notre ville : choléra, variole, influenza, ont provoqué des discussions intéressantes.

Les questions d'hygiène publique ont bien souvent aussi attiré l'attention de la Commission scientifique. La nature des questions mises au concours, les travaux également cités dans notre index bibliographique, le prouvent surabondamment : études sur la prophylaxie des maladies épidémiques, sur la prostitution et sur les moyens

préventifs de la propagation de la syphilis à Marseille, sur l'insalubrité de divers quartiers, notamment ceux d'Arenc et de la Californie de la Vilette
(1878), sur les égouts, sur les eaux du canal, sur
l'organisation de la vaccine, sur l'hygiène des salles d'asiles, sur l'industrie du plomb à Marseille,
etc., etc...

Enfin, des travaux variés de médecine, de chirurgie, d'obstétrique, de thérapeutique, d'anatomie, etc., etc... sont présentés à la Commission,
plus nombreux d'année en année. C'est surtout à
partir de 1879 que nous voyons ces travaux se
multiplier. Il est juste de rappeler ici l'influence
que les Heckel, les Alfred Richaud, les Nicati
eurent, à cette époque, sur le développement de la
Commission scientifique. Alfred Richaud, plus
que tout autre, sut provoquer et entretenir le large
courant qui a entraîné dans nos réunions les jeunes générations médicales, dont l'actif concours
entretient la vitalité scientifique de la Commission. Elles ont entendu ce conseil que notre
regretté confrère semblait leur laisser comme testament : « Nous continuerons à grandir si nous res-
tons fidèles à la méthode que nous suivons actuelle-

ment; si nous continuons à amasser des faits, à ne pas nous perdre dans les hypothèses et à garder l'horreur des discussions académiques, cette plaie des sociétés savantes de province. » C'est en restant fidèle à ce programme, en s'y attachant comme à une tradition, que la Commission scientifique progressera tous les jours et réalisera plus complètement encore dans l'avenir les espérances de ses débuts.

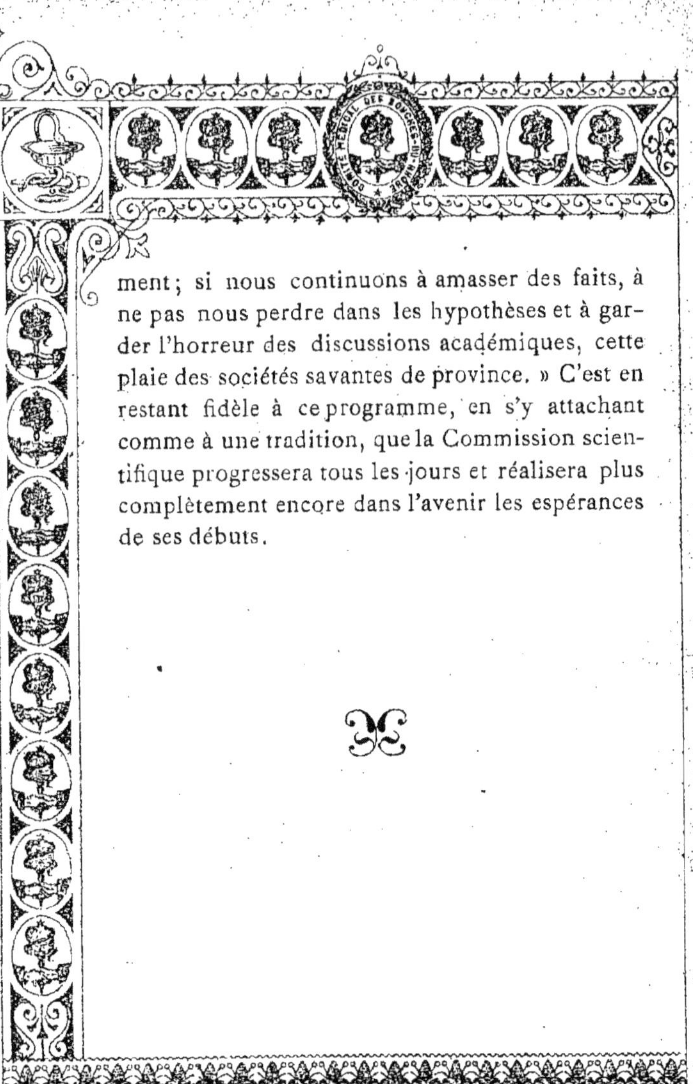

V

BIBLIOGRAPHIE

DES TRAVAUX SCIENTIFIQUES

MALADIES RÉGNANTES. — ÉPIDÉMIES

1851 **Hubac.** — Rapport sur les maladies qui ont régné et dominé à Marseille pendant le premier semestre de 1851.

1851 **E. Flavard.** — Lettres sur Marseille au point de vue hygiénique.

1856 **E. Flavard.** — Rapport sur la constitution médicale observée à Marseille en 1854 et en 1855 : Les épidémies cholériques.

P.-M. Roux. — Document statistique sur le choléra à Marseille et sur les fabricants d'allumettes phosphoriques considérés comme ayant été préservés de cette maladie par leur profession.

1862 **Hubac.** — Rapport sur les maladies régnantes et dominantes à Marseille en 1861.

N. Jubiot. — Mémoire sur le typhus observé au Frioul de Marseille en 1856.

1863 **S.-E. Maurin.** — Rapport sur les maladies qui ont régné à Marseille en 1862. — Rapport sur les maladies qui ont régné à Marseille en 1863.

1864 **S.-E. Maurin.** — Rapport sur les maladies qui ont régné à Marseille en 1864.

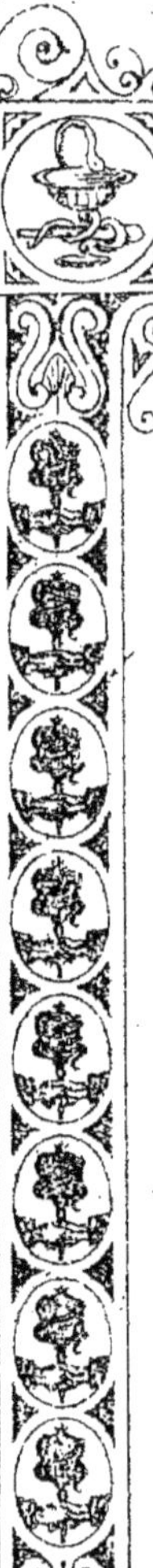

1865 **Discussion sur le choléra.**

    Ménécier. — Rapport sur la constitution médicale de l'année 1865. — Historique de l'épidémie de choléra de 1865 à Marseille.

1866 **Didiot.** — Note sur le climat de Marseille et sur les faits météorologiques observés en 1865, avant et pendant la période du choléra qui y a régné. — Rapport sur les mémoires de M.M. les D" A. Jobert et E. Lisle relatifs au choléra épidémique de 1865 à Marseille.

    Ch. Guès. — Rapport sur le mémoire de M. Didiot : Le Choléra à Marseille en 1865.

    S.-E. Maurin. — Etude philosophique et clinique du choléra morbus asiatique.

    Ménécier. — Constitution médicale du 1" semestre de 1866. — Rapport sur les mémoires relatifs au choléra de 1865 de MM. les D" S. Pirondi et A. Fabre ; D" J. Laugier et C. Ollive ; D' V. Seux et D' Solari.

    Rougier. — Rapport sur les maladies régnantes pendant le 2° semestre de 1866.

1867 **Mittre.** — Rapport sur les maladies régnantes de 1867.

1879 **La Variole à Marseille.**

1880 **Albenois.** — Statistique démographique et médicale de l'année 1880.

1881 **Albenois.** — Bulletin statistique et sanitaire (bulletins mensuels et résumés trimestriels). —

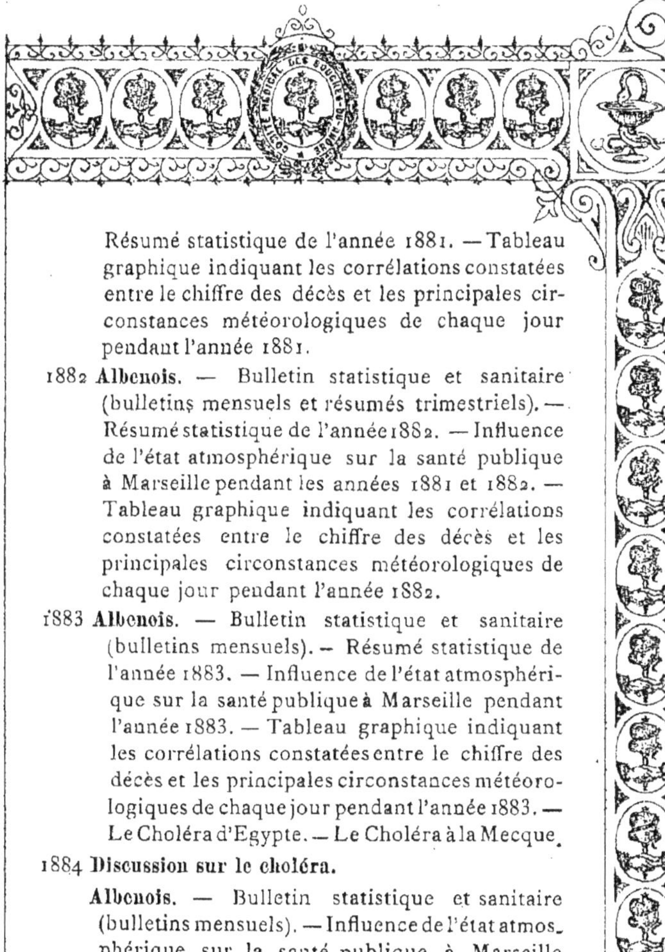

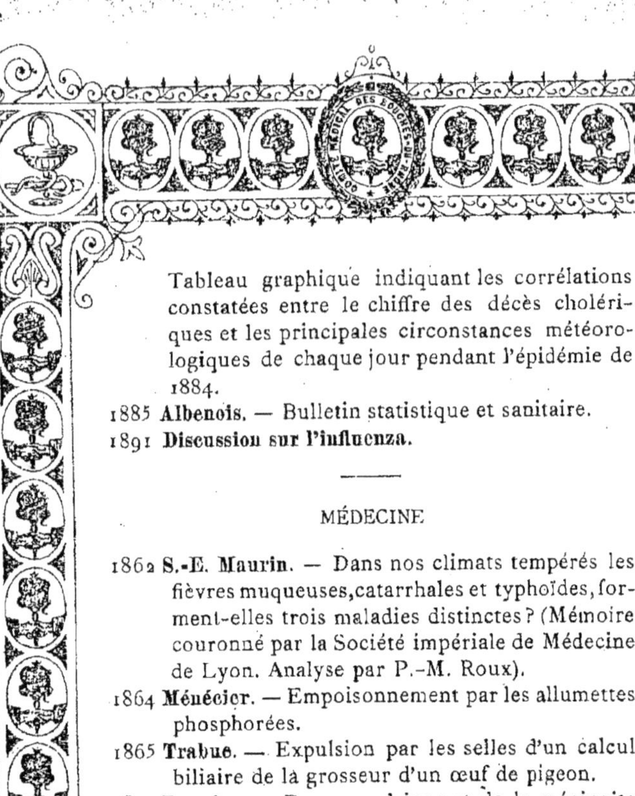

Tableau graphique indiquant les corrélations
constatées entre le chiffre des décès cholériques et les principales circonstances météorologiques de chaque jour pendant l'épidémie de
1884.

1885 **Albenois.** — Bulletin statistique et sanitaire.

1891 **Discussion sur l'influenza.**

MÉDECINE

1862 **S.-E. Maurin.** — Dans nos climats tempérés les
fièvres muqueuses, catarrhales et typhoïdes, for-
ment-elles trois maladies distinctes ? (Mémoire
couronné par la Société impériale de Médecine
de Lyon. Analyse par P.-M. Roux).

1864 **Ménécier.** — Empoisonnement par les allumettes
phosphorées.

1865 **Trabuc.** — Expulsion par les selles d'un calcul
biliaire de là grosseur d'un œuf de pigeon.

1872 **Rougier.** — Des convulsions et de la méningite
des fièvres éruptives et de la vaccine.

1873 **Guiraud.** — La fièvre jaune au Brésil.

1876 **Jacquème.** — De la fréquence du ténia à Marseille depuis trente ans, ses causes, son traitement.

1878 **S.-E. Maurin.** — Fièvres graves et fièvres
typhoïdes.

1879 **Cullère.** — Des causes de la paralysie générale

chez la femme. Observations pour servir à
l'étude des localisations cérébrales. Alcoolisme
par le vin de quinquina.

Alfred Richaud. — Etude sur la cirrhose biliaire.
— Sur un cas de pemphigus et son traitement.

Rougier. — De l'identité du virus-vaccin chez
les diverses espèces animales.

1880 **Richaud.** — Note sur un cas de cirrhose biliaire.

1881 **Albenois.** — Durée d'incubation de la fièvre
typhoïde.

Pons. — Folie sympathique.

1882 **Albenois.** — Refus d'aliments par une jeune
hystérique.

Giraud. — Suette miliaire.

Nicati. — Un cas particulier de cécité des mots.
— Démonstration du bacille de la tuberculose.
— L'affection nouvelle décrite sous le nom de
maladie de Thomsen.

Pons. — Observation d'acné fluente chez un
aliéné. – Le somnambulisme. (Analyse du livre
de M. Despine.)

Rougier. — Observation d'hypnotisme curatif.

1883 **L. d'Astros.** — Néphrite. — Gangrène symétrique
des extrémités.

Fallot. — Rétrécissement pulmonaire.

A. Maurel. — Rétrécissement non congénital de
l'orifice pulmonaire.

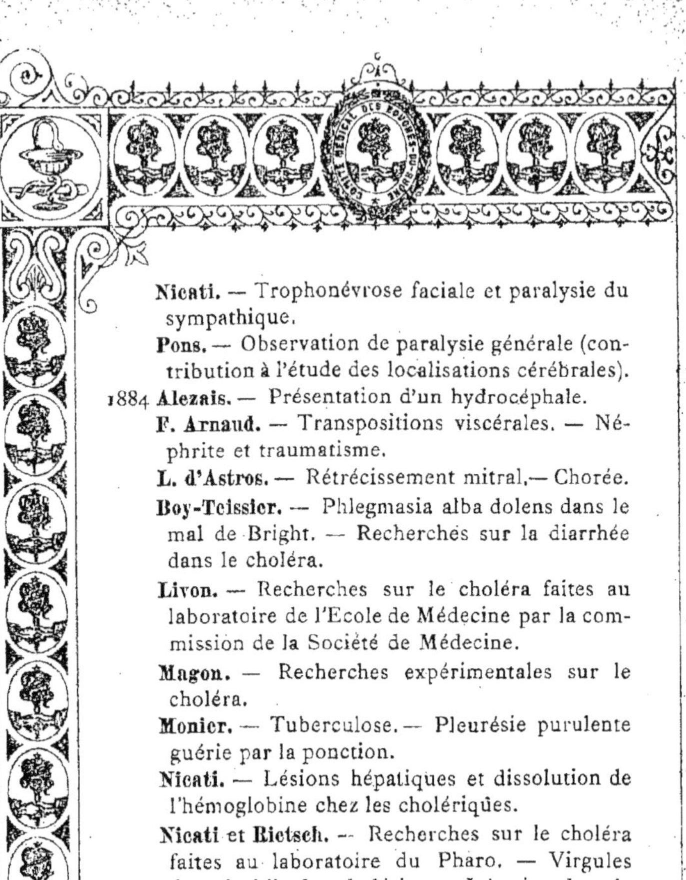

Nicati. — Trophonévrose faciale et paralysie du sympathique.

Pons. — Observation de paralysie générale (contribution à l'étude des localisations cérébrales).

1884 **Alezais.** — Présentation d'un hydrocéphale.

F. Arnaud. — Transpositions viscérales. — Néphrite et traumatisme.

L. d'Astros. — Rétrécissement mitral.— Chorée.

Boy-Teissier. — Phlegmasia alba dolens dans le mal de Bright. — Recherches sur la diarrhée dans le choléra.

Livon. — Recherches sur le choléra faites au laboratoire de l'Ecole de Médecine par la commission de la Société de Médecine.

Magon. — Recherches expérimentales sur le choléra.

Monier. — Tuberculose.— Pleurésie purulente guérie par la ponction.

Nicati. — Lésions hépatiques et dissolution de l'hémoglobine chez les cholériques.

Nicati et Rietsch. — Recherches sur le choléra faites au laboratoire du Pharo. — Virgules dans la bile des cholériques. Injection dans le cholédoque.

1885 **Alezais.**— Rash scarlatiniforme dans la varicelle.

F. Arnaud. — Abcès du foie volumineux guéri par la ponction et le drainage à l'abri de l'air à l'aide du siphon. — Zonas du membre inférieur.

L. d'Astros. — Paralysie saturnine avec atteinte des muscles supinateurs et du deltoïde. — Des formes hypertrophiques de l'arthropathie tabétique. — Lymphosarcome malin.

Bidon. — De l'aphasie et de ses diverses formes.

Boy-Teissier. — A propos d'un cas de leucocythémie.

Livon. — Vaccination pastorienne antirabique.

1886 **F. Arnaud.**— Myélite aiguë dorsale apoplectiforme. - Myélite aigüe dans le cours d'une sciatique.

L. d'Astros. — Une épidémie familiale d'ictère avec urticaire et douleurs rhumatoïdes. — Pseudo-paralysie syphilitique des quatre membres chez un enfant de trois semaines.

Bidon. — Rash ortié dans la variole. — Note à propos de trois cas d'hémichorée symptomatique. — De l'hypnotisme dans la thérapeutique nerveuse. — La sclérose en plaques et la paralysie générale.

Oddo. — Parésie choréïque.

Pluyette. — Choléra sporadique.

Pons. — L'hypnotisme chez les aliénés.

Robiolis. — Forme insidieuse grave de l'angine dyphtéritique.

1887 **J. Arnaud.** — Amyotrophie d'origine douteuse.

L. d'Astros. — Ictère grave alcoolique à forme cardiaque ; insuffisance rénale avec diminution de la toxicité urinaire ; guérison.

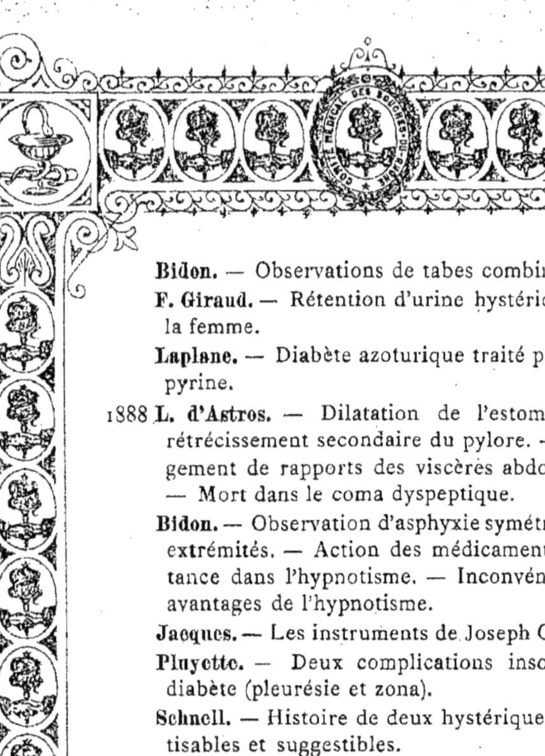

Bidon. — Observations de tabes combiné.

F. Giraud. — Rétention d'urine hystérique chez la femme.

Laplane. — Diabète azoturique traité par l'antipyrine.

1888 **L. d'Astros.** — Dilatation de l'estomac avec rétrécissement secondaire du pylore. — Changement de rapports des viscères abdominaux. — Mort dans le coma dyspeptique.

Bidon. — Observation d'asphyxie symétrique des extrémités. — Action des médicaments à distance dans l'hypnotisme. — Inconvénients ou avantages de l'hypnotisme.

Jacques. — Les instruments de Joseph O'Dwyer.

Pluyette. — Deux complications insolites du diabète (pleurésie et zona).

Schnell. — Histoire de deux hystériques hypnotisables et suggestibles.

1889 **F. Arnaud.** — Cancer de l'estomac chez une jeune fille de 19 ans. — Rupture spontanée du cœur (oblitération de l'artère coronaire droite). — Intoxication phosphorée aiguë.

Pilatte. — Trachéotomie pour œdème laryngé au cours des oreillons.

Régnault. — Hystérie et impaludisme.

Schnell. — Amnésie traumatique du moteur oculaire commun.

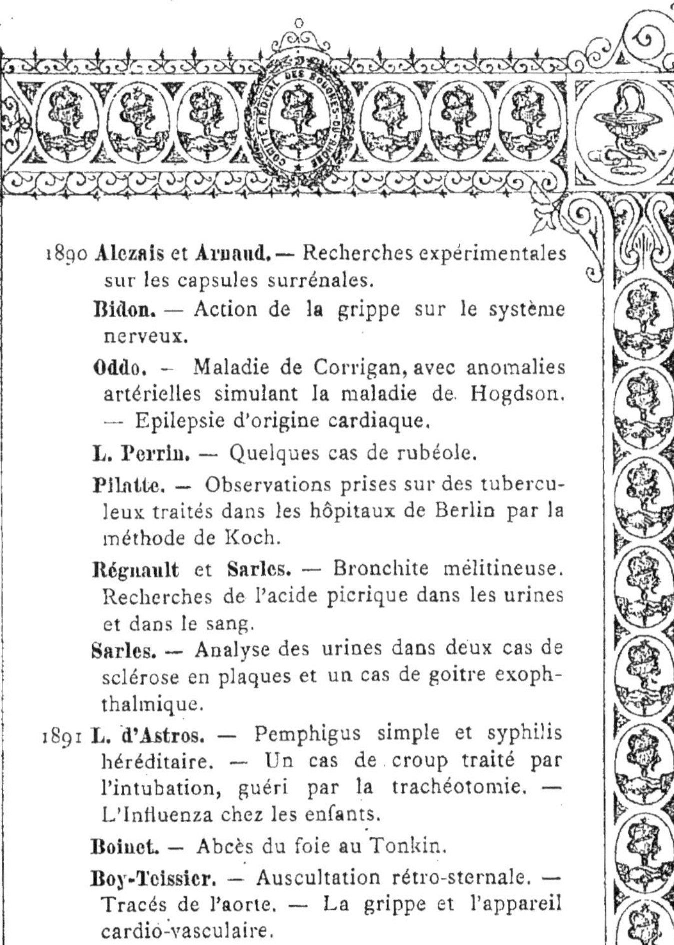

1890 **Alezais et Arnaud.** — Recherches expérimentales sur les capsules surrénales.

Bidon. — Action de la grippe sur le système nerveux.

Oddo. — Maladie de Corrigan, avec anomalies artérielles simulant la maladie de Hogdson. — Epilepsie d'origine cardiaque.

L. Perrin. — Quelques cas de rubéole.

Pilatte. — Observations prises sur des tuberculeux traités dans les hôpitaux de Berlin par la méthode de Koch.

Régnault et **Sarles.** — Bronchite mélitineuse. Recherches de l'acide picrique dans les urines et dans le sang.

Sarles. — Analyse des urines dans deux cas de sclérose en plaques et un cas de goitre exophthalmique.

1891 **L. d'Astros.** — Pemphigus simple et syphilis héréditaire. — Un cas de croup traité par l'intubation, guéri par la trachéotomie. — L'Influenza chez les enfants.

Boinet. — Abcès du foie au Tonkin.

Boy-Teissier. — Auscultation rétro-sternale. — Tracés de l'aorte. — La grippe et l'appareil cardio-vasculaire.

Gilles. — Traitement électrique des anévrismes de l'aorte. — Contribution clinique à l'étude

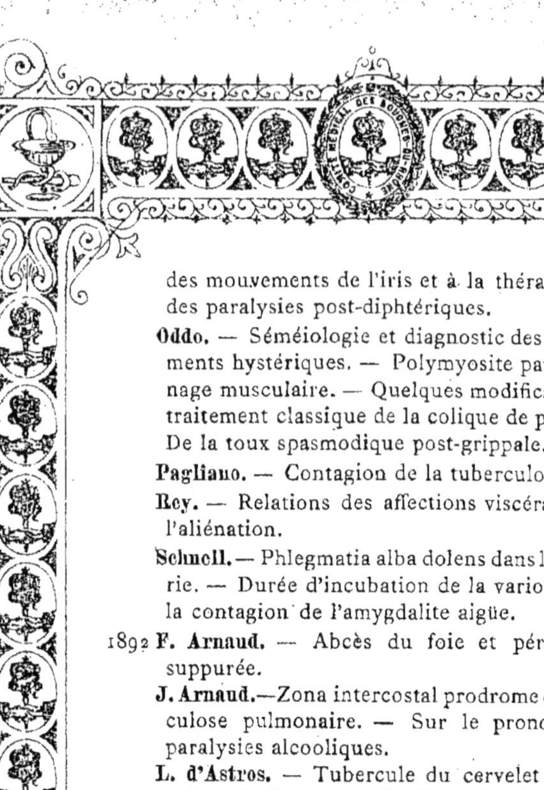

des mouvements de l'iris et à la thérapeutique des paralysies post-diphtériques.

Oddo. — Séméiologie et diagnostic des tremblements hystériques. — Polymyosite par surmenage musculaire. — Quelques modifications au traitement classique de la colique de plomb. — De la toux spasmodique post-grippale.

Pagliano. — Contagion de la tuberculose.

Rey. — Relations des affections viscérales avec l'aliénation.

Schnell. — Phlegmatia alba dolens dans la diphtérie. — Durée d'incubation de la variole. — De la contagion de l'amygdalite aigüe.

1892 **F. Arnaud.** — Abcès du foie et périhépatite suppurée.

J. Arnaud. — Zona intercostal prodrome de tuberculose pulmonaire. — Sur le pronostic des paralysies alcooliques.

L. d'Astros. — Tubercule du cervelet chez un enfant de 8 ans. — Etude pathogénique des ramollissements du cervelet (les oblitérations des artères cérébelleuses).

Boinet. — Etude clinique de la lèpre, basée sur quatre-vingts observations inédites.

Oddo. — Les anomalies de l'aorte. — De l'ictère cholérique.

Pagliano. — Un cas douteux d'hépatite hérédo-syphilitique tardive.

L. Perrin. — De l'iodisme. — Un cas d'érythème noueux dû à l'iodure de potassium. — Un cas de lèpre tuberculeuse (présentation du malade). — Paralysie périphérique consécutive à un zona cervico-occipital. — Leucokératoses linguale et labiale avec état papillomateux et dégénérescence épithéliale.

Pluyette. — Orchite paludéenne.

HISTOIRE DE LA MÉDECINE

1866 **Didiot.** — Histoire statistique du corps de santé militaire en France de 1846 à 1865.

1881 **Barthélemy.** — Procès-verbal de visite d'un lépreux en 1464 et relation juridique d'une autopsie en 1499. — Rapport sur un manuscrit contenant les ordonnances des échevins de Marseille pendant la peste de 1720 et de 1721. — Examen de malades suspects de lèpre.

1882 **Barthélemy.** — La prostitution à Marseille pendant le Moyen âge.

1883 **Barthélemy.** — Les médecins à Marseille dans le Moyen âge. — Accusation d'impuissance (rapport médical).

1888 **Barthélemy.** — Notice biographique de Jacques Daviel, oculiste.

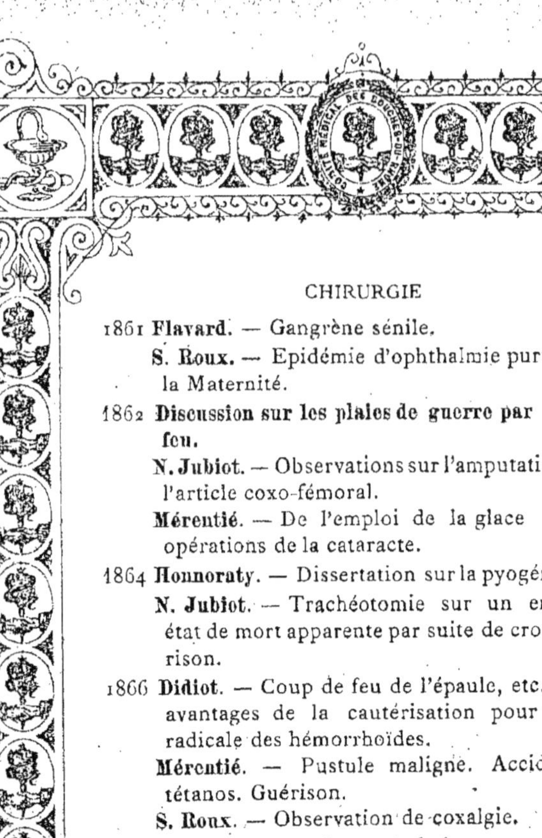

CHIRURGIE

1861 **Flavard.** — Gangrène sénile.

    S. Roux. — Epidémie d'ophthalmie purulente à la Maternité.

1862 **Discussion sur les plaies de guerre par armes à feu.**

    N. Jubiot. — Observations sur l'amputation dans l'article coxo-fémoral.

    Mérentié. — De l'emploi de la glace dans les opérations de la cataracte.

1864 **Honnoraty.** — Dissertation sur la pyogénie.

    N. Jubiot. — Trachéotomie sur un enfant en état de mort apparente par suite de croup. Guérison.

1866 **Didiot.** — Coup de feu de l'épaule, etc... — Des avantages de la cautérisation pour la cure radicale des hémorrhoïdes.

    Mérentié. — Pustule maligne. Accidents de tétanos. Guérison.

    S. Roux. — Observation de coxalgie.

1869 **Brengues.** — Traitement de la cataracte par le procédé de M. Tavignot.

1870 **Discussion sur la pourriture d'hôpital.**

1872 **Sicard.** — Coup de feu ayant perforé le poumon gauche.

1873 **Foex.** — Des greffes animales en thérapeutique.

1878 **Nicati.** — La cataracte des rachitiques.

1879 **Nicati.** — Recherches sur le daltonisme. — Larves de mouches écloses sur la conjonctive.

Queirel. — Compression de la carotide.

1880 **Fanton.** — D'un nouveau spéculum pneumatique pour les affections de l oreille moyenne.

Lauzet. — Enchondrome ossifiant sous-unguéal du gros orteil, opéré quatre fois. Guérison.

Nicati. — Districhiasis vrai des quatre paupières dû au développement de poils à l'orifice des glandes de Meïbomius.

1881 **Brémond.** — Tympans artificiels et myringoplastie. — D'une conformation particulière du nez produisant l'ozène vraie et la surdité.

Dugout-Bally. — Deux opérations de taille pratiquées sur un vieillard de 75 ans et un enfant de 2 ans.

Fanton. — Observation de spermatorrhée à la suite d'une lésion de la moëlle.

Nicati. — Conjonctivite provoquée par des larves de mouches.

De Ruelle. — D'une modification au procédé de Byrne, dans l'ablation des tumeurs utérines.

1882 **Brémond.** — De l'emploi du galvano-cautère dans certaines affections du nez, du pharynx, du larynx et des oreilles.

1883 **Brémond.** — Acoumètre du professeur Huggues.

Nicati. — Avancement du releveur palpébral (opération de l'entropion cicatriciel).

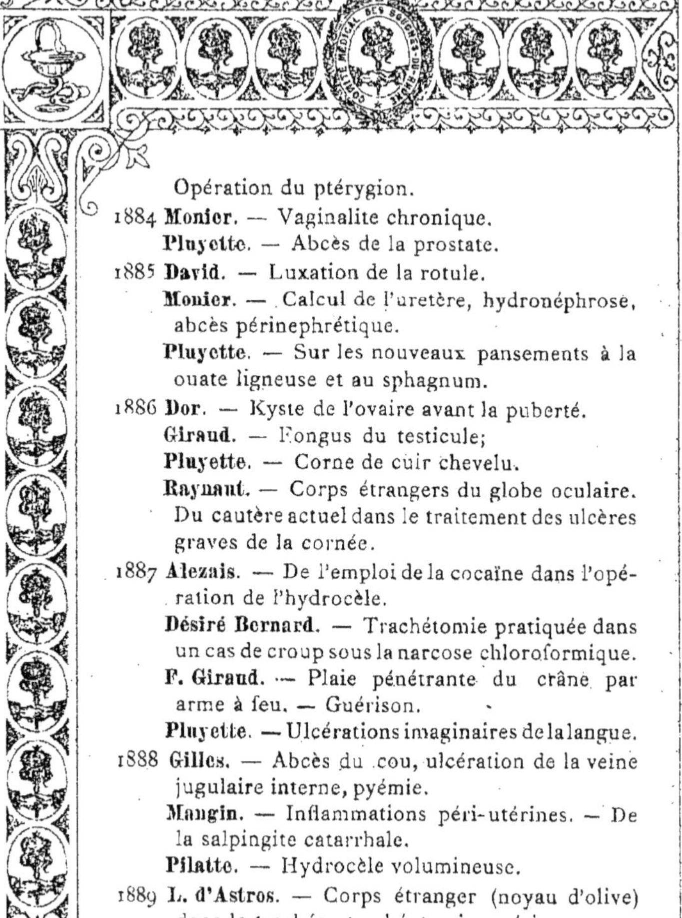

Opération du ptérygion.

1884 **Monier**. — Vaginalite chronique.

Pluyette. — Abcès de la prostate.

1885 **David**. — Luxation de la rotule.

Monier. — Calcul de l'uretère, hydronéphrose, abcès périnephrétique.

Pluyette. — Sur les nouveaux pansements à la ouate ligneuse et au sphagnum.

1886 **Dor**. — Kyste de l'ovaire avant la puberté.

Giraud. — Fongus du testicule;

Pluyette. — Corne de cuir chevelu.

Raynaut. — Corps étrangers du globe oculaire. Du cautère actuel dans le traitement des ulcères graves de la cornée.

1887 **Alezais**. — De l'emploi de la cocaïne dans l'opération de l'hydrocèle.

Désiré Bernard. — Trachétomie pratiquée dans un cas de croup sous la narcose chloroformique.

F. Giraud. — Plaie pénétrante du crâne par arme à feu. — Guérison.

Pluyette. — Ulcérations imaginaires de la langue.

1888 **Gilles**. — Abcès du cou, ulcération de la veine jugulaire interne, pyémie.

Mangin. — Inflammations péri-utérines. — De la salpingite catarrhale.

Pilatte. — Hydrocèle volumineuse.

1889 **L. d'Astros**. — Corps étranger (noyau d'olive) dans la trachée, trachéotomie, guérison.

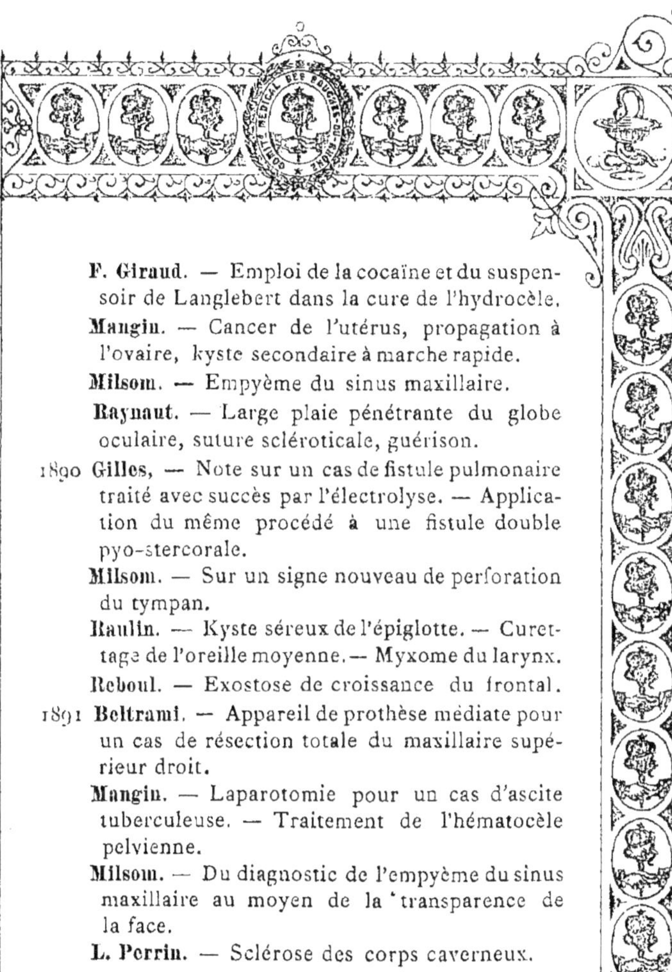

F. Giraud. — Emploi de la cocaïne et du suspen-
soir de Langlebert dans la cure de l'hydrocèle.

Mangin. — Cancer de l'utérus, propagation à
l'ovaire, kyste secondaire à marche rapide.

Milsom. — Empyème du sinus maxillaire.

Raynaut. — Large plaie pénétrante du globe
oculaire, suture scléroticale, guérison.

1890 Gilles, — Note sur un cas de fistule pulmonaire
traité avec succès par l'électrolyse. — Application du même procédé à une fistule double
pyo-stercorale.

Milsom. — Sur un signe nouveau de perforation
du tympan.

Raulin. — Kyste séreux de l'épiglotte. — Curet-
tage de l'oreille moyenne. — Myxome du larynx.

Reboul. — Exostose de croissance du frontal.

1891 Beltrami. — Appareil de prothèse médiate pour
un cas de résection totale du maxillaire supérieur droit.

Mangin. — Laparotomie pour un cas d'ascite
tuberculeuse. — Traitement de l'hématocèle
pelvienne.

Milsom. — Du diagnostic de l'empyème du sinus
maxillaire au moyen de la transparence de
la face.

L. Perrin. — Sclérose des corps caverneux.

Pluyette. — Corps étranger de l'urèthre chez
l'homme.

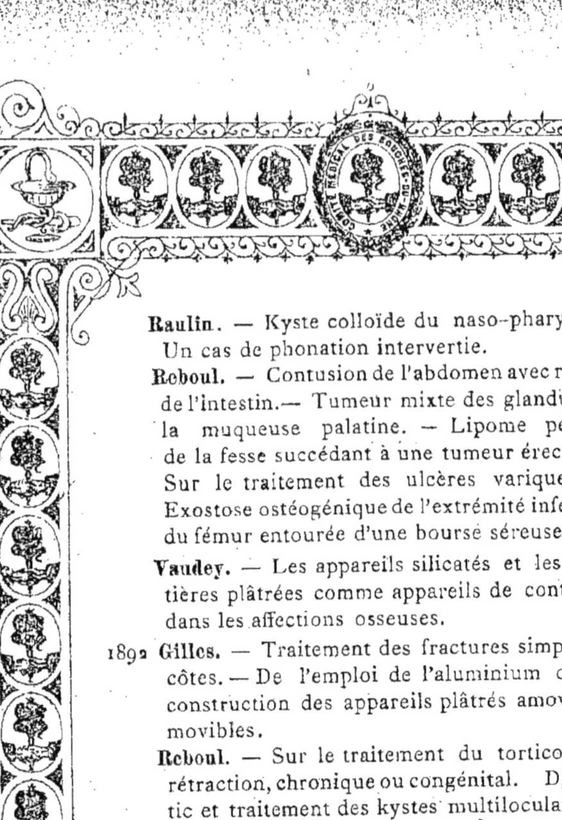

Raulin. — Kyste colloïde du naso-pharynx. — Un cas de phonation intervertie.

Reboul. — Contusion de l'abdomen avec rupture de l'intestin. — Tumeur mixte des glandules de la muqueuse palatine. — Lipome pédiculé de la fesse succédant à une tumeur érectile. — Sur le traitement des ulcères variqueux. — Exostose ostéogénique de l'extrémité inférieure du fémur entourée d'une bourse séreuse.

Vaudey. — Les appareils silicatés et les gouttières plâtrées comme appareils de contention dans les affections osseuses.

1892 **Gilles.** — Traitement des fractures simples des côtes. — De l'emploi de l'aluminium dans la construction des appareils plâtrés amovo-inamovibles.

Reboul. — Sur le traitement du torticolis par rétraction, chronique ou congénital. Diagnostic et traitement des kystes multiloculaires du foie. — Tumeur de la paume de la main : fibro-sarcome à myéloplaxes. — Epithélioma du dos de la main.

Vaudey. — Fracture du radius traitée par le massage et la mobilisation.

ACCOUCHEMENTS

1865 **Trabuc.** — Grossesse extra-utérine : mort du

fœtus à 4 mois, expulsion par le fondement, guérison.

1866 **Brengues.** — Observations d'avortements attribués à l'influence épidémique régnante.

1879 **Heckel.** — Deux cas de dystocie observées chez deux lionnes de ménagerie.

1883 **Fanton.** — Dégénération kystique du placenta.

1884 **Longo.** — Statistique de la clinique obstétricale durant le 3ᵐᵉ trimestre de 1884.

1887 **Laget.** — Note relative à l'action de l'antipyrine sur l'utérus.

1891 **J. Arnaud.** — Scarlatine et éruptions scarlatiniformes dans l'état puerpéral.

Gilles. — Albuminurie pendant la grossesse.

1892 **J. Roux et Reynès.** — De la symphyséotomie et des résultats qu'on est en droit d'en attendre dans les rétrécissements pelviens.

HYGIÈNE THÉRAPEUTIQUE — MÉDECINE LÉGALE

1855 **P.-M. Roux.** — Coup d'œil rétrospectif sur les mesures prises en vue d'obvier à la propagation de la syphilis à Marseille.

1862 **Bally.** — Mémoire sur la gymnastique.

1863 **Ménécier.** — De la combinaison de l'Iodate de potasse avec le Permanganate de potasse, dans le traitement des maladies scrofuleuses.

Philipon. — Note sur le succin.

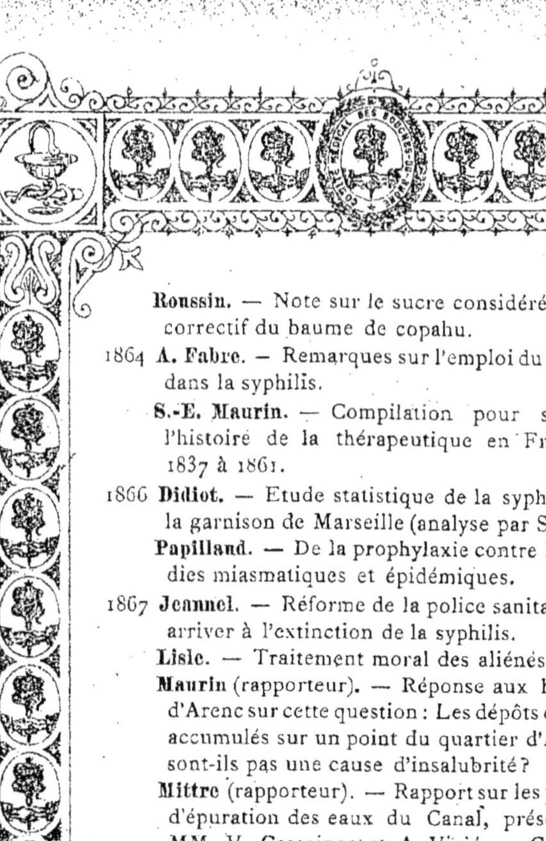

Roussin. — Note sur le sucre considéré comme correctif du baume de copahu.

1864 A. Fabre. — Remarques sur l'emploi du mercure dans la syphilis.

S.-E. Maurin. — Compilation pour servir à l'histoire de la thérapeutique en France de 1837 à 1861.

1866 Didiot. — Etude statistique de la syphilis dans la garnison de Marseille (analyse par S. Roux).

Papillaud. — De la prophylaxie contre les maladies miasmatiques et épidémiques.

1867 Jeannel. — Réforme de la police sanitaire pour arriver à l'extinction de la syphilis.

Lisle. — Traitement moral des aliénés.

Maurin (rapporteur). — Réponse aux habitants d'Arenc sur cette question : Les dépôts d'engrais accumulés sur un point du quartier d'Arenc ne sont-ils pas une cause d'insalubrité ?

Mittre (rapporteur). — Rapport sur les procédés d'épuration des eaux du Canal, présenté par MM. V. Cassaigne et A. Vigié. — Confirmation du rapport sur les moyens d'épuration des eaux du Canal, présenté par la Commission scientifique.

Sicard. — Quelques études sur l'eau de mer pouvant modifier le mode d'administration des bains.

1868 Commaille. — Etude sur les eaux du Canal de

Marseille considérées au point de vue physique,
chimique, micrographique et hygiénique.

Rougier. — Communication sur la vaccine et
la vaccination animale.

1869 **Louvet.** — Etude sur les crucifères au point de
vue chimique, thérapeutique et pharmaceutique.
Discussion sur les égouts de Marseille.

1870 **Dussaud.** — Inconvénients de la cire à cacheter
employée pour le bouchage des huilés d'olives.

S.-E. Maurin. — Rapport sur la question des
égouts de Marseille.

Sicard. — L'eau de mer considérée au point de
vue médical.

1879 **Fanton.** — Procédés pour relever les empreintes
du sol.

S.-E. Maurin. — Sur les principes de l'allaitement mixte.

Nicati. — La vue devant les conseils de révision.

De Ruelle. — Traitement de la diarrhée ancienne
de Cochinchine, par les eaux du Pestrin.

Sermant. — Crayons médicamenteux à appliquer
sur la conjonctive.

1880 **Albenois.** — Etuve portative pour la désinfection
des hardes de varioleux.— De l'action des feuilles d'arum appliquées au pansement des plaies.
— Des égouts de Marseille au point de vue de
la santé publique.

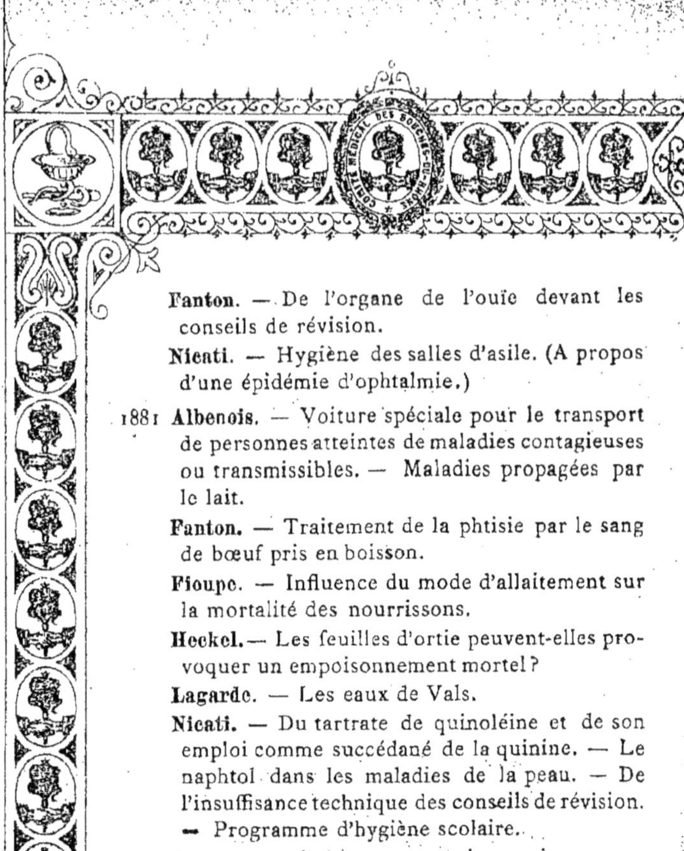

Fanton. — De l'organe de l'ouïe devant les conseils de révision.

Nicati. — Hygiène des salles d'asile. (A propos d'une épidémie d'ophtalmie.)

1881 **Albenois.** — Voiture spéciale pour le transport de personnes atteintes de maladies contagieuses ou transmissibles. — Maladies propagées par le lait.

Fanton. — Traitement de la phtisie par le sang de bœuf pris en boisson.

Fioupe. — Influence du mode d'allaitement sur la mortalité des nourrissons.

Heckel. — Les feuilles d'ortie peuvent-elles provoquer un empoisonnement mortel ?

Lagarde. — Les eaux de Vals.

Nicati. — Du tartrate de quinoléine et de son emploi comme succédané de la quinine. — Le naphtol dans les maladies de la peau. — De l'insuffisance technique des conseils de révision. — Programme d'hygiène scolaire.

Sermant. — Des erreurs en pharmacie.

1882 **Albenois.** — Prophylaxie des maladies contagieuses en Norvège. — De l'influence des eaux de la Durance sur la santé publique à Marseille. — La prostitution à Marseille.

Vayssette. — Relation médico-légale d'un assassinat commis dans le domaine Grandval.

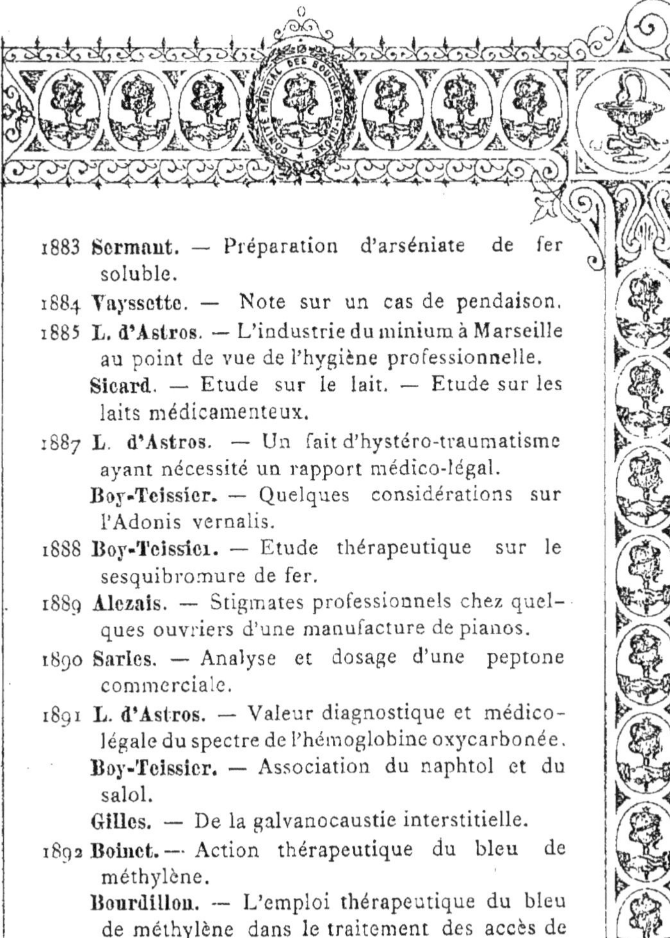

1883 **Sermaut.** — Préparation d'arséniate de fer soluble.

1884 **Vayssette.** — Note sur un cas de pendaison.

1885 **L. d'Astros.** — L'industrie du minium à Marseille au point de vue de l'hygiène professionnelle.

Sicard. — Etude sur le lait. — Etude sur les laits médicamenteux.

1887 **L. d'Astros.** — Un fait d'hystéro-traumatisme ayant nécessité un rapport médico-légal.

Boy-Teissier. — Quelques considérations sur l'Adonis vernalis.

1888 **Boy-Teissier.** — Etude thérapeutique sur le sesquibromure de fer.

1889 **Alezais.** — Stigmates professionnels chez quelques ouvriers d'une manufacture de pianos.

1890 **Sarles.** — Analyse et dosage d'une peptone commerciale.

1891 **L. d'Astros.** — Valeur diagnostique et médico-légale du spectre de l'hémoglobine oxycarbonée.

Boy-Teissier. — Association du naphtol et du salol.

Gilles. — De la galvanocaustie interstitielle.

1892 **Boinet.** — Action thérapeutique du bleu de méthylène.

Bourdillon. — L'emploi thérapeutique du bleu de méthylène dans le traitement des accès de fièvre paludéenne. — Le traitement local de la pelade par l'essence de la cannelle de Chine.

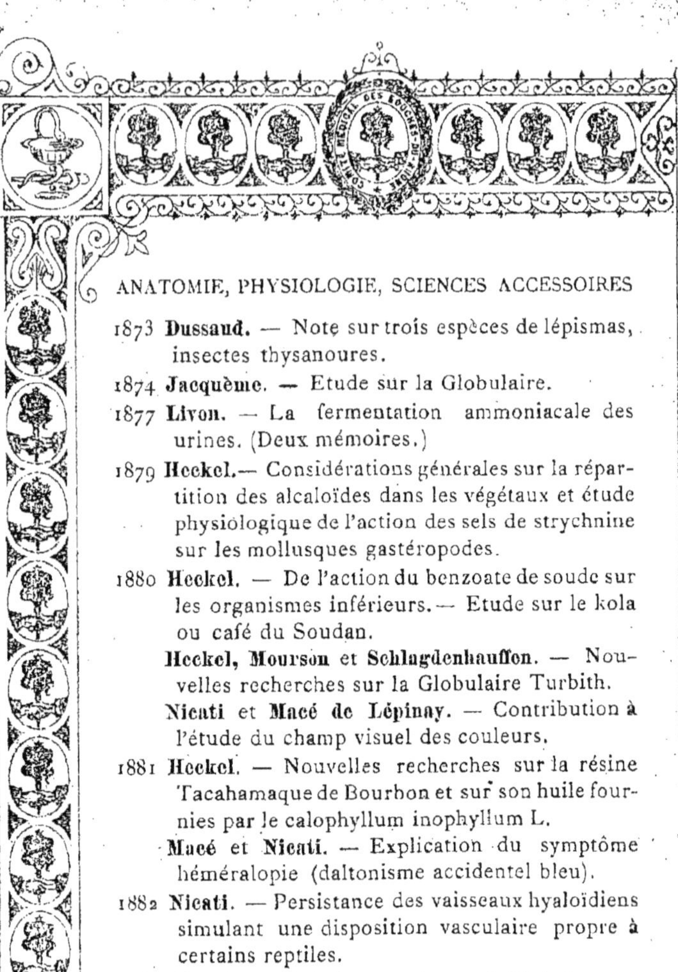

ANATOMIE, PHYSIOLOGIE, SCIENCES ACCESSOIRES

1873 **Dussaud.** — Note sur trois espèces de lépismas, insectes thysanoures.

1874 **Jacquème.** — Etude sur la Globulaire.

1877 **Livon.** — La fermentation ammoniacale des urines. (Deux mémoires.)

1879 **Heckel.** — Considérations générales sur la répartition des alcaloïdes dans les végétaux et étude physiologique de l'action des sels de strychnine sur les mollusques gastéropodes.

1880 **Heckel.** — De l'action du benzoate de soude sur les organismes inférieurs. — Etude sur le kola ou café du Soudan.

Heckel, Mourson et Schlagdenhauffen. — Nouvelles recherches sur la Globulaire Turbith.

Nicati et Macé de Lépinay. — Contribution à l'étude du champ visuel des couleurs.

1881 **Heckel.** — Nouvelles recherches sur la résine Tacahamaque de Bourbon et sur son huile fournies par le calophyllum inophyllum L.

Macé et Nicati. — Explication du symptôme héméralopie (daltonisme accidentel bleu).

1882 **Nicati.** — Persistance des vaisseaux hyaloïdiens simulant une disposition vasculaire propre à certains reptiles.

1884 **Alezais.** — De la bourse séreuse de Fleischmann.

Fallot. — Autopsie d'un polynésien.

1885 **Alezais.** — Anomalies musculaires. — Muscle
présternal. — Muscle antibrachio-palmaire.—
Os trigone de l'astragale.

    Livon. — Effets de l'arrachement du spinal sur
l'action des fibres modératrices du pneumo-
gastrique.

1886 **Alezais.** — Autopsie d'un sujet présentant des
anomalies musculaires.

1888 **Alezais** et **Fallot.** — Le crâne et le cerveau de
deux assassins (Exposito et Tégami).

ANATOMIE PATHOLOGIQUE
(Présentations anatomiques par les internes)

1879 **Alezais.** — Anomalie de nombre des valvules
sigmoïdes de l'aorte, etc. — Dilatation de
l'aorte, etc. — Retrécissement mitral pur.
Ectocardie intra-thoracique. — Ankylose de
l'articulation coxo-fémorale. — Nécrose dans
la convalescence d'une fièvre typhoïde. —
Ankylose par fusion osseuse. — Prolapsus
utérin. Grossesse. Accouchement à terme.

    Cousin. — Anomalies artérielles. — Rapports
de l'artère linguale et de ses branches à propos
de ses ligatures. — Coxalgie suppurée.— Fractures comminutives des vertèbres dorsales par
cause directe. — Fractures de la base du crâne
et de la face par application du forceps. — Mal
de Pott lombaire.

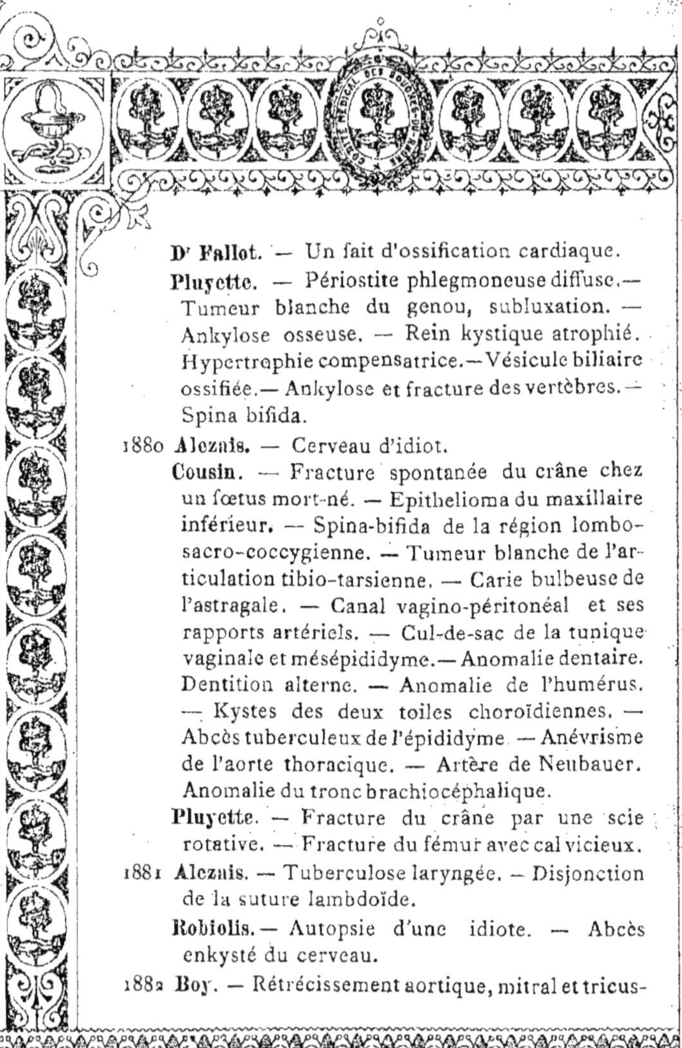

Dr Fallot. — Un fait d'ossification cardiaque.

Pluyette. — Périostite phlegmoneuse diffuse.— Tumeur blanche du genou, subluxation. — Ankylose osseuse. — Rein kystique atrophié. Hypertrophie compensatrice.—Vésicule biliaire ossifiée.— Ankylose et fracture des vertèbres.— Spina bifida.

1880 **Alezais.** — Cerveau d'idiot.

Cousin. — Fracture spontanée du crâne chez un fœtus mort-né. — Epithelioma du maxillaire inférieur. — Spina-bifida de la région lombo-sacro-coccygienne. — Tumeur blanche de l'articulation tibio-tarsienne. — Carie bulbeuse de l'astragale. — Canal vagino-péritonéal et ses rapports artériels. — Cul-de-sac de la tunique vaginale et mésépididyme.—Anomalie dentaire. Dentition alterne. — Anomalie de l'humérus. — Kystes des deux toiles choroïdiennes. — Abcès tuberculeux de l'épididyme. —Anévrisme de l'aorte thoracique. — Artère de Neubauer. Anomalie du tronc brachiocéphalique.

Pluyette. — Fracture du crâne par une scie rotative. —Fracture du fémur avec cal vicieux.

1881 **Alezais.** — Tuberculose laryngée. — Disjonction de la suture lambdoïde.

Robiolis. — Autopsie d'une idiote. — Abcès enkysté du cerveau.

1882 **Boy.** — Rétrécissement aortique, mitral et tricus-

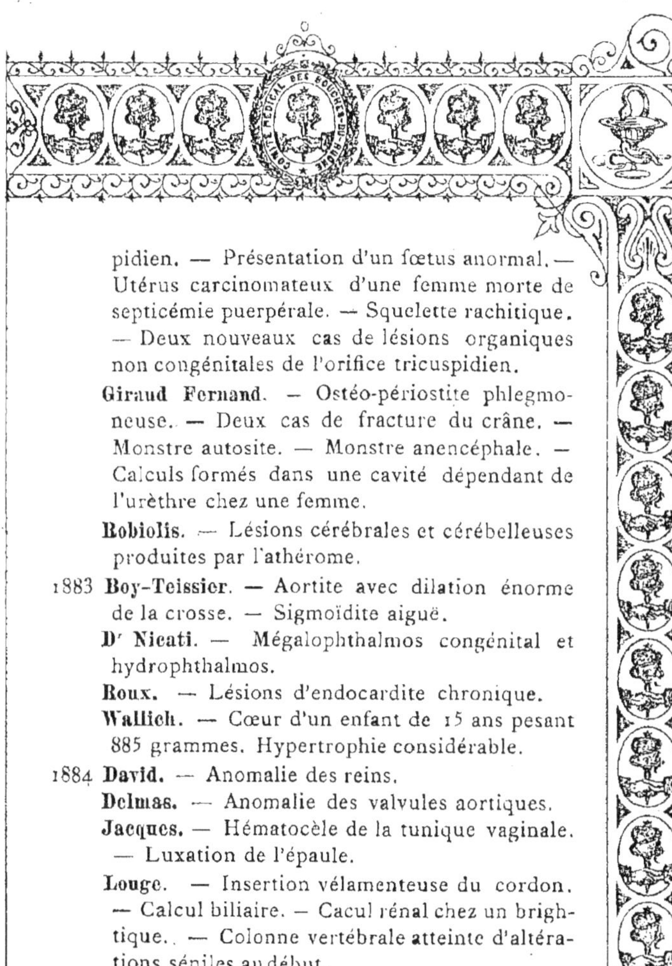

pidien. — Présentation d'un fœtus anormal. —
Utérus carcinomateux d'une femme morte de
septicémie puerpérale. — Squelette rachitique.
— Deux nouveaux cas de lésions organiques
non congénitales de l'orifice tricuspidien.

Giraud Fernand. — Ostéo-périostite phlegmoneuse. — Deux cas de fracture du crâne. —
Monstre autosite. — Monstre anencéphale. —
Calculs formés dans une cavité dépendant de
l'urèthre chez une femme.

Robiolis. — Lésions cérébrales et cérébelleuses
produites par l'athérome.

1883 **Boy-Teissier.** — Aortite avec dilation énorme
de la crosse. — Sigmoïdite aiguë.

D' Nicati. — Mégalophthalmos congénital et
hydrophthalmos.

Roux. — Lésions d'endocardite chronique.

Wallich. — Cœur d'un enfant de 15 ans pesant
885 grammes. Hypertrophie considérable.

1884 **David.** — Anomalie des reins.

Delmas. — Anomalie des valvules aortiques.

Jacques. — Hématocèle de la tunique vaginale.
— Luxation de l'épaule.

Louge. — Insertion vélamenteuse du cordon.
— Calcul biliaire. — Cacul rénal chez un brigh-
tique. — Colonne vertébrale atteinte d'altéra-
tions séniles au début.

Schnell. — Rétrécissement mitral. — Angine

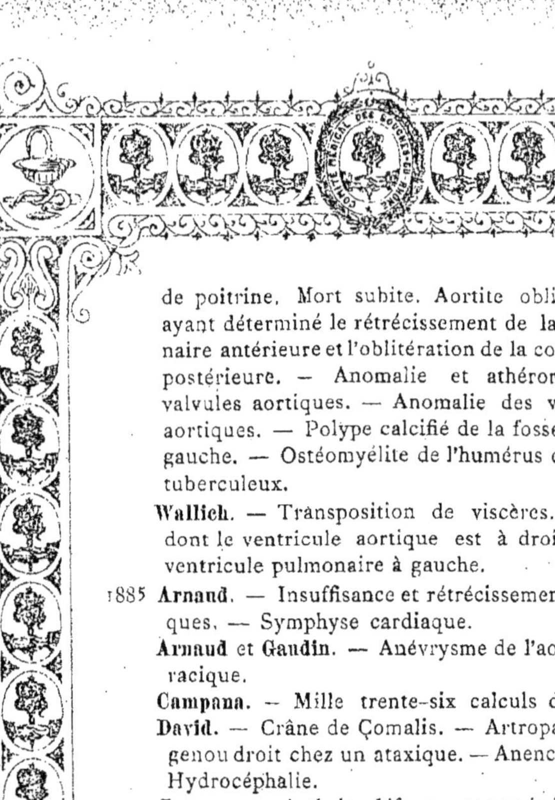

de poitrine. Mort subite. Aortite oblitérante
ayant déterminé le rétrécissement de la coronaire antérieure et l'oblitération de la coronaire
postérieure. — Anomalie et athérome des
valvules aortiques. — Anomalie des valvules
aortiques. — Polype calcifié de la fosse nasale
gauche. — Ostéomyélite de l'humérus chez un
tuberculeux.

Wallich. — Transposition de viscères. Cœur
dont le ventricule aortique est à droite et le
ventricule pulmonaire à gauche.

1885 **Arnaud.** — Insuffisance et rétrécissement aortiques. — Symphyse cardiaque.

Arnaud et Gaudin. — Anévrysme de l'aorte thoracique.

Campana. — Mille trente-six calculs du rein.

David. — Crâne de Çomalis. — Artropathie du
genou droit chez un ataxique. — Anencephalie.
Hydrocéphalie.

Jacques. — Arthrite déformante symétrique des
genoux. — Imperforation de l'anus. — Tuberculose primitive du rein.

Laplané. — Maladie de Hodgson.

Pagliano. — Trois cœurs pathologiques. — Hém -
lésion de la moelle par arme à feu.

Schnell. — Cholécystite purulente.

1886 **Delmas.** — Rétrécissement tricuspidien avec
lésions valvulaires complexes du cœur.

Gaudin. — Cloisonnement transversal du vagin. —
Monstre exencéphale. — Fracture du crâne. —
Monstruosité chez un fœtus humain, cyclopie
et astomie. — Anévrysme de l'aorte. — Vessie
bilobée.

Gilles. — Fracture du col du fémur.

Pagliano. — Aortite chronique terminée par un
état infectieux sans lésion de l'endocarde. —
Cancer de l'œsophage terminé par l'ulcération
de l'aorte, oblitération complète de l'œsophage, oblitération complète du cardia.

Porto. — Symphyse cardiaque.

1887 **Alezais** et **F. Arnaud.** — Foie humain incisé et
lobulé.

Bar. — Anomalie des valvules aortiques.
Insuffisance mitrale. Insuffisance et rétrécissement aortique. — Rétrécissement tuberculeux de l'intestin grêle. — Tumeur de la cavité
thoracique. — Hypertrophie de la tunique
muqueuse de l'estomac. — Nécrose du maxillaire inférieur. Tuberculose.

Bonnefoi. — Spina-bifida lombo-sacré. Hydrocéphalie. Pied-bot varus double.

Dʳ Boy-Teissier. — Lésion de l'anneau fibreux de
l'orifice auriculo-ventriculaire.

Colona. — Rétrécissement aortique.

Gilles. — Rétrécissement de la veine ombilicale
chez le fœtus.

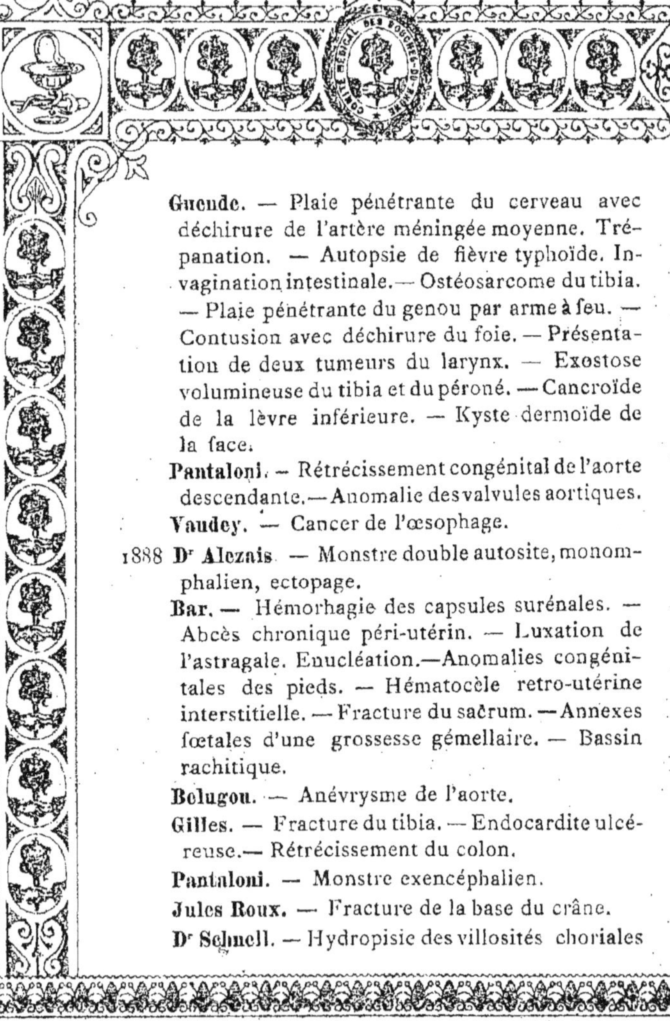

Gueude. — Plaie pénétrante du cerveau avec déchirure de l'artère méningée moyenne. Trépanation. — Autopsie de fièvre typhoïde. Invagination intestinale.— Ostéosarcome du tibia. — Plaie pénétrante du genou par arme à feu. — Contusion avec déchirure du foie. — Présentation de deux tumeurs du larynx. — Exostose volumineuse du tibia et du péroné. — Cancroïde de la lèvre inférieure. — Kyste dermoïde de la face.

Pantaloni. — Rétrécissement congénital de l'aorte descendante.—Anomalie des valvules aortiques.

Vaudey. — Cancer de l'œsophage.

1888 Dr Alezais. — Monstre double autosite, monomphalien, ectopage.

Bar. — Hémorhagie des capsules surénales. — Abcès chronique péri-utérin. — Luxation de l'astragale. Enucléation.—Anomalies congénitales des pieds. — Hématocèle retro-utérine interstitielle. — Fracture du sacrum. —Annexes fœtales d'une grossesse gémellaire. — Bassin rachitique.

Belugou. — Anévrysme de l'aorte.

Gilles. — Fracture du tibia. —Endocardite ulcéreuse.— Rétrécissement du colon.

Pantaloni. — Monstre exencéphalien.

Jules Roux. — Fracture de la base du crâne.

Dr Schnell. — Hydropisie des villosités choriales

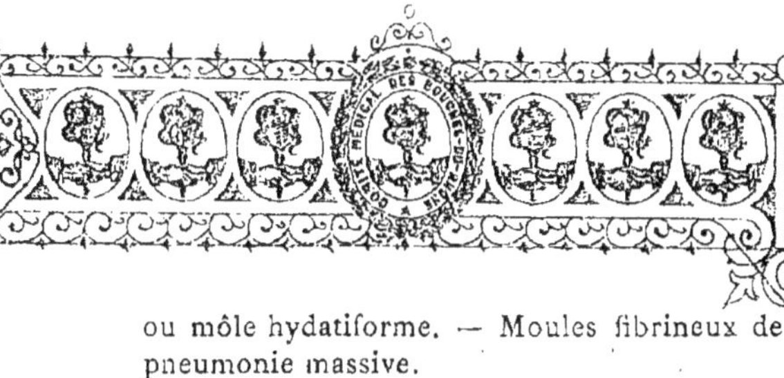

ou môle hydatiforme. — Moules fibrineux de pneumonie massive.

1889 **Belugou.** — Rétrécissement aortique. — Calcul du bassinet. — Rupture du cœur. — Fracture du col anatomique de l'humérus.

Lop. — Anévrysme de la pointe du cœur. — Anévrysme de la valvule mitrale.

Marcellin. — Oblitération de l'artère pulmonaire et persistance du trou de Botal. — Kyste laiteux. — Fibro-myome utérin interstitiel. Salpingite double.— Anencéphale, ectromèle. Hydrocéphale, imperforation de l'anus. Double origine de l'aorte. Communication inter-ventriculaire.

1890 **D⁏ Alezais et Arnaud.** — Fœtus anencéphale.— Fœtus ectromèle.

Belugou. — Tumeur de la selle turcique.

Isoard. — Sarcome de la jambe.

Lop. — Anévrysme de la crosse de l'aorte. — Oblitération par athérome des artères coronaires. — Rupture d'un pilier du cœur. —Atrophie du rein. — Fracture du maxillaire inférieur et du sacrum.—Fractures du crâne. — Fractures du bassin.—Bassin rétréci.— Abcès des ovaires. Péritonite.

Villard. — Hydrocéphalie. Arrêt de développement du cerveau.

Zucarelli. — Maladie bleue. Retrécissement de

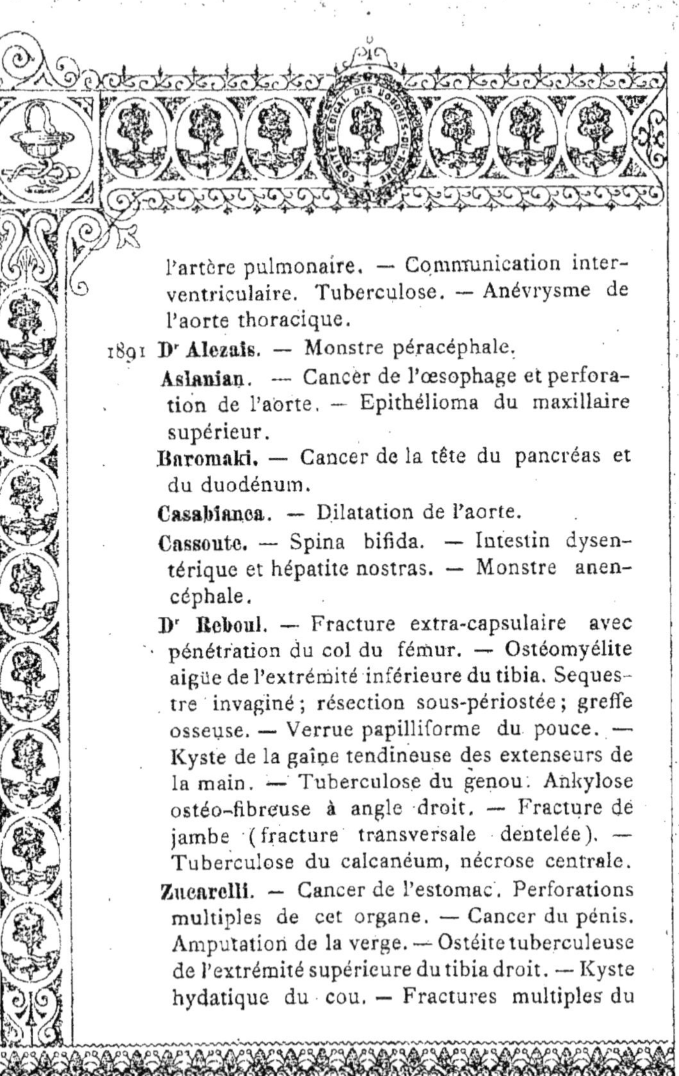

l'artère pulmonaire. — Communication inter-
ventriculaire. Tuberculose. — Anévrysme de
l'aorte thoracique.

1891 Dr **Alezais**. — Monstre péracéphale.

Aslanian. — Cancer de l'œsophage et perforation de l'aorte. — Epithélioma du maxillaire
supérieur.

Baromaki. — Cancer de la tête du pancréas et
du duodénum.

Casabianca. — Dilatation de l'aorte.

Cassoute. — Spina bifida. — Intestin dysen-
térique et hépatite nostras. — Monstre anencéphale.

Dr **Reboul**. — Fracture extra-capsulaire avec
pénétration du col du fémur. — Ostéomyélite
aiguë de l'extrémité inférieure du tibia. Seques-
tre invaginé ; résection sous-périostée ; greffe
osseuse. — Verrue papilliforme du pouce. —
Kyste de la gaîne tendineuse des extenseurs de
la main. — Tuberculose du genou. Ankylose
ostéo-fibreuse à angle droit. — Fracture de
jambe (fracture transversale dentelée). —
Tuberculose du calcanéum, nécrose centrale.

Zucarelli. — Cancer de l'estomac. Perforations
multiples de cet organe. — Cancer du pénis.
Amputation de la verge. — Ostéite tuberculeuse
de l'extrémité supérieure du tibia droit. — Kyste
hydatique du cou. — Fractures multiples du

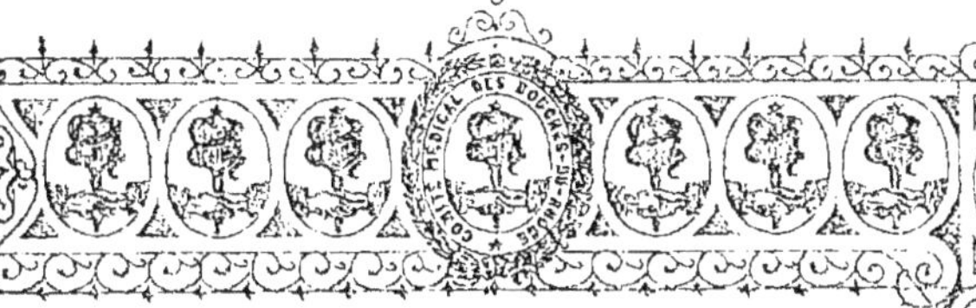

bassin. — Fractures multiples du crâne. — Rupture de l'intestin grêle. Déchirure du mésentère. — Kyste hydatique du foie à cinq lobes.

1892 **Aslanian.** — Persistance du canal omphalo-mésentérique ayant entraîné un étranglement interne. — Etranglement interne par un sac herniaire réduit en masse et adhérent aux intestins. — Invagination agonique du jéjunum. — Rétrécissement cancéreux de l'œsophage. Gastrotomie. — Otite moyenne tuberculeuse du rocher. Paralysie faciale.—Molluscum fibreux congénital de la paroi abdominale antérieure. Hyperthrophie de la prostate. Vessie à colonnes. Néphrite ascendante. — Cancer du rectum. Opération de Kraske.

Aslanian et Dr Boinet. — Fibro-sarcome kystique du rein ; destruction de l'urétère, lithiase et pyonéphrose consécutives.

Dr Boinet. — Rétrécissement sous-aortique.

Cassoute.— Tumeur du cervelet. — Fracture de la colonne vertébrale. — Deux crânes de monstres pseudencéphales. — Kystes hydatiques multiloculaires du foie. — Psorenterie cholérique et plaques de Peyer typhiques sur le même intestin. — Etude sur les monstruosités du crâne. Exencéphales, pseudencéphales, anencéphales.

Docteur L. d'Astros. — Docteur A. Fallot.

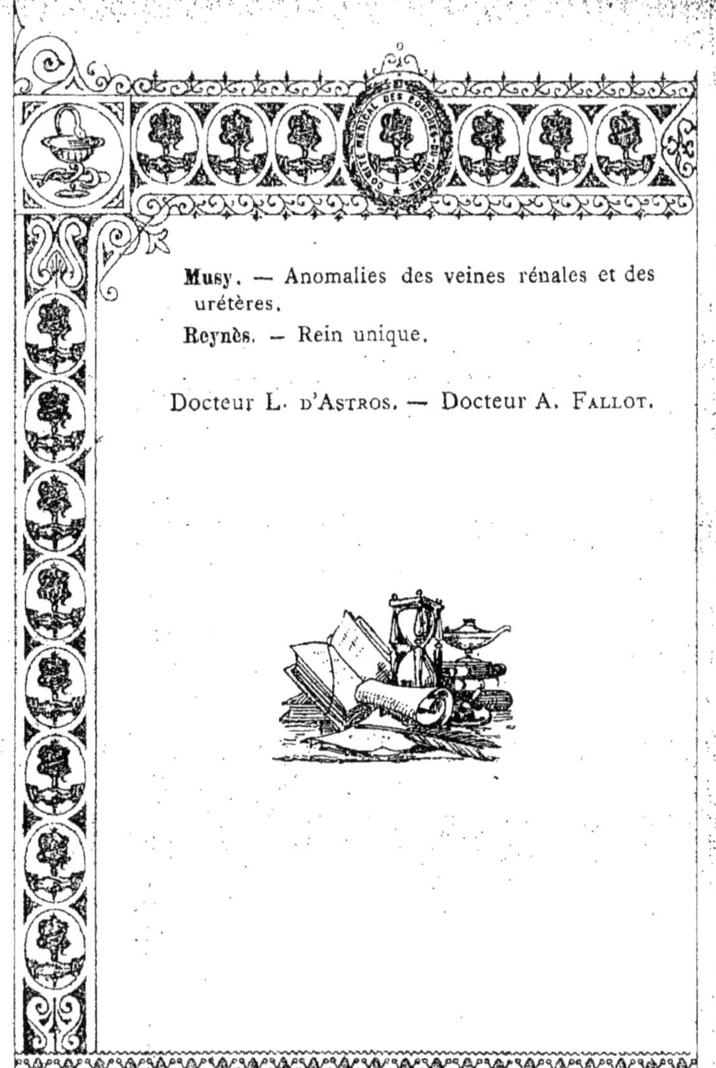

LA BIBLIOTHÈQUE

LA Bibliothèque a été fondée dès le début du Comité Médical, par les dons de divers membres. Depuis lors elle n'a cessé de s'accroître, et dans ces dernières années, sous l'impulsion des docteurs Livon, Richaud, Laget, Alezais, Reboul, bibliothécaires, elle a pris un développement très marqué. Ce développement est dû à la générosité des membres, aux abonnements aux journaux, aux échanges avec les Sociétés correspondantes et au contrat avec le *Marseille Médical*.

En 1876, le docteur Livon a dressé avec grand soin le catalogue des ouvrages qui composaient alors la Bibliothèque. A la suite du catalogue sont indiqués tous les mémoires et ouvrages offerts à la Bibliothèque par les divers membres

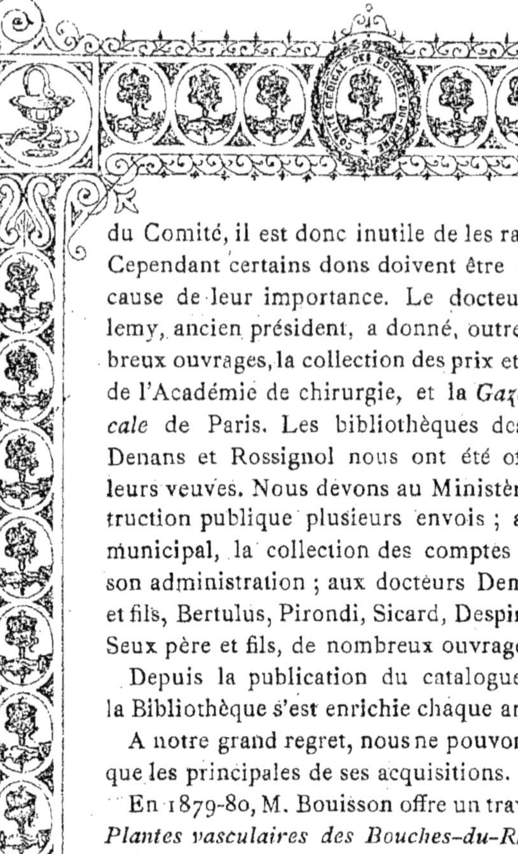

du Comité, il est donc inutile de les rappeler ici.
Cependant certains dons doivent être signalés, à
cause de leur importance. Le docteur Barthélemy, ancien président, a donné, outre de nombreux ouvrages, la collection des prix et mémoires
de l'Académie de chirurgie, et la *Gazette Médicale* de Paris. Les bibliothèques des docteurs
Denans et Rossignol nous ont été offertes par
leurs veuves. Nous devons au Ministère de l'Instruction publique plusieurs envois ; au Conseil
municipal, la collection des comptes rendus de
son administration ; aux docteurs Demarin père
et fils, Bertulus, Pirondi, Sicard, Despine, Isnard,
Seux père et fils, de nombreux ouvrages.

Depuis la publication du catalogue de 1876,
la Bibliothèque s'est enrichie chaque année.

A notre grand regret, nous ne pouvons signaler
que les principales de ses acquisitions.

En 1879-80, M. Bouisson offre un travail sur les
Plantes vasculaires des Bouches-du-Rhône, et le
docteur Didiot (du Val de Grâce) dix-huit volumes du *Recueil de Médecine, Chirurgie et Pharmacie militaire.*

En 1880-81, sous l'influence du nouveau biblio-

thécaire, le docteur Richaud, les échanges avec
les journaux scientifiques français et étrangers
s'étendent beaucoup. On reçoit par abonnement
les *Archives de Neurologie* et la *France médicale*.

En 1881-82, le Ministère nous adresse douze
volumes de sciences médicales, et on acquiert le
Dictionnaire de Chimie de Wurtz.

En 1882-83, plusieurs dons des docteurs Despine, Mireur, Sicard. Les abonnements sont
augmentés et l'on reçoit : les *Archives de Physiologie*, *L'Encéphale*, les *Annales de Dermatologie
et de Syphiligraphie*, *d'Hygiène et de Médecine
légale* et le *Répertoire de Pharmacie* dont la
veuve Silbert a offert la collection.

A ce moment (1883-84), la Bibliothèque est à
l'étroit, M. Richaud prépare une nouvelle installation que continue et termine M. Laget, son
successeur. La mort prématurée de Richaud est
un véritable deuil pour le Comité Médical et pour
la Bibliothèque à laquelle il avait donné une
énergique impulsion.

En 1884-85, on reçoit le *Smithsonian Report* et
un don du ministère. Le docteur Barthélemy
offre un curieux ouvrage sur *Les Médecins*

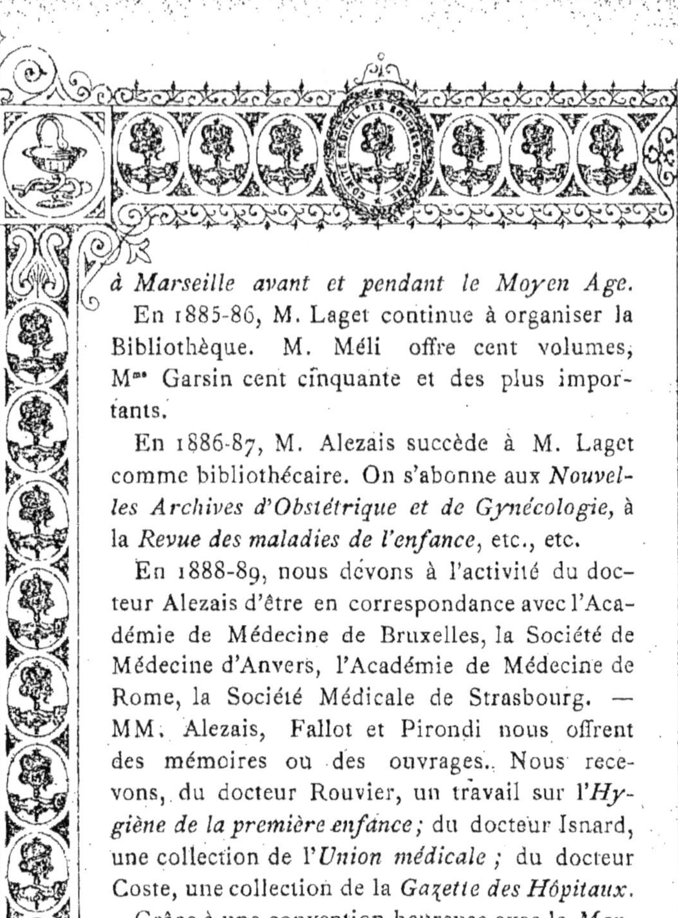

à *Marseille avant et pendant le Moyen Age.*

En 1885-86, M. Laget continue à organiser la Bibliothèque. M. Méli offre cent volumes; Mme Garsin cent cinquante et des plus importants.

En 1886-87, M. Alezais succède à M. Laget comme bibliothécaire. On s'abonne aux *Nouvelles Archives d'Obstétrique et de Gynécologie*, à la *Revue des maladies de l'enfance*, etc., etc.

En 1888-89, nous devons à l'activité du docteur Alezais d'être en correspondance avec l'Académie de Médecine de Bruxelles, la Société de Médecine d'Anvers, l'Académie de Médecine de Rome, la Société Médicale de Strasbourg. — MM. Alezais, Fallot et Pirondi nous offrent des mémoires ou des ouvrages. Nous recevons, du docteur Rouvier, un travail sur l'*Hygiène de la première enfance;* du docteur Isnard, une collection de l'*Union médicale ;* du docteur Coste, une collection de la *Gazette des Hôpitaux.*

Grâce à une convention heureuse avec le *Marseille Médical*, nous possédons de nombreuses publications échangées avec ce journal qui publie les mémoires originaux communiqués à la Commission scientifique et les comptes rendus des diverses réunions.

En 1889-90, nous entrons en relations avec la Société de Médecine de Wurztbourg, la Société des Sciences Médicales du Luxembourg. MM. Pirondi, Rouvier, Bousquet, Coste, Fallot, F. Giraud, Jacques, Rey, Boubila, Coulonne, Ménécier nous offrent leurs travaux ou des ouvrages divers.

Par la fusion du Comité Médical avec la Société Nationale de Médecine, la Bibliothèque prend un nouveau développement. La Société de Médecine nous apporte ses archives complètes, les archives de la Société Académique, les archives de l'Ancien Collège de Médecine remontant à 1645 et de nombreux journaux et revues.

M. Alezais se met résolument à l'œuvre, classe et organise à nouveau la Bibliothèque et se prépare à dresser un nouveau catalogue en employant le système si commode des fiches.

En 1890-91, M. Pirondi nous offre le *Journal d'Hygiène*, le *Bulletin de l'Académie de Médecine de Paris*, plusieurs collections de journaux. — Le docteur Isnard continue à augmenter notre

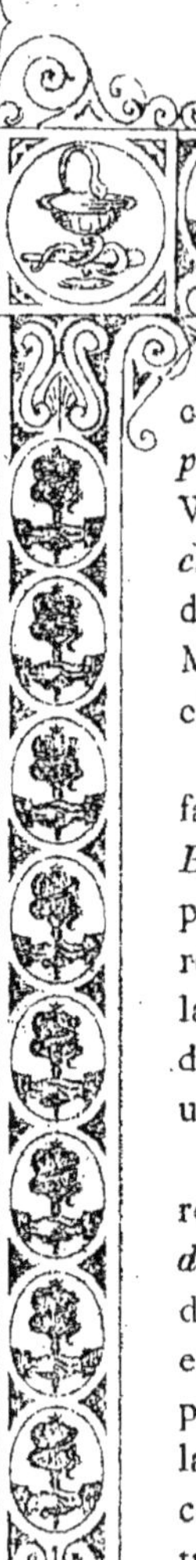

collection en nous donnant le *Bulletin de Thérapeutique*, la *Gazette des Hôpitaux* et l'ouvrage de
Witkowski sur l'*Histoire des Accouchements
chez les divers peuples*.— M. Alezais dresse la liste
des journaux et publications reçus au Comité
Médical et à la Bibliothèque de l'Ecole de Médecine.

En 1891-92, un don très important nous est
fait par le docteur Jubiot. Nous recevons le
Bulletin international de Bibliographie, fondé
par le docteur Rouvier, notre compatriote, et
rédigé en grande partie par des médecins marseillais, nos collègues, sous l'active direction du
docteur Alezais. Le docteur Pluyette nous offre
une collection de la *Gazette des Hôpitaux*.

Enfin, en 1892-93, M. Pirondi, toujours généreux, nous offre le *Dictionnaire de Médecine et
de Chirurgie pratique* de Jaccoud et la collection
des dernières années de la Société de Chirurgie,
en nous promettant de continuer cette dernière
publication. Le docteur J. Reboul est chargé de
la Bibliothèque : dès que les ouvrages et les publications seront réunis et classés, ce qu'il est en
train de faire avec le précieux concours du doc-

teur Eyssautier, secrétaire général, il s'occupera de dresser un nouveau catalogue et de rassembler les travaux des membres du Comité.

Ainsi, grâce aux dons si importants de divers membres, grâce aux relations que nous ne cesserons d'étendre avec les Sociétés de médecine françaises et étrangères, grâce à nos bons rapports avec le *Marseille Médical* et grâce à notre fusion avec la Société Nationale de Médecine, la Bibliothèque du Comité Médical s'enrichit de jour en jour. Elle contient actuellement environ 4.000 volumes.

Néammoins elle n'est certainement pas en rapport avec le développement qu'a pris depuis quelques années la Commission scientifique et avec le mouvement d'activité de la médecine et de la chirurgie modernes.

Il est évident que nous ne pouvons pas espérer acquérir tous les ouvrages nouveaux qui paraissent sur les différentes branches des sciences médicales, mais nous devons faire de notre Bibliothèque une œuvre utile. Nous recevons, soit par abonnements, soit surtout par échanges et par dons, les comptes rendus des principales Sociétés

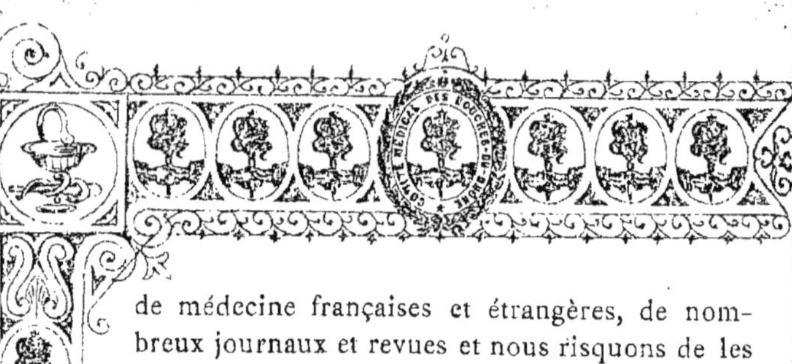

de médecine françaises et étrangères, de nombreux journaux et revues et nous risquons de les voir s'égarer faute d'une organisation suffisante.

Ne devons nous pas, alors que nous avons les éléments entre les mains, faciliter les recherches et les travaux de notre Commission scientifique ?

Malheureusement, le crédit qui est affecté à la Bibliothèque est par trop insuffisant ; il n'a pas suivi la progression si marquée de la Commission scientifique dans ces dernières années. Tous ceux qui ont eu l'honneur d'être chargés de la Bibliothèque ont été impuissants à réaliser l'organisation qu'ils désiraient, faute des moyens nécessaires. Le crédit actuel est en grande partie absorbé par les abonnements ; il n'est pas même possible de faire face aux dépenses de reliure qui seraient urgentes pour conserver les diverses publications que nous recevons par dons, par échanges ou par abonnements. A plus forte raison ne pouvons-nous acquérir les ouvrages de valeur et d'utilité générale.

Docteur H. ALEZAIS.— Docteur J. REBOUL.

ARSENAL

 'IDÉE première de la création d'un Arsenal
de chirurgie revient à l'un des prési-
dents les plus distingués de notre Association, le regretté docteur Gouzian.
Ce fut lui qui à maintes reprises au sein du Conseil
d'administration démontra les avantages qu'il y
aurait pour tous les membres du Comité Médical
d'avoir toujours à leur disposition les instruments
les plus rares que la pratique n'exige pas journel-
lement ou qui, par leur prix trop élevé, ne peuvent
être dans la trousse de tout médecin.

Cette idée féconde ne tarda pas à faire son chemin, et, le 31 janvier 1868, le docteur Maurin
proposa au Conseil de voter une somme, quelque
minime qu'elle fût, pour consacrer la fondation
de l'Arsenal et faire face aux premières dépenses

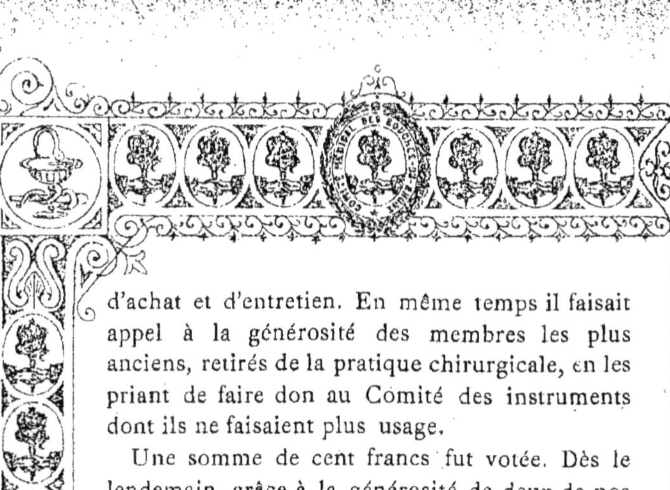

d'achat et d'entretien. En même temps il faisait appel à la générosité des membres les plus anciens, retirés de la pratique chirurgicale, en les priant de faire don au Comité des instruments dont ils ne faisaient plus usage.

Une somme de cent francs fut votée. Dès le lendemain, grâce à la générosité de deux de nos confrères, l'Arsenal existait réellement ; M. Trabuc nous donnait une boîte à amputation, M. Flavard une scie à amputation.

Le 10 juin 1869, M. Ménécier, secrétaire général, informe la Commission scientifique qu'une somme de cent francs figure désormais au budget, à l'article instruments de chirurgie, et prie la Commission de désigner les instruments dont elle juge l'acquisition la plus urgente.

Il propose l'achat des trois instruments suivants : amygdalotome, laryngoscope et ophthalmoscope, dont la valeur n'excéderait pas le crédit disponible.

Cette proposition sert de point de départ à une discussion où M. Gouzian expose ses vues sur la constitution de notre Arsenal ; il voudrait que l'on fît immédiatement l'acquisition d'instru-

ments pour une somme importante, en se réservant de voter chaque année une somme de cent francs, par exemple, qui constituerait une annuité destinée à éteindre peu à peu la dette.

En attendant, il engage la Commission scientifique à demander au Conseil l'acquisition d'une ventouse Junod, que l'on pourrait avoir à très bas prix, d'occasion, mais n'ayant jamais servi.

Cette dernière proposition est adoptée et la ventouse Junod, vient à dater de ce jour, prendre place dans notre Arsenal dont elle constitue l'article le plus volumineux, sinon le plus utile.

Le Conseil d'administration, dans la séance du 3o avril 1869, se range à l'avis de M. Gouzian pour la constitution de l'Arsenal et désigne une commission chargée de préparer une liste des instruments à acheter ; cette commission se compose de MM. Gouzian, Auphan, Méli, Villeneuve, Isnard, Peyron, Perrin et Ménécier.

Le 3 août 1869, M. Ménécier remet au Conseil le rapport de cette commission ; le total des dépenses proposées s'élève à la somme de quatorze cents francs maximum. Entre autres instruments, la commission propose l'achat d'un appareil

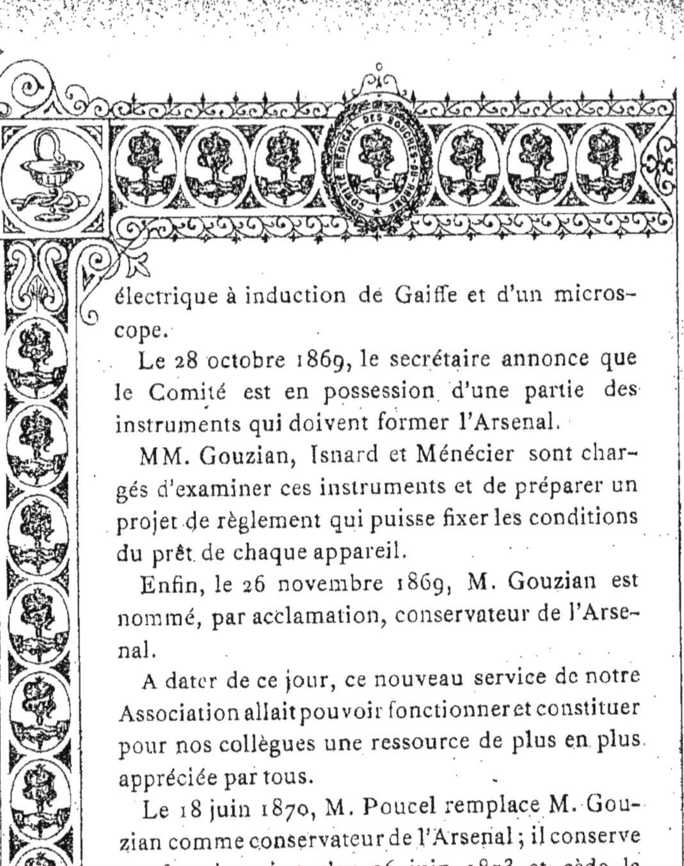

électrique à induction de Gaiffe et d'un micros-
cope.

Le 28 octobre 1869, le secrétaire annonce que
le Comité est en possession d'une partie des
instruments qui doivent former l'Arsenal.

MM. Gouzian, Isnard et Ménécier sont chargés d'examiner ces instruments et de préparer un
projet de règlement qui puisse fixer les conditions
du prêt de chaque appareil.

Enfin, le 26 novembre 1869, M. Gouzian est
nommé, par acclamation, conservateur de l'Arsenal.

A dater de ce jour, ce nouveau service de notre
Association allait pouvoir fonctionner et constituer
pour nos collègues une ressource de plus en plus
appréciée par tous.

Le 18 juin 1870, M. Poucel remplace M. Gouzian comme conservateur de l'Arsenal ; il conserve
ces fonctions jusqu'au 26 juin 1873 et cède la
place à M. Ménécier.

Le passage de M. Ménécier à notre Arsenal
fut de plus longue durée et fut marquée par d'importantes améliorations ; dès son entrée en fonction, il dressa un premier catalogue détaillé de

nos instruments ; ce catalogue manuscrit ne fut
pas imprimé dans le *Recueil des actes ;* il resta
déposé au siège du Comité, en tête du livre d'em-
prunt ; on trouve seulement, dans le *Recueil des
actes* de 1873, une nomenclature abrégée des
principaux instruments.

En même temps, M. Ménécier fit voter par le
Conseil un règlement stipulant les conditions et
la durée du prêt des instruments, ainsi que la
pénalité encourue par les retardataires ; ce règlement, sauf quelques modifications de détail, est
encore en vigueur ; il se trouve reproduit *in extenso*
à la première page du catalogue actuel.

Quelques années plus tard, nos collections
s'étant considérablement accrues, M. Ménécier
jugea utile de dresser un nouveau catalogue ; le
Conseil, dans sa séance du 27 juillet 1877, décida
de faire imprimer ce catalogue et d'en remettre un
exemplaire à tous les membres de notre Société.

Le 26 mai 1882, M. Fanton est nommé conservateur de l'Arsenal, en remplacement de M. Ménécier démissionnaire. Le Conseil d'administration, en acceptant la démission de M. Ménécier,
lui vota des remercîments pour le zèle et le dévoue-

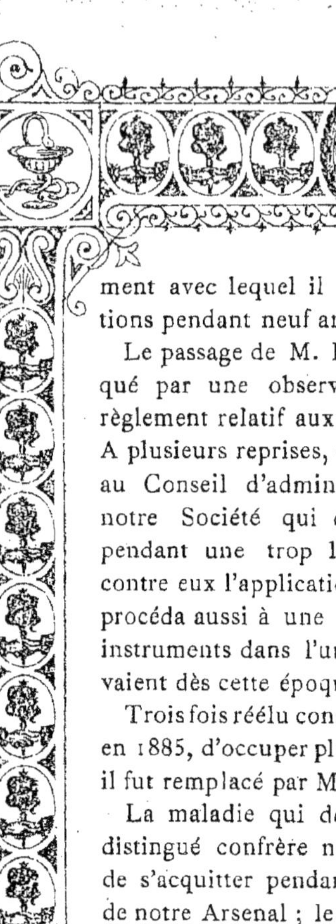

ment avec lequel il s'était acquitté de ses fonctions pendant neuf années consécutives.

Le passage de M. Fanton à l'Arsenal fut marqué par une observation plus rigoureuse du règlement relatif aux emprunts des instruments. A plusieurs reprises, ce zélé conservateur signala au Conseil d'administration des membres de notre Société qui détenaient les instruments pendant une trop longue période et proposa contre eux l'application des amendes. M. Fanton procéda aussi à une meilleure classification des instruments dans l'unique vitrine où ils se trouvaient dès cette époque un peu à l'étroit.

Trois fois réélu conservateur, M. Fanton refusa, en 1885, d'occuper plus longtemps cette fonction ; il fut remplacé par M. Monier.

La maladie qui devait bientôt nous ravir ce distingué confrère ne permit pas à M. Monier de s'acquitter pendant plus d'un an de la charge de notre Arsenal ; le 12 mai 1889 il dut céder la place à M. Dor.

Dès son entrée en fonctions, le nouveau conservateur dut procéder à la translation de l'Arsenal dans le local actuel du Comité.

A cette occasion, le Conseil décida l'achat d'une nouvelle vitrine, l'ancien meuble ne suffisant plus à loger le nombre toujours croissant de nos instruments. La nouvelle vitrine fut construite de manière à être divisée en quatre sections, répondant chacune à une des branches suivantes de la chirurgie : 1° Yeux, oreilles, larynx, œsophage. 2° Obstétrique, gynécologie. 3° Voies urinaires. 4° Amputations, résections.

En même temps le catalogue fut refait sur un plan correspondant aux sections de la vitrine. Chaque instrument est inscrit sous un numéro d'ordre, qui se trouve reproduit sur une étiquette apposée dans la vitrine à côté de l'instrument ; cette disposition a été adoptée pour faciliter les recherches de l'emprunteur.

Le catalogue de 1889 contient cent quatre-vingt-huit numéros, représentant un nombre de quatre cents instruments environ.

Les collections qui composent l'Arsenal de chirurgie du Comité Médical ont été constituées de deux façons : par des dons et par les acquisitions faites avec les deniers du Comité.

Parmi les membres ayant offert des instruments

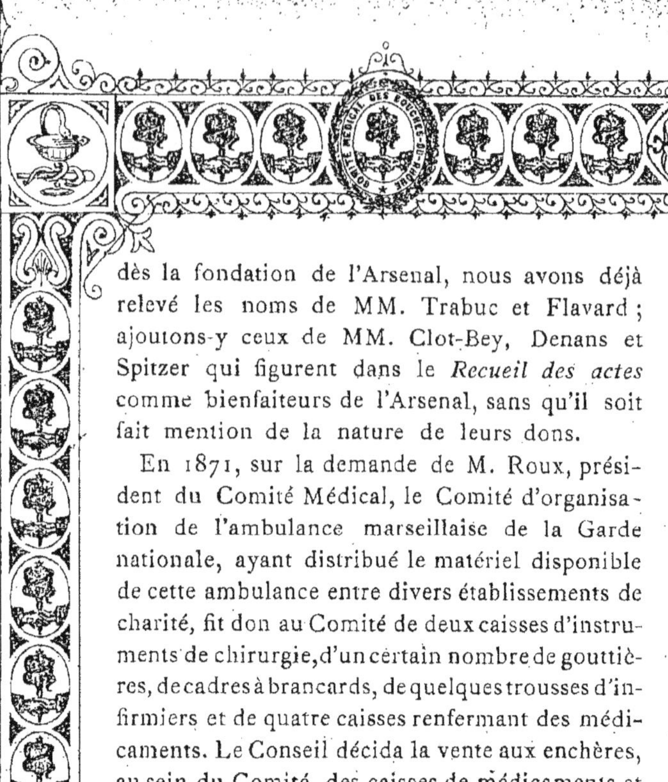

dès la fondation de l'Arsenal, nous avons déjà relevé les noms de MM. Trabuc et Flavard ; ajoutons-y ceux de MM. Clot-Bey, Denans et Spitzer qui figurent dans le *Recueil des actes* comme bienfaiteurs de l'Arsenal, sans qu'il soit fait mention de la nature de leurs dons.

En 1871, sur la demande de M. Roux, président du Comité Médical, le Comité d'organisation de l'ambulance marseillaise de la Garde nationale, ayant distribué le matériel disponible de cette ambulance entre divers établissements de charité, fit don au Comité de deux caisses d'instruments de chirurgie, d'un certain nombre de gouttières, de cadres à brancards, de quelques trousses d'infirmiers et de quatre caisses renfermant des médicaments. Le Conseil décida la vente aux enchères, au sein du Comité, des caisses de médicaments et le produit de la vente fut affecté, sur la demande de MM. les pharmaciens, à l'achat d'un saccharimètre. Quant aux appareils à fractures, il fut décidé qu'ils seraient mis gratuitement à la disposition des malades indigents traités par les membres du Comité ; seuls les malades aisés auraient

à donner, à titre d'indemnité, une somme à fixer par le médecin traitant.

En 1882, M. Teissier fait don à l'Arsenal d'un pulvérisateur pharyngien fort ingénieux dont il est l'inventeur.

La même année, M. Fanton enrichit nos collections d'une série de sondes Béniqué en étain et de divers instruments pour les maladies de l'oreille.

En 1883, la famille du regretté Alfred Richaud fait don à l'Arsenal du thermocautère ayant appartenu à notre confrère ; une plaque, fixée sur sur la boite, rappelle chaque jour à quelqu'un d'entre nous le nom de ce distingué collègue, dont le trop court passage au Comité laissera d'impérissables souvenirs.

En 1884, le Comité Médical ayant donné l'hospitalité gracieuse au Syndicat des Médecins naviguants, dont M. Fanton était le président, ce dernier remet, comme expression de ses remercîments, un don en instruments de chirurgie, de la valeur de cent francs, entre les mains du président.

La fusion avec la Société de Médecine ne

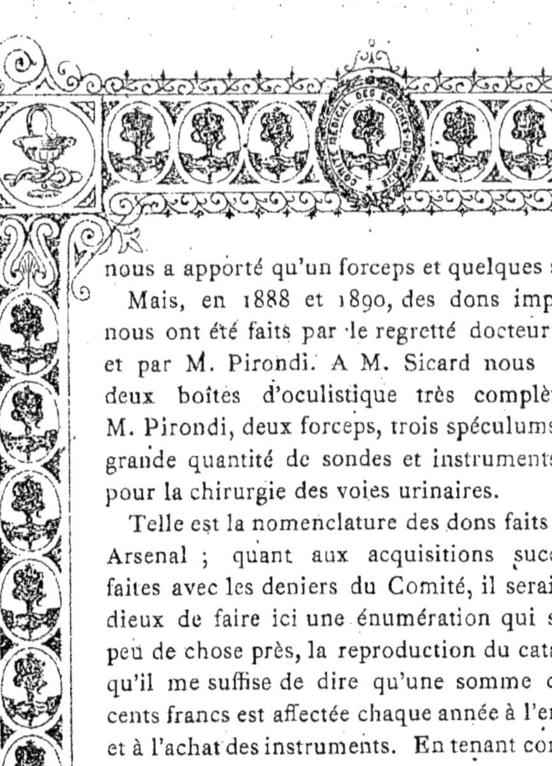

nous a apporté qu'un forceps et quelques sondes.

Mais, en 1888 et 1890, des dons importants nous ont été faits par le regretté docteur Sicard et par M. Pirondi. A M. Sicard nous devons deux boîtes d'oculistique très complètes ; à M. Pirondi, deux forceps, trois spéculums et une grande quantité de sondes et instruments divers pour la chirurgie des voies urinaires.

Telle est la nomenclature des dons faits à notre Arsenal ; quant aux acquisitions successives faites avec les deniers du Comité, il serait fastidieux de faire ici une énumération qui serait, à peu de chose près, la reproduction du catalogue ; qu'il me suffise de dire qu'une somme de trois cents francs est affectée chaque année à l'entretien et à l'achat des instruments. En tenant compte de la dépréciation et de l'usure, notre Arsenal actuel représente un capital d'environ 10.000 francs. La tendance constante des conservateurs qui se sont succédé a été de maintenir nos collections au courant des derniers perfectionnements.

C'est cette idée de perfectionnement, ce désir de posséder les appareils les plus nouveaux, qui amena la création d'un concours d'instruments et

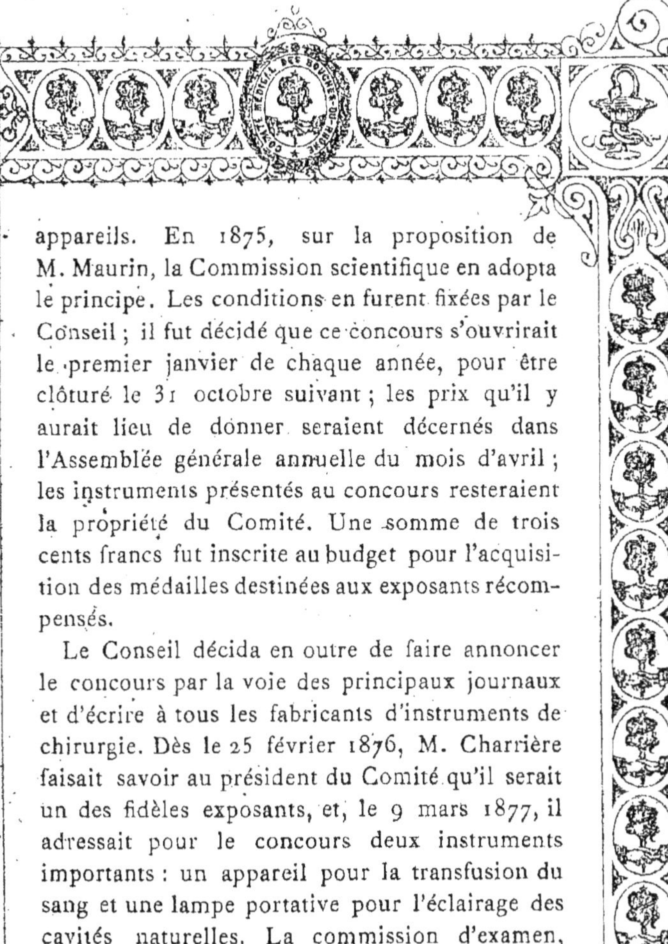

appareils. En 1875, sur la proposition de M. Maurin, la Commission scientifique en adopta le principe. Les conditions en furent fixées par le Conseil ; il fut décidé que ce concours s'ouvrirait le premier janvier de chaque année, pour être clôturé le 31 octobre suivant ; les prix qu'il y aurait lieu de donner seraient décernés dans l'Assemblée générale annuelle du mois d'avril ; les instruments présentés au concours resteraient la propriété du Comité. Une somme de trois cents francs fut inscrite au budget pour l'acquisition des médailles destinées aux exposants récompensés.

Le Conseil décida en outre de faire annoncer le concours par la voie des principaux journaux et d'écrire à tous les fabricants d'instruments de chirurgie. Dès le 25 février 1876, M. Charrière faisait savoir au président du Comité qu'il serait un des fidèles exposants, et, le 9 mars 1877, il adressait pour le concours deux instruments importants : un appareil pour la transfusion du sang et une lampe portative pour l'éclairage des cavités naturelles. La commission d'examen, composée de MM. Pirondi, Ménécier et Flavard,

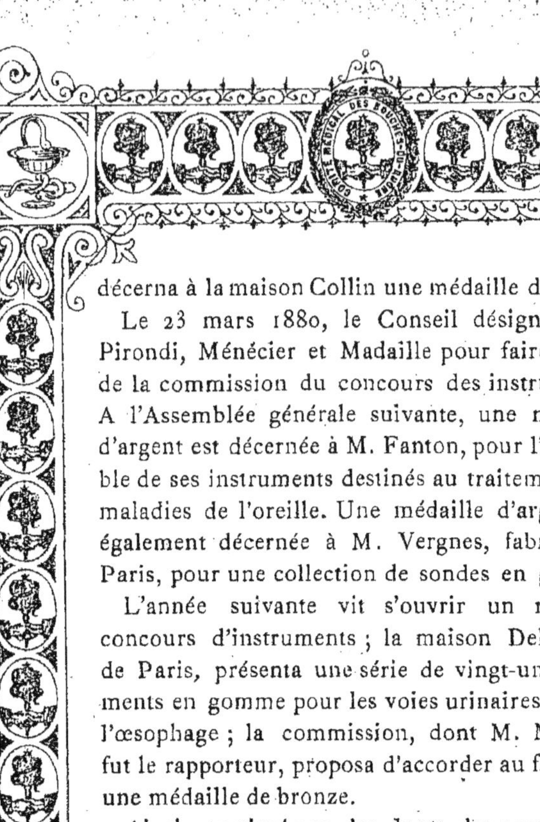

décerna à la maison Collin une médaille d'argent.

Le 23 mars 1880, le Conseil désigne MM. Pirondi, Ménécier et Madaille pour faire partie de la commission du concours des instruments. A l'Assemblée générale suivante, une médaille d'argent est décernée à M. Fanton, pour l'ensemble de ses instruments destinés au traitement des maladies de l'oreille. Une médaille d'argent est également décernée à M. Vergnes, fabricant à Paris, pour une collection de sondes en gomme.

L'année suivante vit s'ouvrir un nouveau concours d'instruments ; la maison Delamotte, de Paris, présenta une série de vingt-un instruments en gomme pour les voies urinaires et pour l'œsophage ; la commission, dont M. Madaille fut le rapporteur, proposa d'accorder au fabricant une médaille de bronze.

Ainsi constitué par des dons, des acquisitions de chaque année et des instruments présentés au concours qui demeurent notre propriété, l'Arsenal chirurgical du Comité a rendu à nos collègues d'immenses services. Il suffira, pour s'en convaincre, de voir la progression croissante qu'a suivie le chiffre des emprunts ; dans l'exercice 1873-74,

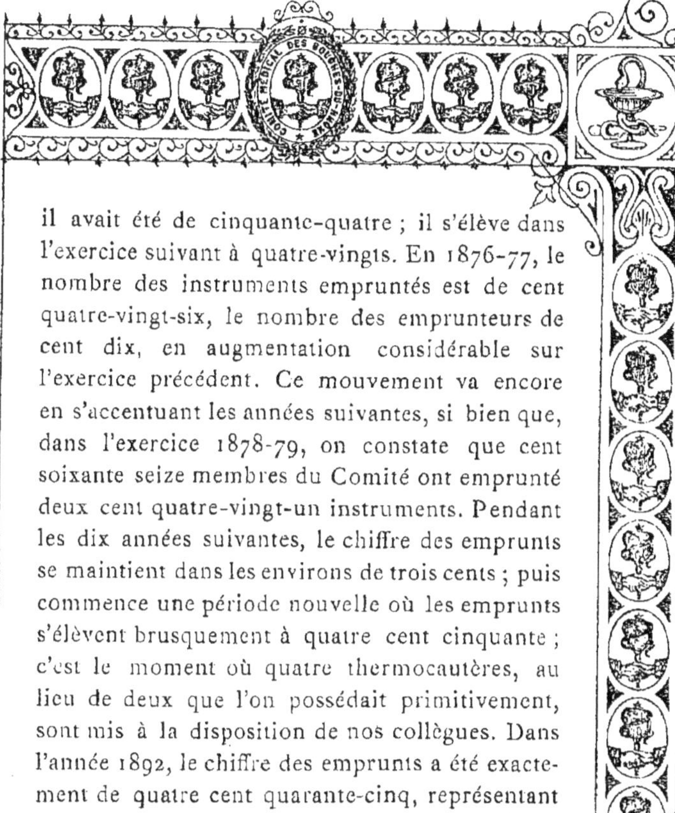

il avait été de cinquante-quatre ; il s'élève dans l'exercice suivant à quatre-vingts. En 1876-77, le nombre des instruments empruntés est de cent quatre-vingt-six, le nombre des emprunteurs de cent dix, en augmentation considérable sur l'exercice précédent. Ce mouvement va encore en s'accentuant les années suivantes, si bien que, dans l'exercice 1878-79, on constate que cent soixante seize membres du Comité ont emprunté deux cent quatre-vingt-un instruments. Pendant les dix années suivantes, le chiffre des emprunts se maintient dans les environs de trois cents ; puis commence une période nouvelle où les emprunts s'élèvent brusquement à quatre cent cinquante ; c'est le moment où quatre thermocautères, au lieu de deux que l'on possédait primitivement, sont mis à la disposition de nos collègues. Dans l'année 1892, le chiffre des emprunts a été exactement de quatre cent quarante-cinq, représentant un mouvement de huit cents instruments environ.

Docteur P. DOR.

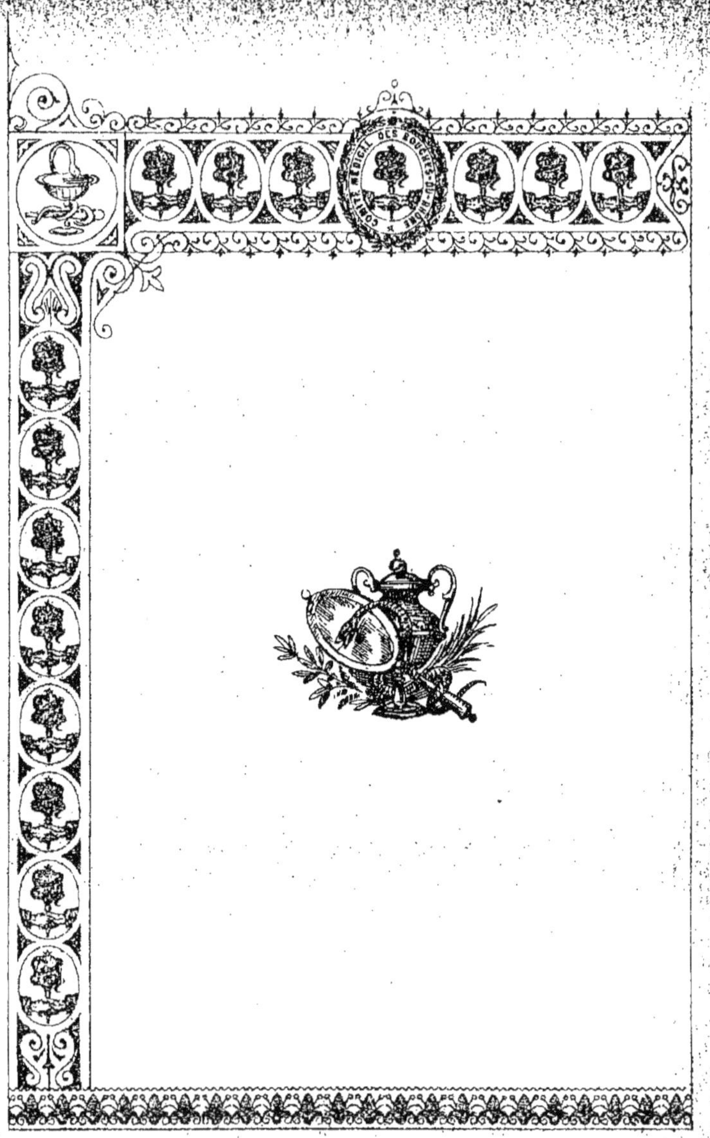

CONSEIL D'ADMINISTRATION

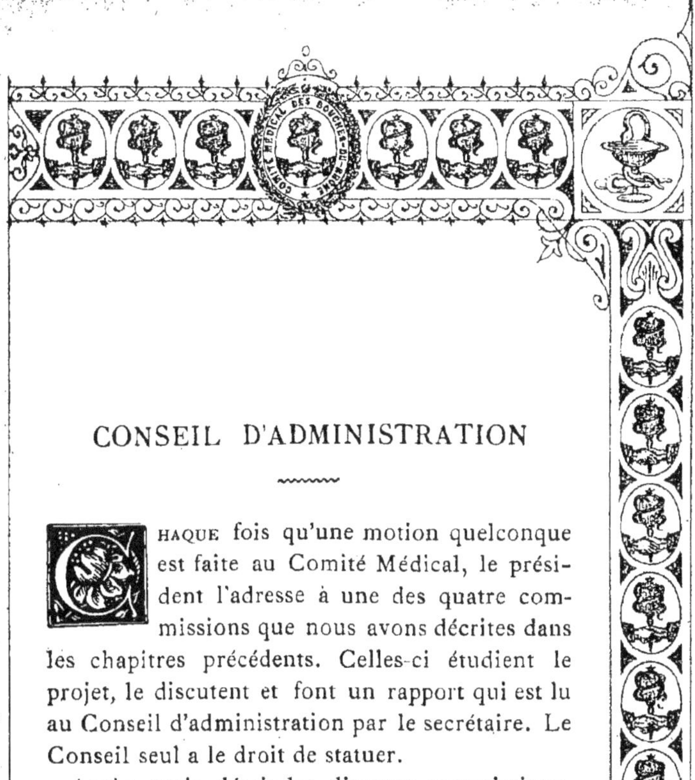

HAQUE fois qu'une motion quelconque est faite au Comité Médical, le président l'adresse à une des quatre commissions que nous avons décrites dans les chapitres précédents. Celles-ci étudient le projet, le discutent et font un rapport qui est lu au Conseil d'administration par le secrétaire. Le Conseil seul a le droit de statuer.

Après avoir décrit les diverses commissions, il ne nous reste donc plus qu'à faire connaître le Conseil d'administration qui a la haute main sur toutes les affaires du Comité. Nous étudierons d'abord son organisation, puis les diverses questions qu'il a été appelé à résoudre.

Le Conseil d'administration est composé d'un président, d'un vice-président, d'un secrétaire

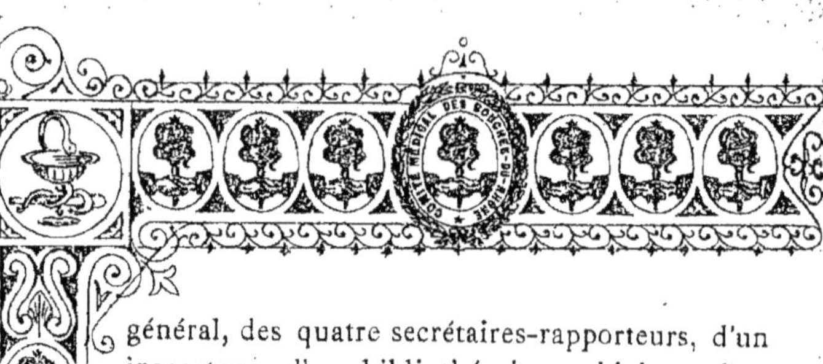

général, des quatre secrétaires-rapporteurs, d'un inspecteur, d'un bibliothécaire-archiviste, d'un trésorier, d'un conservateur de l'arsenal et de dix-neuf conseillers.

Le président, d'après nos statuts et notre règlement intérieur, est chargé de représenter le Comité Médical en toute circonstance, convoquer le Conseil, diriger les travaux et la correspondance, nommer les commissions temporaires, veiller à la police des séances, surveiller les publications, signer et délivrer les diplômes et les mandats, enfin faire exécuter les décisions prises. Il est nommé annuellement par l'Asssemblée générale. Lorsque le Comité fut reconnu d'utilité publique, on accorda à P.-M. Roux, en témoignage de reconnaissance, la présidence perpétuelle ; mais, à sa mort, la question de la durée des fonctions présidentielles fut soulevée par le docteur Jubiot, et l'Assemblée générale du 10 avril 1865 décida, conformément à nos statuts, que ses fonctions devaient être annuelles.

Nous donnons ci-dessous la liste des membres qui ont eu l'honneur de présider notre Association depuis sa fondation :

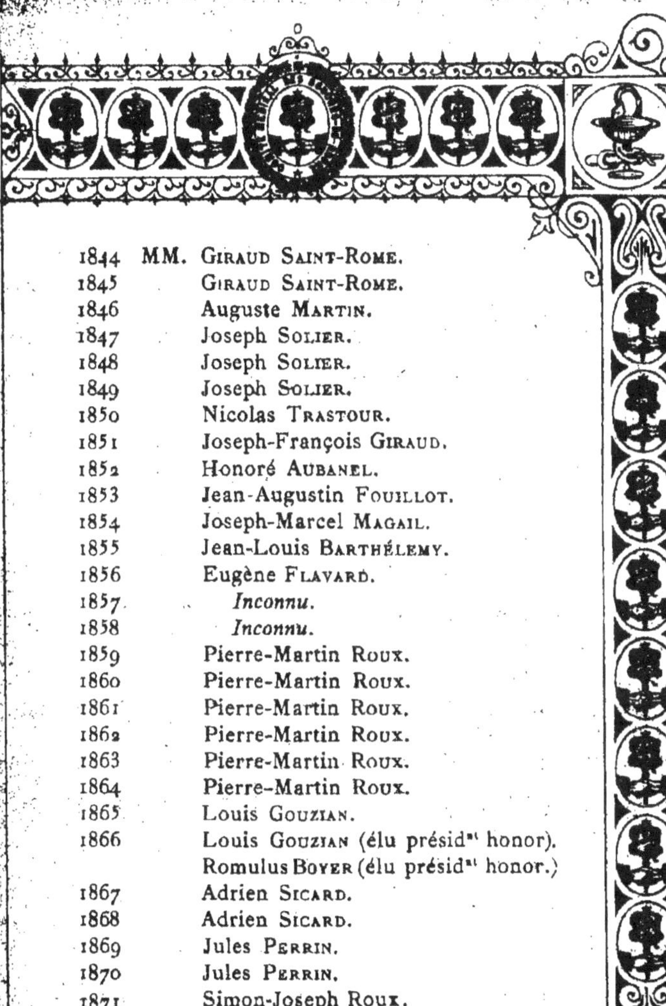

1844 MM. Giraud Saint-Rome.
1845   Giraud Saint-Rome.
1846   Auguste Martin.
1847   Joseph Solier.
1848   Joseph Solier.
1849   Joseph Solier.
1850   Nicolas Trastour.
1851   Joseph-François Giraud.
1852   Honoré Aubanel.
1853   Jean-Augustin Fouillot.
1854   Joseph-Marcel Magail.
1855   Jean-Louis Barthélemy.
1856   Eugène Flavard.
1857   Inconnu.
1858   Inconnu.
1859   Pierre-Martin Roux.
1860   Pierre-Martin Roux.
1861   Pierre-Martin Roux.
1862   Pierre-Martin Roux.
1863   Pierre-Martin Roux.
1864   Pierre-Martin Roux.
1865   Louis Gouzian.
1866   Louis Gouzian (élu présid⁺ honor).
             Romulus Boyer (élu présid⁺ honor.)
1867   Adrien Sicard.
1868   Adrien Sicard.
1869   Jules Perrin.
1870   Jules Perrin.
1871   Simon-Joseph Roux.

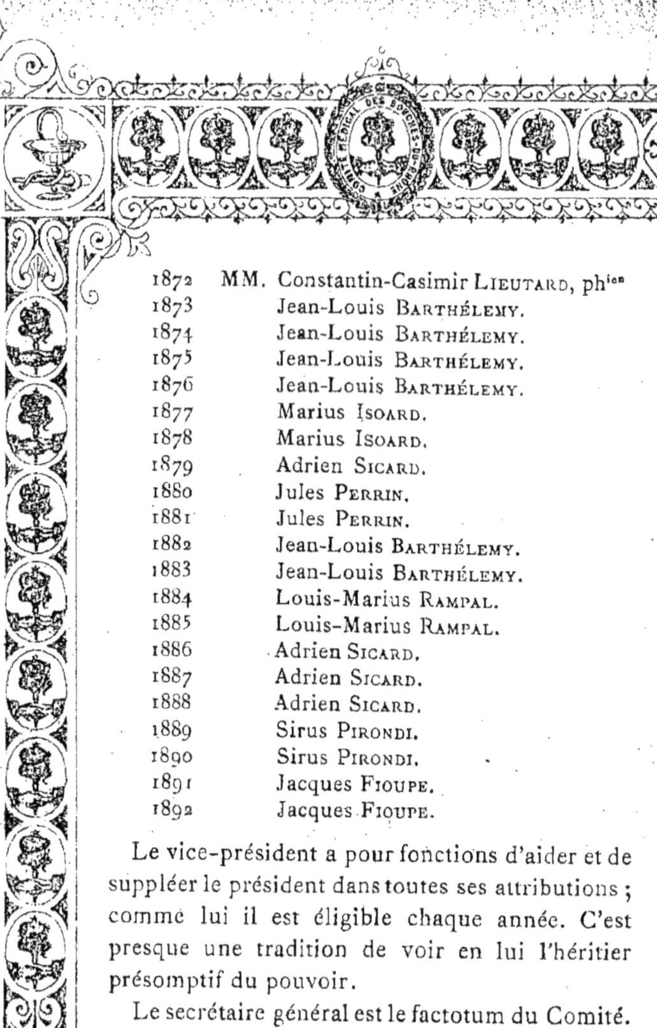

1872	MM.	Constantin-Casimir Lieutard, ph[ien]
1873		Jean-Louis Barthélemy.
1874		Jean-Louis Barthélemy.
1875		Jean-Louis Barthélemy.
1876		Jean-Louis Barthélemy.
1877		Marius Isoard.
1878		Marius Isoard.
1879		Adrien Sicard.
1880		Jules Perrin.
1881		Jules Perrin.
1882		Jean-Louis Barthélemy.
1883		Jean-Louis Barthélemy.
1884		Louis-Marius Rampal.
1885		Louis-Marius Rampal.
1886		Adrien Sicard.
1887		Adrien Sicard.
1888		Adrien Sicard.
1889		Sirus Pirondi.
1890		Sirus Pirondi.
1891		Jacques Fioupe.
1892		Jacques Fioupe.

Le vice-président a pour fonctions d'aider et de suppléer le président dans toutes ses attributions ; comme lui il est éligible chaque année. C'est presque une tradition de voir en lui l'héritier présomptif du pouvoir.

Le secrétaire général est le factotum du Comité.

Il rédige les procès-verbaux, prépare les comptes rendus, centralise les correspondances, contre-signe les diplômes et les mandats. Ses fonctions sont tellement importantes, que nos statuts ont décidé, exception unique, qu'il serait nommé pour trois ans. Avant la réorganisation du Comité, c'est-à-dire de 1843 à 1859, P.-M. Roux a occupé cet emploi sous le titre de secrétaire perpétuel.

Voici la liste de ses successeurs :

1860	MM.	Sirus Pirondi.
1861 à 1863		Broquier.
1864 à 1866		Jubiot, père.
1867 à 1869		Charles Menecier.
1870 à 1872		Joseph-Auguste Roussin, ph^{cien}.
1873		Henri Nicolas.
1874 à 1875		Marie-Joseph Millou.
1876		Pierre Dussaud.
1877 à 1880		Casimir Albenois.
1881 à 1883		Dugout-Bally.
1884		Léon Jubiot, fils.
1885		Henri Rouquette.
1886 à 1889		Gervais Vayssettes.
1890 à 1892		Joseph Eyssautier.

Les quatre secrétaires-rapporteurs nommés annuellement par l'Assemblée générale sont attachés chacun à une commission. Ce sont eux

qui rédigent les procès-verbaux des séances et
font les rapports sur les affaires qui s'y traitent.

L'inspecteur a pour mission spéciale de veiller
à la stricte exécution des prescriptions constitu-
tives et réglementaires de l'œuvre. Ses fonctions
sont annuelles également. Il ne nous a pas été
possible d'en reconstituer complètement la chro-
nologie, nous croyons pourtant devoir la donner
ici, bien qu'écourtée :

1844	MM. Daniel.
1851 à 1854	Jean-Louis Barthélemy.
1855	Eugène Flavard.
1856	Gouirand.
1860	Reymonet.
1861 à 1862	Jean-Louis Barthélemy.
1863	Louis Gouzian.
1864	Marius Trabuc.
1865	F.-M. Hubac.
1866	Marius Trabuc.
1867 à 1868	G. Rougier.
1869 à 1870	Constantin Lieutard, ph^cien.
1871 à 1872	Etienne Mérentié.
1873 à 1875	François Latil, pharmacien.
1876 à 1877	Adrien Sicard.
1878 à 1881	Jean-Louis Barthélemy.
1882 à 1883	Jules Perrin.

1884 à 1885   M M. Henri Nicolas.
1886   Pierre Dussaud.
1887 à 1888   Henri Rouquette.
1889 à 1892   Lucien Goy.

Nous nous sommes occupés, dans les chapitres précédents, du bibliothécaire, du trésorier et du conservateur de l'arsenal. D'après nos statuts, le trésorier n'a que voix consultative ; quand au conservateur il n'est pas mentionné, parce que sa création est postérieure à nos statuts.

Les dix-neuf conseillers sont nommés pour trois ans par l'Assemblée générale et au scrutin secret. Ils sont renouvelables par tiers chaque année. A l'origine, ils constituaient seuls le Comité sous le nom de membres titulaires ; les autres étaient désignés sous les noms de membres adhérents ou associés correspondants. En réalité, cette organisation était nécessitée par la lettre de la loi, toute association de plus de vingt personnes n'étant pas autorisée à cette époque.

Telle est l'organisation de notre Conseil d'administration ; il nous reste à voir les nombreuses questions qu'il eut à régler durant un demi-siècle. Pour éviter des redites, nous ne reviendrons pas

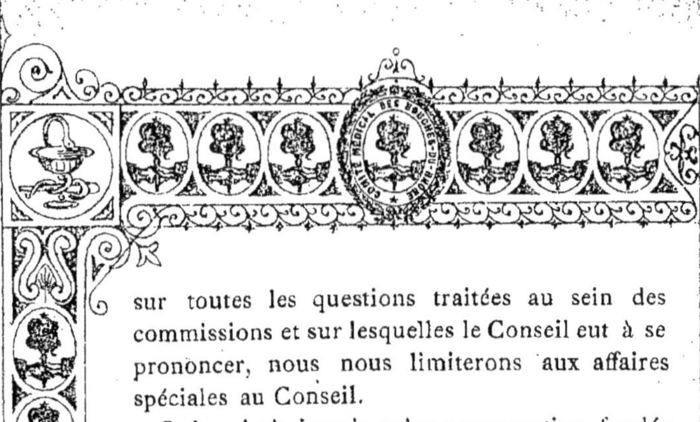

sur toutes les questions traitées au sein des commissions et sur lesquelles le Conseil eut à se prononcer, nous nous limiterons aux affaires spéciales au Conseil.

Qui croirait jamais qu'une corporation, fondée dans le but de cimenter la solidarité confraternelle et de développer la science, pourrait un jour avoir à discuter des questions politiques ? C'est pourtant ce qui arriva deux fois. Pour bien comprendre ces faits, il faut se reporter aux époques dont nous allons parler.

La première fois c'était en 1848, en pleine effervescence populaire. M. le docteur Pierson proposa, dans la séance du 18 mars, de choisir, parmi les membres du corps médical, un candidat au titre de membre de l'Assemblée Constituante. Cette motion adoptée par acclamation, on convoqua tous les médecins et pharmaciens de la ville à une réunion qui prit le nom de Club médical. Ainsi donc, dès l'origine même du suffrage universel, nous voyons certains de nos confrères tourmentés par le prurigo politique. Et cependant, lorsque le docteur Pierson, ayant développé sa proposition, passa la parole aux candidats,

personne ne se présenta, chacun fit la petite bouche. Enfin, quelques-uns se laissèrent faire une douce violence et acceptèrent la candidature, parce qu'« il s'agissait d'une mission toute de dévouement » et pour que « la dignité du corps médical n'eût pas à en souffrir ». Après deux tours de scrutin, les voix, au nombre de 82, furent ainsi réparties :

> MM. Pierre-Martin Roux.... 47 voix
> Turrel............. .. 22 »
> J. Beullac............... 1 »
> Bulletins blancs......... 12 »

P.-M. Roux fut proclamé candidat, mais les électeurs marseillais ne voulurent pas priver le Comité de son fondateur et le renvoyèrent à ses chères études.

Quatre ans plus tard, en novembre 1852, un membre fit éloquemment sentir l'opportunité de demander à S. A. le Prince Président le rétablissement de l'Empire. Tout le monde, dit le procès-verbal, abonde dans ce sens, et une adresse est transmise au chef de l'Etat ; elle se terminait ainsi : « Prince, notre Comité, qui représente le corps des médecins et pharmaciens des Bouches-

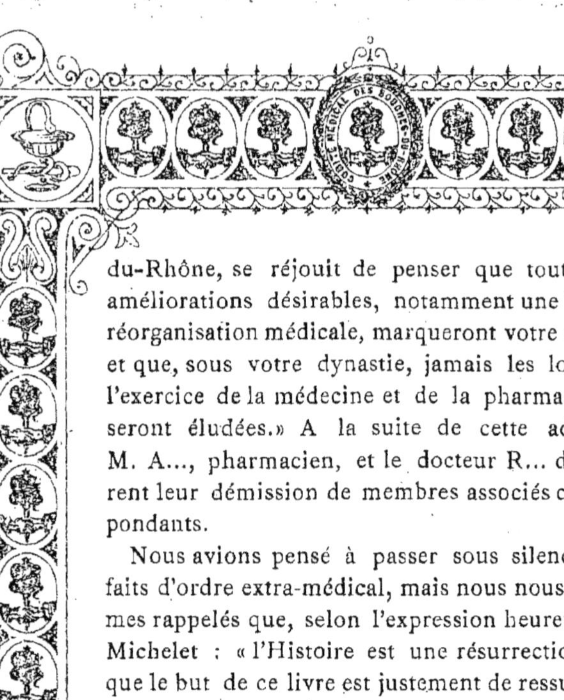

du-Rhône, se réjouit de penser que toutes les améliorations désirables, notamment une bonne réorganisation médicale, marqueront votre règne, et que, sous votre dynastie, jamais les lois sur l'exercice de la médecine et de la pharmacie ne seront éludées.» A la suite de cette adresse, M. A..., pharmacien, et le docteur R... donnèrent leur démission de membres associés correspondants.

Nous avions pensé à passer sous silence ces faits d'ordre extra-médical, mais nous nous sommes rappelés que, selon l'expression heureuse de Michelet : « l'Histoire est une résurrection » et que le but de ce livre est justement de ressusciter un passé inconnu de nos contemporains.

Une des premières conditions qui s'imposent à toute association naissante qui ne veut pas péricliter, c'est l'assiduité de ses membres aux réunions ; aussi le Conseil eut-il à s'en occuper. Dans sa séance du 23 mai 1848, il décida que tout membre qui, sans motif légitime, n'assisterait pas aux séances aurait une amende de 1 franc. Cette sanction ne paraît pas avoir été exécutée, car, en 1861, le docteur Barthélemy proposa de nouveau

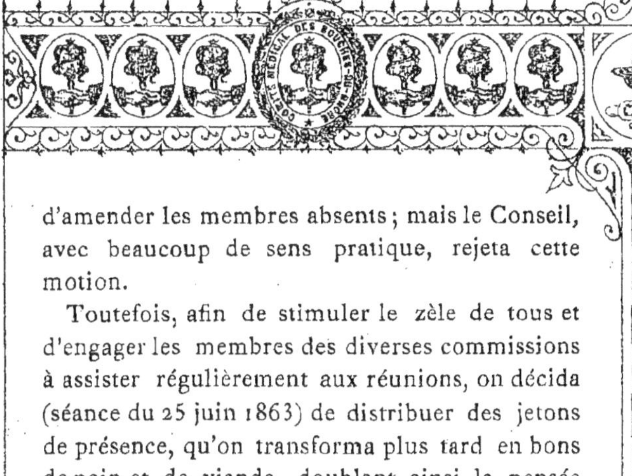

d'amender les membres absents ; mais le Conseil, avec beaucoup de sens pratique, rejeta cette motion.

Toutefois, afin de stimuler le zèle de tous et d'engager les membres des diverses commissions à assister régulièrement aux réunions, on décida (séance du 25 juin 1863) de distribuer des jetons de présence, qu'on transforma plus tard en bons de pain et de viande, doublant ainsi la pensée première d'une pensée humanitaire. Mais la dépense occasionnée par ces bons ayant atteint des sommes progressivement croissantes, l'Assemblée générale du 29 avril 1892 décida leur suppression.

Une question essentiellement vitale dans toute Société est le *modus agendi* pour les élections ; aussi le Conseil eut-il à discuter souvent des propositions revisionistes. A l'origine, l'Assemblée des membres titulaires sortants proposait une liste de candidats, qui était généralement adoptée ; mais le Conseil avait en outre décidé que les adhérents qui n'avaient pas fait parvenir leur vote avant le dépouillement du scrutin étaient considérés comme ayant voté pour les candidats

proposés ; étrange décision qui a lieu de nous surprendre, mais qui d'ailleurs resta peu en vigueur.

Une première fois en 1850 (séance du 18 décembre), un membre demanda que les élections fussent entièrement libres, sans présentation préalable par le Conseil ; combattue par les docteurs Marsseille et Villeneuve père, la proposition fut rejetée ; mais, en 1886 (séances du 4 juin, 25 juin et 4 décembre), le docteur Léon d'Astros demanda que la liste de présentation des candidats aux élections fût dressée non pas par le Conseil, mais par une commission électorale nommée à cet effet. L'élément administratif s'y trouvant en minorité, la liberté électorale serait mieux sauvegardée. Les docteurs Jubiot et Dugout-Bally présentèrent un contre-projet convoquant, un mois avant l'Assemblée élective, tous les membres du Comité, afin de préparer la liste des candidats. Le Conseil se rallia à ce contre-projet, mais l'Assemblée générale donna la préférence au projet d'Astros, qui est actuellement le procédé en usage.

En 1875, le docteur Seux, ne pouvant assister à

l'Assemblée générale, délégua le docteur C. Blanchard pour le représenter et voter en son lieu et
place. Mais M. Roussin, alors secrétaire du Conseil, s'éleva contre cette proposition, prétextant
que si elle était adoptée nos assemblées seraient
bientôt désertes. Néanmoins, en 1889, la proposition fut remise sur le tapis par certains membres résidants hors Marseille et qui étaient ainsi
privés de leurs droits d'électeurs. A la suite d'un
remarquable rapport du docteur F. Arnaud
(séances du 3 juin 1888, 25 et 29 avril 1890), le
vote par correspondance fut admis pour les élections générales annuelles.

L'admission de nouveaux membres au sein du
Comité fixa maintes fois l'attention du Conseil.
A l'origine, désireux de recruter un nombreux
personnel, on n'était pas regardant, « mais le jour
n'était pas éloigné, disait P.-M. Roux en 1850,
où, au lieu d'aller au-devant des gens de l'art
pour les engager à venir à lui, le Comité les verrait solliciter avec empressement l'honneur de
lui appartenir.» Aussi, en 1855 (séance du 29 novembre), le Conseil décida que toute nouvelle
demande d'admission devrait être présentée par

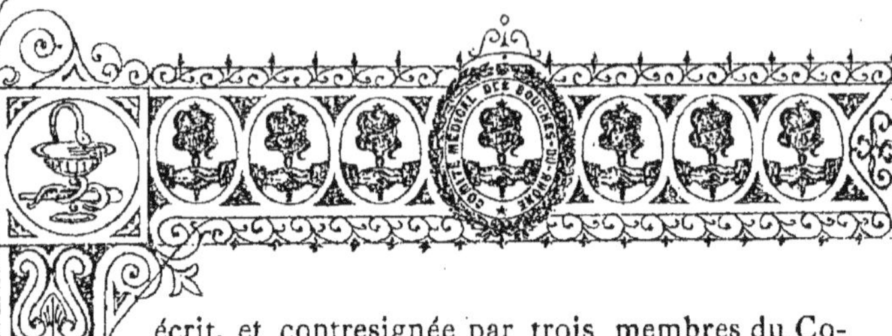

écrit, et contresignée par trois membres du Comité. Le 27 février 1862, sur la proposition de P.-M. Roux, on exempta du droit d'entrée, qui est de 25 francs, les fils de membres inscrits ou décédés. Le 22 décembre 1864, le docteur Richaud, pour alléger les charges des jeunes adhérents, fit voter par le Conseil que le droit d'admission serait réparti sur les cinq premières années.

En 1881, l'interprétation des bulletins blancs ayant amené une légère discussion, on décida (séance du 29 juillet) : 1° que les bulletins blancs devaient être considérés comme nuls ; 2° que, pour être admis, le candidat devrait obtenir un nombre de voix égal à la moitié plus un des votants ; 3° que tout candidat qui aurait un nombre de *non* égal au quart des votants serait éliminé ; 4° que tout nouvel adhérent devrait faire hommage à la bibliothèque d'un exemplaire de sa thèse. Enfin, dans la séance du 23 décembre 1882, sur la proposition du docteur H. Nicolas, on résolut d'afficher dans la salle des délibérations, pendant un mois avant le vote, le nom des candidats.

Si une Société constituée s'occupe souvent des admissions, elle doit aussi, plus rarement il est vrai, songer aux exclusions ; c'est pour cela que le Conseil adopta, après discussion (séance du 25 novembre 1881), la proposition suivante du docteur Madaille :

« Les membres du Comité Médical s'interdisent l'usage de la publicité par affiches ou par annonces dans les journaux ; toutefois, il est fait une exception à cette règle concernant la publicité en faveur des dispensaires gratuits et des maisons de santé.

« Une seconde exception est aussi faite en faveur des pharmaciens, membres du Comité Médical, sous la réserve expresse que leur publicité ne portera aucune atteinte à la dignité professionnelle.»

Mais cette décision fut supprimée peu après (séance du 30 novembre 1883), parce qu'il fut démontré que notre règlement était suffisamment explicite à cet égard pour punir tous ceux qui portaient atteinte à la dignité professionnelle.

Toute Société qui s'occupe de science est moralement tenue d'avoir un organe qui publie ses

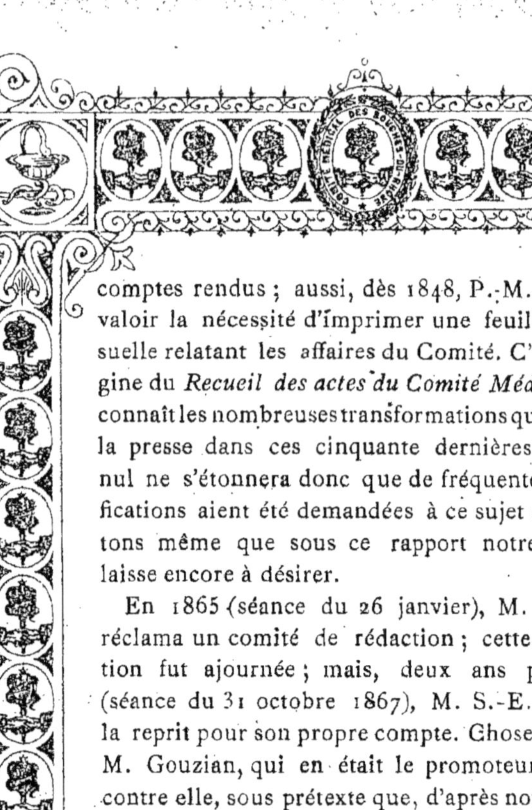

comptes rendus ; aussi, dès 1848, P.-M. Roux fit
valoir la nécessité d'imprimer une feuille men-
suelle relatant les affaires du Comité. C'est l'origine du *Recueil des actes du Comité Médical*. On
connaît les nombreuses transformations qu'a subies
la presse dans ces cinquante dernières années,
nul ne s'étonnera donc que de fréquentes modifications aient été demandées à ce sujet ; constatons même que sous ce rapport notre journal
laisse encore à désirer.

En 1865 (séance du 26 janvier), M. Gouzian
réclama un comité de rédaction ; cette proposition fut ajournée ; mais, deux ans plus tard
(séance du 31 octobre 1867), M. S.-E. Maurin
la reprit pour son propre compte. Chose étrange,
M. Gouzian, qui en était le promoteur, s'éleva
contre elle, sous prétexte que, d'après notre règlement, le président a seul le droit de surveiller les
publications. On prit un moyen terme, en déci-
dant que le président s'adjoindrait des collaborateurs qu'il choisirait lui-même.

Depuis 1869, le *Sud Médical* accordait aux
procès-verbaux de nos séances une hospitalité
vraiment écossaise. Se basant sur cette double

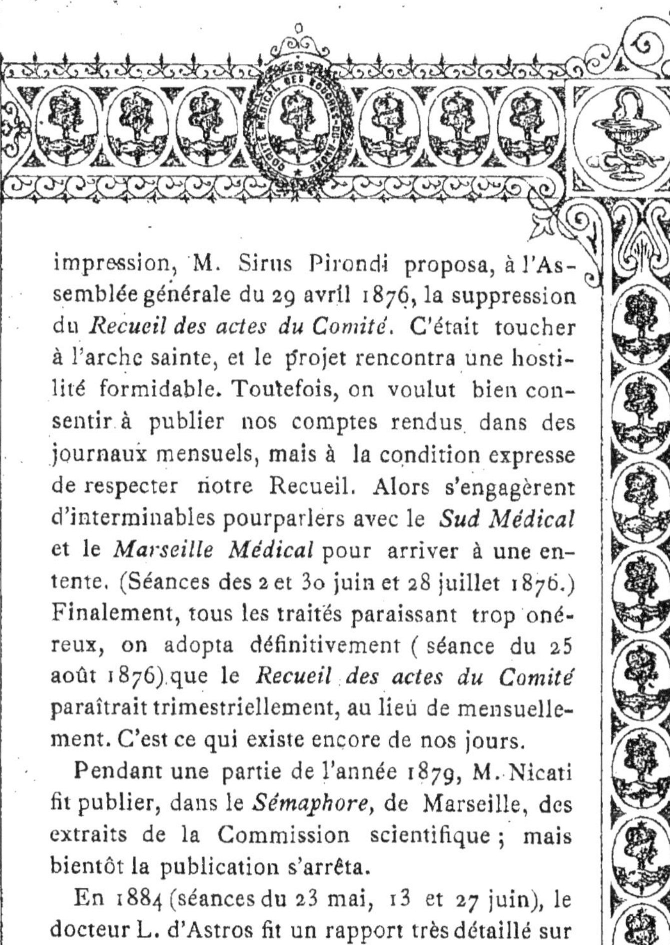

impression, M. Sirus Pirondi proposa, à l'Assemblée générale du 29 avril 1876, la suppression du *Recueil des actes du Comité*. C'était toucher à l'arche sainte, et le projet rencontra une hostilité formidable. Toutefois, on voulut bien consentir à publier nos comptes rendus dans des journaux mensuels, mais à la condition expresse de respecter notre Recueil. Alors s'engagèrent d'interminables pourparlers avec le *Sud Médical* et le *Marseille Médical* pour arriver à une entente. (Séances des 2 et 30 juin et 28 juillet 1876.) Finalement, tous les traités paraissant trop onéreux, on adopta définitivement (séance du 25 août 1876) que le *Recueil des actes du Comité* paraîtrait trimestriellement, au lieu de mensuellement. C'est ce qui existe encore de nos jours.

Pendant une partie de l'année 1879, M. Nicati fit publier, dans le *Sémaphore*, de Marseille, des extraits de la Commission scientifique ; mais bientôt la publication s'arrêta.

En 1884 (séances du 23 mai, 13 et 27 juin), le docteur L. d'Astros fit un rapport très détaillé sur notre journal. Il proposa d'établir à la fois une entente avec l'imprimerie Barlatier et le *Mar-*

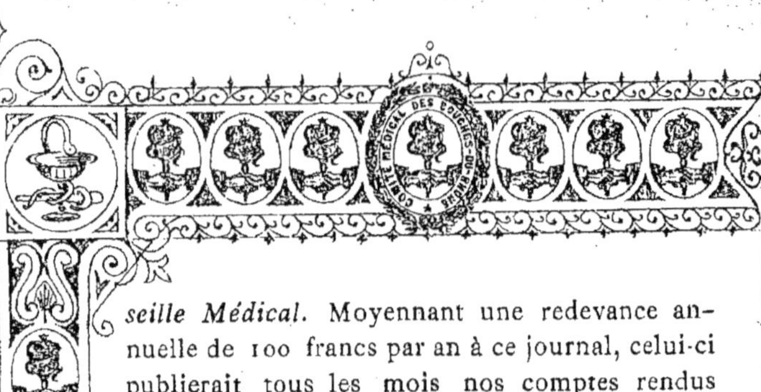

seille Médical. Moyennant une redevance annuelle de 100 francs par an à ce journal, celui-ci publierait tous les mois nos comptes rendus scientifiques, et la composition de cette partie nous serait concédée pour notre Recueil trimestriel. La discussion fut très vive entre les novateurs et les partisans du *statu quo.* MM. Perrin et Barthélemy, notamment, s'élevèrent avec une grande vigueur contre toute modification ; mais, M. Dugout-Bally ayant démontré, chiffres en mains, que l'économie serait d'au moins 220 francs par an, la proposition d'Astros fut adoptée.

Comme il ne faut jamais s'arrêter sur la route du progrès, le docteur d'Astros, enhardi par ce premier succès, proposa, dans la séance du 22 août 1884, que notre Recueil soit publié annuellement, en un seul volume, au lieu de l'être trimestriellement par fascicule. Malgré un plaidoyer très chaleureux de notre confrère, sa proposition fut rejetée ; quatre ans plus tard (séance du 27 janvier 1888), le docteur F. Arnaud la reprenait et obtenait cette fois gain de cause ; malheureusement, l'Assemblée générale du 27 avril 1888 la repoussait encore. Espérons qu'un dernier assaut finira bientôt par briser les dernières résistances.

C'est la partie scientifique qui absorbe aujourd'hui les trois quarts de ce Recueil; à l'origine elle était, au contraire, très écourtée, cette Commission étant considérée comme accessoire. Quinze membres seuls y avaient accès, et ils s'y occupaient peu ou prou de recherches savantes ; aussi le 27 juillet 1865 P.-M. Roux sentit la nécessité de l'accroître et proposa d'y admettre tout le monde. Cette idée fut appréciée par le Conseil, mais on ne semble pas y avoir donné suite, puisqu'à la séance du 27 novembre 1868, on décide de convoquer à ces réunions un certain nombre de membres à tour de rôle, de façon que tous puissent y assister une ou deux fois par an ; ce n'est qu'à partir de 1876 (séance du 22 décembre) qu'on décida d'une façon officielle que la Commission se réunirait régulièrement le troisième vendredi de chaque mois, et que tous les membres y seraient convoqués. Deux ans auparavant (séance du 15 mai 1874), on avait admis comme simples auditeurs, n'ayant droit ni à la parole ni

au vote, les étudiants en médecine et en pharmacie.

A l'Assemblée générale du 30 avril 1879, le docteur Isoard proposa de scinder en deux la Commission scientifique : l'une, composée des médecins ; l'autre, des pharmaciens. Malgré une énergique résistance du docteur A. Sicard, la proposition Isoard fut adoptée à trois voix de majorité, mais la Commission scientifique des pharmaciens ne s'est jamais réunie, et, selon toute vraisemblance, ne se réunira jamais.

La question des membres correspondants scientifiques fut aussi soulevée à l'époque où P.-M. Roux, élargissant le cadre de ses idées premières, résolut de donner une impulsion plus vive au côté scientifique. Une commission nommée à cet effet (séances du 26 novembre 1863, 31 mars et 22 décembre 1864) conclut, par l'organe du docteur S. Maurin, rapporteur, à la nécessité de créer des membres correspondants, et d'adresser dans ce but au ministre de l'Intérieur une demande de modifications à nos statuts. M. le sénateur Maupas répondit, par lettre, qu'une approbation ministérielle ne suffisait pas, et que la demande

devait être adressée au Conseil d'Etat qui provo-
querait un décret de l'Empereur. De plus, il
fallait avant tout que l'Assemblée générale adoptât
la proposition. Ces nombreuses formalités firent
échouer le projet.

La question ayant été reprise en 1891 (séance
du 23 octobre), le docteur Pluyette fit remarquer
que la Commission scientifique, s'étant fusionnée
avec l'ancienne Société Nationale de Médecine,
héritait des avantages de cette dernière, et, par
conséquent, pouvait nommer des membres correspondants, à la condition toutefois que ceux-ci
se conformeraient aux règles de la Société de
Médecine, c'est-à-dire présenteraient un mémoire
scientifique.

Puisque le nom de la Société de Médecine est
venu sous notre plume, il est bon d'indiquer ici
les rapports qui existèrent entre ces deux Sociétés
longtemps rivales. L'hostilité éclata dès le premier jour; et certes, il avait une vision de l'avenir, du Ceci tuera cela, le vieux praticien qui répondait aux démarches de P.-M. Roux : « Tout
pour et tout par la Société Royale de Médecine.»
Longtemps on vit ces deux frères ennemis mar-

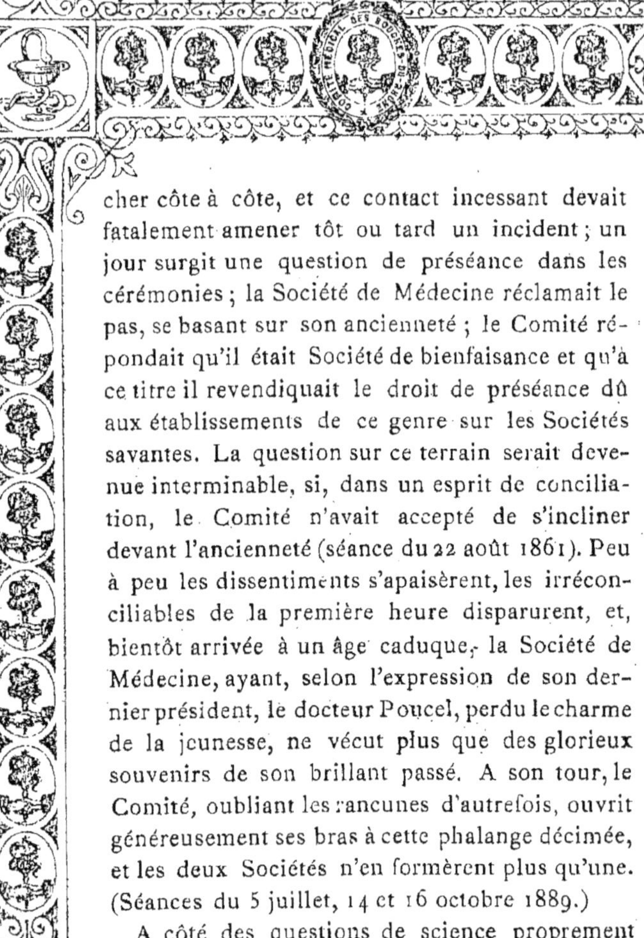

cher côte à côte, et ce contact incessant devait fatalement amener tôt ou tard un incident ; un jour surgit une question de préséance dans les cérémonies ; la Société de Médecine réclamait le pas, se basant sur son ancienneté ; le Comité répondait qu'il était Société de bienfaisance et qu'à ce titre il revendiquait le droit de préséance dû aux établissements de ce genre sur les Sociétés savantes. La question sur ce terrain serait devenue interminable, si, dans un esprit de conciliation, le Comité n'avait accepté de s'incliner devant l'ancienneté (séance du 22 août 1861). Peu à peu les dissentiments s'apaisèrent, les irréconciliables de la première heure disparurent, et, bientôt arrivée à un âge caduque, la Société de Médecine, ayant, selon l'expression de son dernier président, le docteur Poucel, perdu le charme de la jeunesse, ne vécut plus que des glorieux souvenirs de son brillant passé. A son tour, le Comité, oubliant les rancunes d'autrefois, ouvrit généreusement ses bras à cette phalange décimée, et les deux Sociétés n'en formèrent plus qu'une. (Séances du 5 juillet, 14 et 16 octobre 1889.)

A côté des questions de science proprement

dite, qui sont du ressort de la Commission scientifique, il y a les questions générales et professionnelles. On connaît le mouvement qui s'est dessiné depuis une vingtaine d'années dans le corps médical de France pour obtenir une revision de la loi sur l'exercice de la médecine, et dont le docteur Chevandier s'est fait le défenseur ardent et opiniâtre. Le Comité Médical, reconnaissons-le à son honneur, fut un des premiers à y prendre part. Tour à tour nous le voyons discuter l'enseignement et l'exercice de la médecine et de la pharmacie (séances du 24 décembre 1872 et 24 janvier 1873); l'incompatibilité de l'exercice simultané de ces deux professions (séances du 27 novembre 1873 et 30 janvier 1874); la création d'une Faculté de médecine à Marseille (séance du 16 juin 1874). Toutes ces discussions furent suivies de rapports adressés à nos diverses Assemblées législatives, déposés et soutenus par MM. Lockroy, Amat, Labadié, députés, Barne, sénateur. (Séances du 21 juillet 1874, 5 juin 1880, 27 janvier 1882.)

Les questions de solidarité et de philanthropie n'intéressèrent pas moins le Conseil d'adminis-

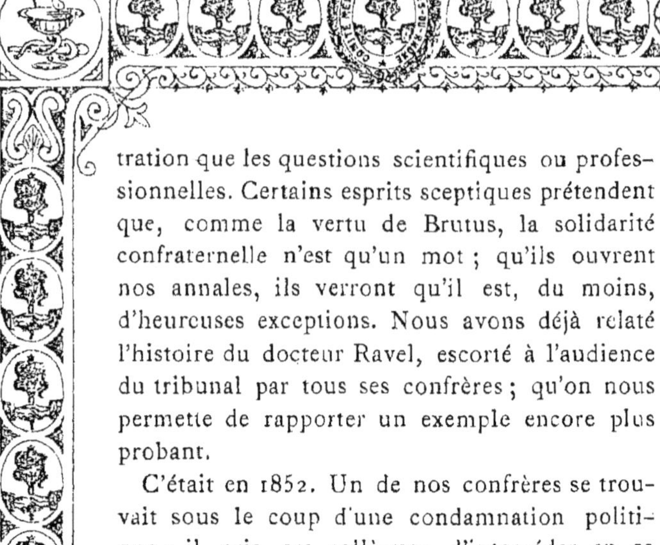

tration que les questions scientifiques ou professionnelles. Certains esprits sceptiques prétendent que, comme la vertu de Brutus, la solidarité confraternelle n'est qu'un mot ; qu'ils ouvrent nos annales, ils verront qu'il est, du moins, d'heureuses exceptions. Nous avons déjà relaté l'histoire du docteur Ravel, escorté à l'audience du tribunal par tous ses confrères ; qu'on nous permette de rapporter un exemple encore plus probant.

C'était en 1852. Un de nos confrères se trouvait sous le coup d'une condamnation politique ; il pria ses collègues d'intercéder en sa faveur pour faire cesser un internement auquel il avait été condamné sans motifs connus. Le corps médical se réunit aussitôt (séance du 2 mars 1852), et, après un courte discussion sur les démarches à tenter, on commença par adresser une supplique à Mgr le prince Président de la République française, supplique qui fut couverte par cent quarante-huit signatures. Puis une commission, composée de MM. Barthélemy, Fouillot, Marsseille, P.-M. Roux et Sarmet, fut chargée d'aller chez M. le préfet, et chez M. Quentin-Bauchart,

commissaire extraordinaire de la police. M. le préfet félicita la députation de son esprit de solidarité ; M. Quentin-Bauchart, après avoir demandé quelques détails, s'exprima ainsi : « Vous tenez donc bien, Messieurs, à voir gracier le docteur X. .» Sur la réponse affimative de la députation : « Eh bien, Messieurs, dès ce moment l'internement est levé ; seulement, le docteur X... déclarera qu'il ne se mêlera plus d'aucune question politique ». N'est-il pas vrai que ce fait, tout à l'éloge de nos devanciers, méritait de figurer dans ce livre ?

En voici un autre qui démontrera que le Conseil a tenu d'une main ferme le drapeau de la dignité médicale. C'était pendant l'été de 1884, à l'époque où le choléra asiatique, désolant Marseille, avait affolé tous les esprits. Le 25 juillet, le journal *La Gazette du Midi* publiait un article, signé : Ch.-Br., qui diffamait des médecins dans l'exercice de leurs fonctions. Une commission, composée de MM. A. Sicard, Queirel, L. d'Astros fils, fut chargée d'aller trouver l'auteur de l'article, avec mandat d'obtenir une rétractation publique et des dommages-intérêts. Devant l'attitude de nos

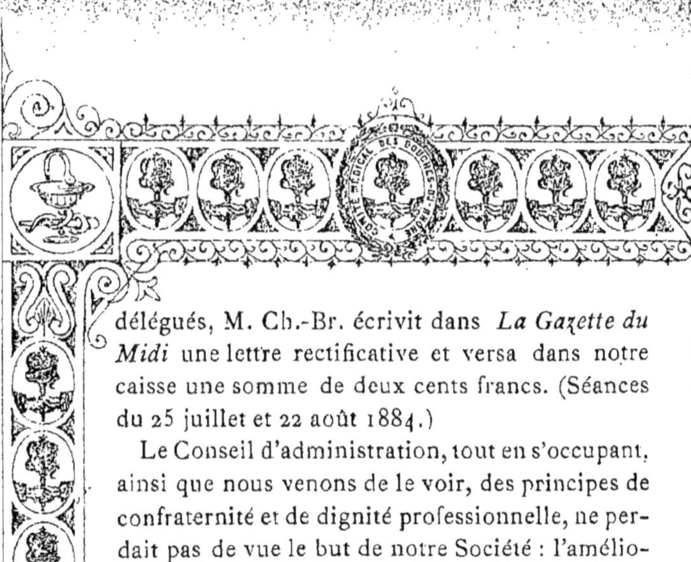

délégués, M. Ch.-Br. écrivit dans *La Gazette du Midi* une lettre rectificative et versa dans notre caisse une somme de deux cents francs. (Séances du 25 juillet et 22 août 1884.)

Le Conseil d'administration, tout en s'occupant, ainsi que nous venons de le voir, des principes de confraternité et de dignité professionnelle, ne perdait pas de vue le but de notre Société : l'amélioration si désirable de notre corporation. C'est ainsi qu'il discute longuement deux projets importants : l'affiliation du Comité avec l'Association générale des médecins de France et la fondation d'une caisse de retraite.

Dans un voyage qu'il fit à Paris en 1860, notre fondateur eut plusieurs entretiens avec M. Rayer, président de l'Association générale des médecins de France, dans le but de nous affilier à cette Société. P.-M. Roux n'ignorait pas qu'il existait à Marseille, comme en d'autres villes, des Sociétés *agrégées* à l'Association générale ; il demandait seulement que le Comité Médical, tout en conservant son autonomie particulière, pût être *affilié* à cette dernière moyennant une redevance annuelle. Malgré de nombreux pourparlers (séances du 25

octobre, 22 novembre et 20 décembre 1860), malgré le désir réciproque des deux Sociétés, on
reconnut qu'en l'état des statuts de chacune, l'affiliation, telle que nous la désirions, était impossible. Les relations qui s'étaient engagées si cour
toisement restèrent toujours très cordiales, et
aujourd'hui encore nous sommes heureux d'accorder l'hospitalité à cette Association.

Abordons la fondation d'une caisse de retraite.
C'est la question qui a le plus occupé et passionné
nos prédécesseurs. Dès 1851 (séance du 29 mars),
nous voyons M. Eugène Fabre en réclamer la
création ; puis cette question sommeille jusqu'en
1870, où, à l'Assemblée générale, le docteur
Gouzian demande qu'on veuille bien en adopter
le principe. Pendant tout le cours de l'année 1872,
le Conseil d'administration ne cesse de s'en occuper, et on aboutit à un projet de statuts qui est
soumis, non pas au Comité Médical, mais au
corps médical de la ville entière convoqué dans
l'amphithéâtre de la Faculté des sciences. La réunion fut fort peu nombreuse; alors, on dut battre
le rappel, on multiplia les circulaires (on dépensa
plus de mille francs en impressions), on alla même

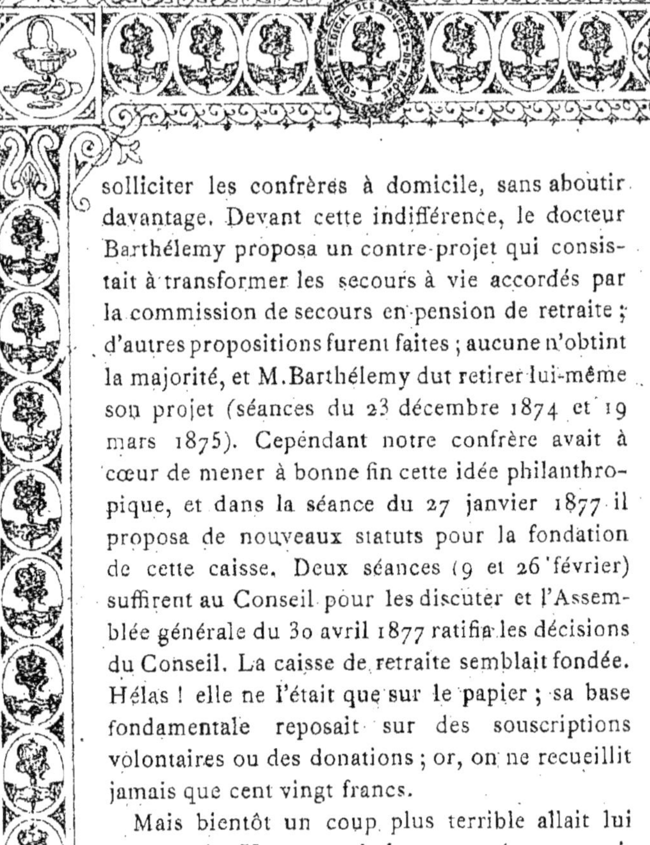

solliciter les confrères à domicile, sans aboutir davantage. Devant cette indifférence, le docteur Barthélemy proposa un contre-projet qui consistait à transformer les secours à vie accordés par la commission de secours en pension de retraite ; d'autres propositions furent faites ; aucune n'obtint la majorité, et M. Barthélemy dut retirer lui-même son projet (séances du 23 décembre 1874 et 19 mars 1875). Cependant notre confrère avait à cœur de mener à bonne fin cette idée philanthropique, et dans la séance du 27 janvier 1877 il proposa de nouveaux statuts pour la fondation de cette caisse. Deux séances (9 et 26 février) suffirent au Conseil pour les discuter et l'Assemblée générale du 30 avril 1877 ratifia les décisions du Conseil. La caisse de retraite semblait fondée. Hélas ! elle ne l'était que sur le papier ; sa base fondamentale reposait sur des souscriptions volontaires ou des donations ; or, on ne recueillit jamais que cent vingt francs.

Mais bientôt un coup plus terrible allait lui être portée. Une commission nommée pour reviser notre règlement intérieur s'aperçut de son existence et en proposa la suppression pure et

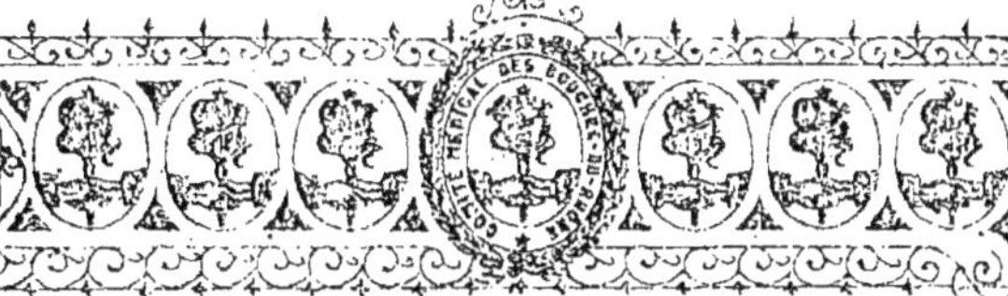

simple (séance du 7 décembre 1883). MM. Barthélemy et Flaissières mirent toute leur éloquence à
la défendre, mais ils trouvèrent dans le docteur
Dugout-Bally un adversaire sérieux qui démontra
que la caisse de retraite n'était ni dans la lettre, ni
dans l'esprit du Règlement. Après une discussion
fort vive des deux côtés, on adopta l'ordre du jour
suivant : « La constitution d'une caisse de retraite
ne pouvant être maintenue, d'après l'interprétation stricte du Règlement, telle qu'elle a été
établie le 23 février 1877, le Conseil décide de
constituer un fonds de réserve avec les legs et
dons faits où à faire au Comité, pour une caisse
de retraite à fonder ultérieurement. »

Puisque nous venons de parler de la revision
du Règlement, il convient de signaler ici les
modifications statutaires qui furent à diverses
reprises, proposées au Conseil d'administration.
Nous avons publié *in extenso*, dans le chapitre
premier de cet ouvrage, les statuts organiques qui
furent, en 1843, la première charte de notre
Association. Dans la séance du 31 mars 1856,
P.-M. Roux, qui caressait déjà la pensée de faire
reconnaître d'utilité publique le Comité Médical,

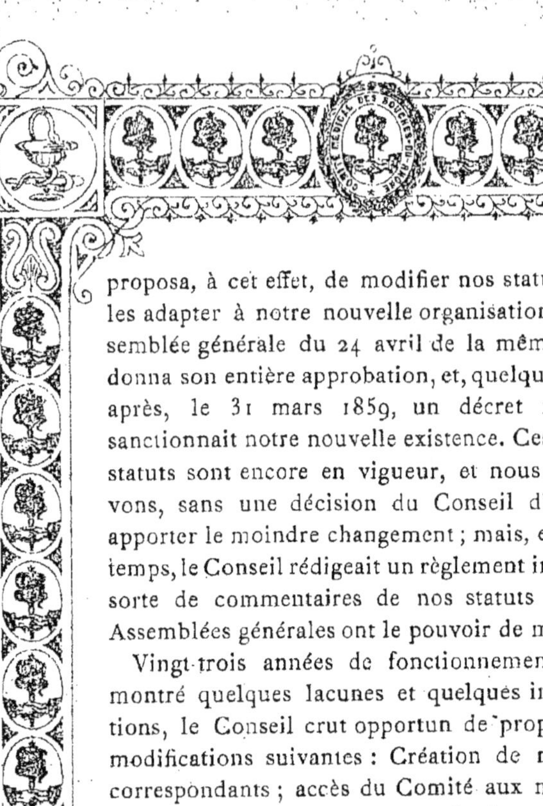

proposa, à cet effet, de modifier nos statuts pour les adapter à notre nouvelle organisation. L'Assemblée générale du 24 avril de la même année donna son entière approbation, et, quelque temps après, le 31 mars 1859, un décret impérial sanctionnait notre nouvelle existence. Ces mêmes statuts sont encore en vigueur, et nous ne pouvons, sans une décision du Conseil d'État, y apporter le moindre changement ; mais, en même temps, le Conseil rédigeait un règlement intérieur, sorte de commentaires de nos statuts que les Assemblées générales ont le pouvoir de modifier.

Vingt-trois années de fonctionnement ayant montré quelques lacunes et quelques imperfections, le Conseil crut opportun de proposer les modifications suivantes : Création de membres correspondants ; accès du Comité aux médecins étrangers au département ; cotisation portée à quinze francs ; suppression du droit d'admission ; Conseil réduit à quinze membres ; commission de secours et des finances réduite à six membres ; commission arbitrale pouvant, au besoin, s'ériger en conseil de discipline ; commission scientifique ouverte à tous les membres ; suppression des

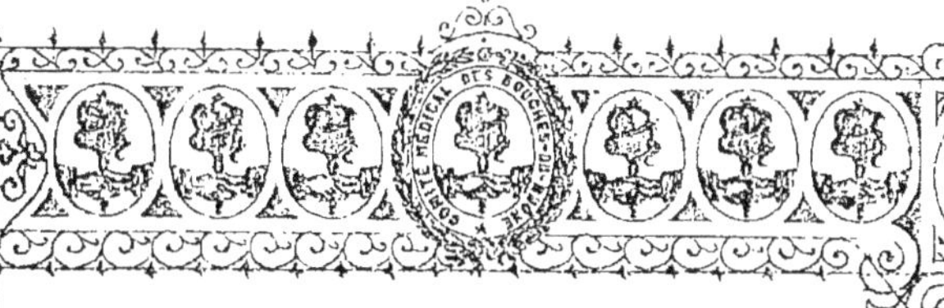

médailles d'ancienneté ; médaille d'encouragement décernée annuellement au plus méritant ;
consécration du droit au secours ; faculté au
président d'accorder un secours limité.

L'Assemblée générale du 8 novembre 1866,
dans laquelle ces diverses propositions devaient
être soumises, fut des plus orageuses. Un parti
pris d'hostilité contre le nouveau projet éclata
dès le début ; les opinions les plus contradictoires
et les plus diverses furent émises, plusieurs membres demandèrent la question préalable, et il
fallut, pour entendre la lecture des nouveaux
articles statutaires et règlementaires, rappeler
certains membres aux convenances dues entre
confrères. La lecture achevée, la discussion
recommença encore plus passionnée ; enfin, une
manœuvre obstructionniste termina la discussion :
les adversaires du projet quittèrent la séance en
grand nombre, pour que le vote devînt nul par
insuffisance des votants.

Le président et tout le Conseil démissionnè-
rent après cet incident et convoquèrent le Comité
à de nouvelles élections, le 15 février 1867. Dans
cet intervalle, l'apaisement s'était fait dans les

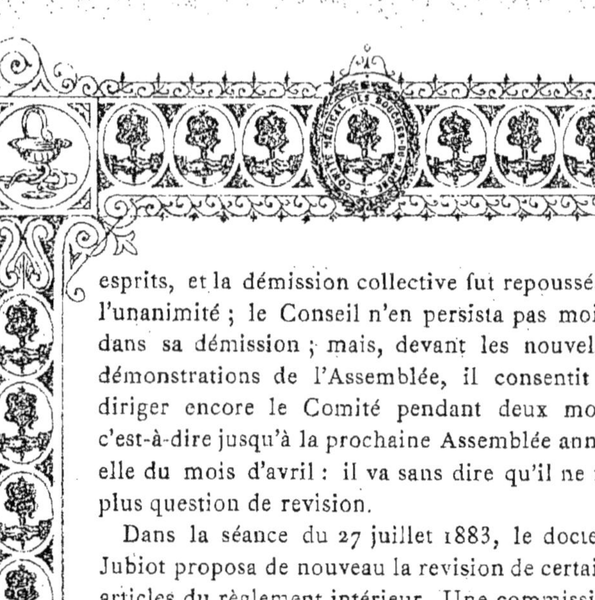

esprits, et la démission collective fut repoussée à l'unanimité ; le Conseil n'en persista pas moins dans sa démission ; mais, devant les nouvelles démonstrations de l'Assemblée, il consentit à diriger encore le Comité pendant deux mois, c'est-à-dire jusqu'à la prochaine Assemblée annuelle du mois d'avril : il va sans dire qu'il ne fut plus question de revision.

Dans la séance du 27 juillet 1883, le docteur Jubiot proposa de nouveau la revision de certains articles du règlement intérieur. Une commission fut nommée, qui proposa la suppression du conseil de discipline, de la caisse de retraite, et de l'article relatif aux réclames dans les journaux et par affiches. Cette suppression fut adoptée (séances du 30 novembre et 7 décembre 1883) après une discussion longue mais courtoise, et ratifiée par l'Assemblée générale du 25 avril 1884.

On sait qu'à l'origine de notre institution, P.-M. Roux, soit par amour des vanités de ce monde, soit par désir d'attirer un grand nombre de confrères au Comité, avait prodigué les diplômes et les médailles. Tout abonné au *Recueil des actes* pendant dix ans recevait un diplôme de

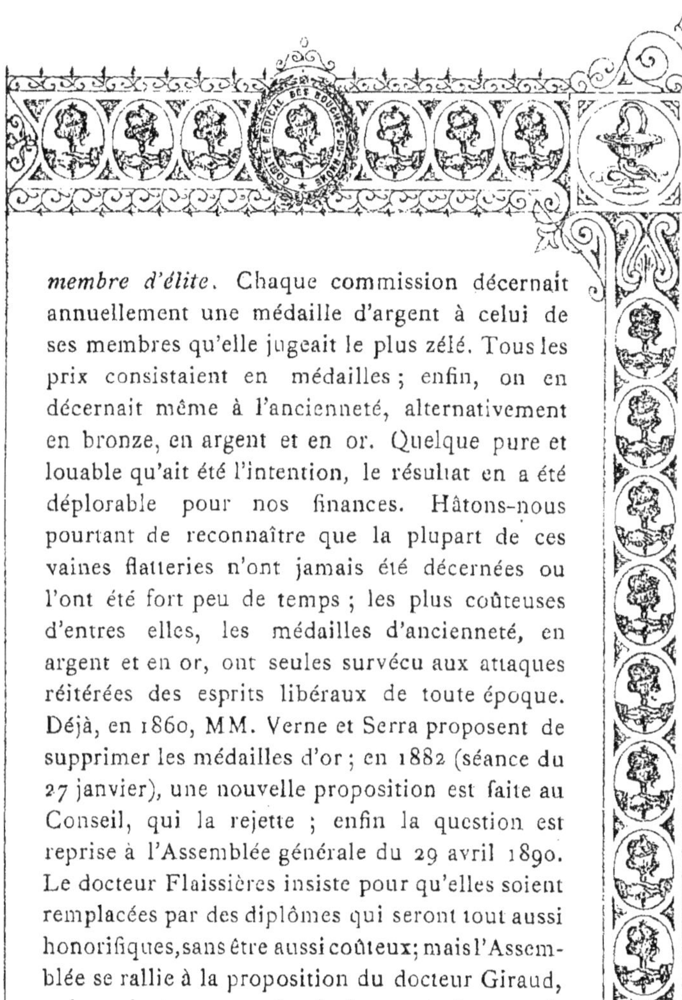

membre d'élite. Chaque commission décernait annuellement une médaille d'argent à celui de ses membres qu'elle jugeait le plus zélé. Tous les prix consistaient en médailles ; enfin, on en décernait même à l'ancienneté, alternativement en bronze, en argent et en or. Quelque pure et louable qu'ait été l'intention, le résultat en a été déplorable pour nos finances. Hâtons-nous pourtant de reconnaître que la plupart de ces vaines flatteries n'ont jamais été décernées ou l'ont été fort peu de temps ; les plus coûteuses d'entres elles, les médailles d'ancienneté, en argent et en or, ont seules survécu aux attaques réitérées des esprits libéraux de toute époque. Déjà, en 1860, MM. Verne et Serra proposent de supprimer les médailles d'or ; en 1882 (séance du 27 janvier), une nouvelle proposition est faite au Conseil, qui la rejette ; enfin la question est reprise à l'Assemblée générale du 29 avril 1890. Le docteur Flaissières insiste pour qu'elles soient remplacées par des diplômes qui seront tout aussi honorifiques, sans être aussi coûteux; mais l'Assemblée se rallie à la proposition du docteur Giraud, qui, voulant respecter les droits acquis, les suppri-

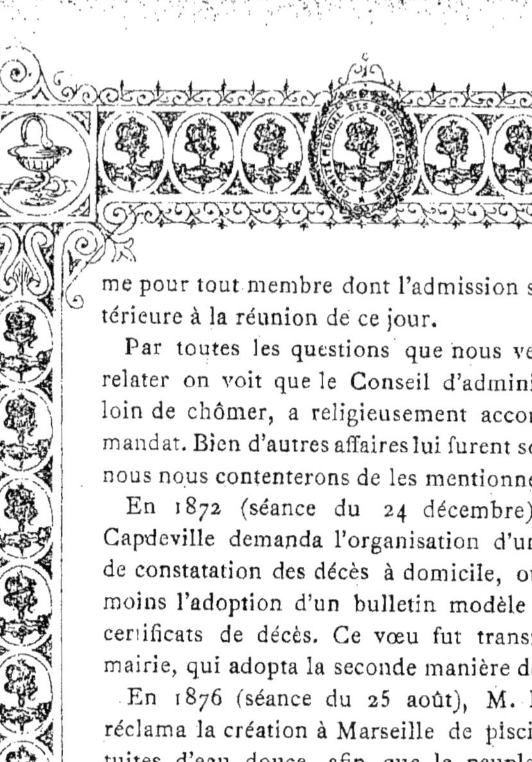

me pour tout membre dont l'admission sera postérieure à la réunion de ce jour.

Par toutes les questions que nous venons de relater on voit que le Conseil d'administration, loin de chômer, a religieusement accompli son mandat. Bien d'autres affaires lui furent soumises ; nous nous contenterons de les mentionner.

En 1872 (séance du 24 décembre), M. de Capdeville demanda l'organisation d'un service de constatation des décès à domicile, ou tout au moins l'adoption d'un bulletin modèle pour les certificats de décès. Ce vœu fut transmis à la mairie, qui adopta la seconde manière de faire.

En 1876 (séance du 25 août), M. Ménécier réclama la création à Marseille de piscines gratuites d'eau douce, afin que le peuple pût s'y baigner sans frais et sans déplacement, et satisfaire ainsi aux lois de l'hygiène. Ce vœu fut transmis à la municipalité.

La même année (séance du 6 septembre), le Conseil eut à s'occuper d'un service médical de nuit proposé par la Commission municipale. Tout en désirant ce service, le Conseil ne crut pas pouvoir accepter les offres de la municipalité qui

ne lui paraissaient pas sauvegarder suffisamment la dignité médicale.

En 1878 (séance du 21 juin), le Conseil émit le vœu que nos hôpitaux soient dotés d'internes en pharmacie. Transmis à la Commission administrative des hospices, ce vœu devint plus tard une réalité.

En 1891 (séance du 29 mai), le Conseil adhéra au vœu que M. Léon Lefort venait de présenter à l'Académie de médecine, vœu réclamant du parlement un projet de loi sur la protection de la santé publique.

Nous nous reprocherions de terminer ce compte rendu des travaux du Conseil d'administration, sans signaler sa conduite pendant cette époque désastreuse que Victor Hugo a justement appelée « l'année terrible ». A peine la nouvelle des premiers malheurs qui fondirent sur la patrie fut-elle connue, que le Conseil envoyait son obole pour secourir les blessés de nos armées ; plus tard, il versait deux cents francs à l'ambulance de la garde nationale de notre ville. En même temps, un de ses membres, le docteur Gillet, offrait au Comité le local de l'ancien Jardin des Plantes

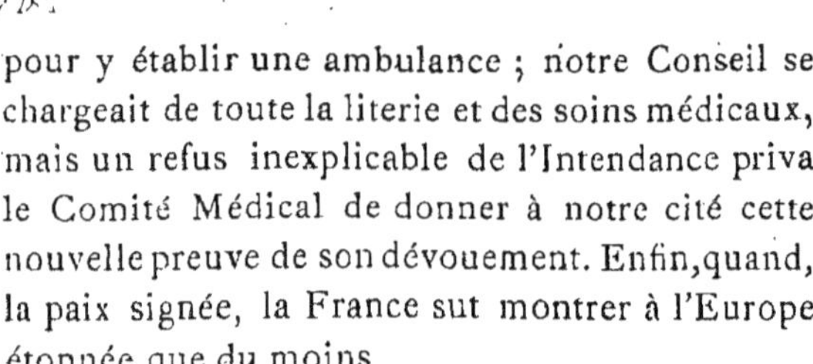

pour y établir une ambulance ; notre Conseil se
chargeait de toute la literie et des soins médicaux,
mais un refus inexplicable de l'Intendance priva
le Comité Médical de donner à notre cité cette
nouvelle preuve de son dévouement. Enfin, quand,
la paix signée, la France sut montrer à l'Europe
étonnée que du moins

    Ses malheurs n'avaient pas abattu sa fierté,

le Comité Médical fut un des premiers à suivre
ce grand mouvement national qui organisait une
souscription pour payer notre rançon de guerre.
Par un délibération du 7 janvier 1872, le Conseil
votait une somme de cinq cents francs pour la
libération du territoire.

Et maintenant, si nous voulons juger de l'arbre
par ses fruits, constatons avec un légitime orgueil
que jamais les membres de notre Association ne
furent plus nombreux, leur entente plus parfaite.
Si toutes les réformes désirables de notre profession ne se sont pas encore réalisées, la faute en est
à l'isolement du Comité Médical des Bouches-du-
Rhône ; si l'idée première du Congrès scientifique de France avait pu être mise à exécution, si
chaque département avait possédé son Comité

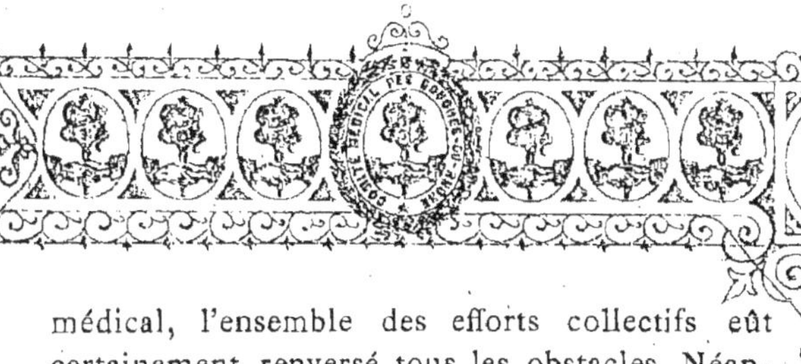

médical, l'ensemble des efforts collectifs eût
certainement renversé tous les obstacles. Néanmoins, les résultats acquis nous font bien augurer
de l'avenir. Après avoir subi quelques tempêtes,
évité plusieurs récifs, notre navire flotte aujour-
d'hui sur une mer plus paisible ; puissent nos
pilotes futurs avoir toujours pour eux les vents
et les étoiles !

Docteur J. Eyssautier. — Docteur E. Pluyette.
Docteur G. Vayssettes.

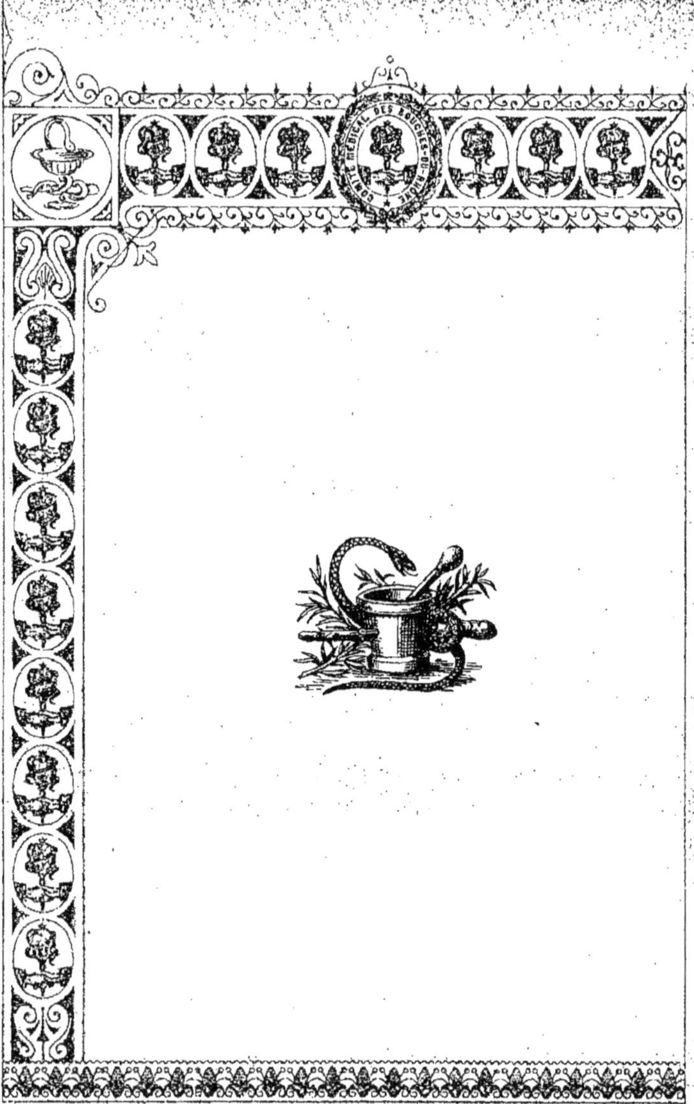

NÉCROLOGIE DU COMITÉ MÉDICAL (1)

1844

REIMONET , Lazare-Pierre-François-Bruno , (F.), pharmacien du Bureau de bienfaisance, membre de la Société royale de médecine, mort le 29 mai 1844, à l'âge de 65 ans. Le premier il se fit inscrire sur le tableau des membres du Comité Médical, le premier aussi il devait être inscrit sur son nécrologe.

JOURDAN, Joseph-Antoine-Jean-Gabriel-Ernest-Bruno, (F.), pharmacien à Orgon, né à Aubagne le 6 mai 1812, mort à Orgon le 30 septembre 1844.

GUIAUD, Jacques-Etienne-Marie, (F.), né aux Camoins (banlieue de Marseille) le 10 mars 1790, mort à Marseille le 1er octobre 1844. Outre sa thèse de doctorat en médecine, soutenue à Paris le 13 juin 1816, et intitulée : *Essai physiologique et pathologique sur*

------

(1) La lettre F placée après le nom indique les membres fondateurs, et la lettre A suivie d'une date indique l'année de l'admission.

le sommeil, Guiaud a publié plusieurs mémoires scientifiques et littéraires sous forme de communications à la *Société de médecine,* dont il fut successivement vice-secrétaire, secrétaire général et deux fois président, et à la *Société de statistique* qu'il présidait lors du décès du préfet de Villeneuve, son président honoraire. Il fut aussi médecin en chef de l'hospice des aliénés et il reçut une médaille de bronze pour son dévouement pendant l'épidémie cholérique de 1835.

1845

COMBAZ, François-Victor, (F.), pharmacien à Marseille, pharmacien de l'Intendance sanitaire, puis pharmacien en chef de l'Hôtel-Dieu, né le 10 juin 1767 à Chambéry (Savoie), mort à Marseille le 31 décembre 1845.

1846

LEYDET, Joseph-Etienne, (F.), pharmacien aux Martigues, né dans cette ville le 14 janvier 1808, y décédé le 26 juillet 1846.

ARNAUD, Jean-Henri-André, (F.), docteur en chirurgie à Aix-en-Provence, né à Aix le 30 novembre 1767, étudia la médecine à Paris, fit la campagne d'Italie comme *chirurgien-major du 27mo* d'infanterie légère, puis obtint au concours, en 1799, la place de *chirurgien-major gagnant maîtrise* à l'Hôtel-Dieu d'Aix. La thèse de doctorat en chirurgie qu'il soutint à Montpellier avait pour titre : *Essai sur les Fractures*

du col de *l'humérus et sur les Décollements de la tête de cet os.*

Arnaud exerça à Aix de nombreuses fonctions scientifiques et administratives : membre du Conseil municipal et du Conseil d'arrondissement, chirurgien-major de l'Hôtel-Dieu, médecin inspecteur des eaux thermales, médecin du collège et des prisons, etc. Il était chevalier de la Légion d'honneur. Sa mort, le 28 octobre 1836, fut une perte publique pour la ville d'Aix, qui lui a érigé un mausolée par souscription publique.

1847

DUNÈS, Louis-Joseph-Valentin, (F.), médecin à Marseille, né à Arles le 14 février 1765, reçu *maître en chirurgie* à Marseille le 1er avril 1790, membre de la Société de médecine, mort le 2 janvier 1847, à l'âge 82 ans.

DOLE, Jean-Claude, (F.), d'abord chirurgien militaire durant les campagnes du Consulat et de l'Empire, docteur en médecine à Montpellier le 17 février 1824, exerça successivement la médecine à Aigues-Mortes, à Eyguières et enfin à Marseille. Né à Dôle (Jura), le 28 septembre 1778, mort à Marseille le 21 avril 1847. Médaillé du choléra de 1835.

ROUX, François-Xavier, (F.), docteur en médecine, né à Marseille le 13 décembre 1799, mort à Eyguières le 9 mai 1847. Après avoir été chirurgien de la marine, il exerça la médecine à l'île Bourbon, puis à

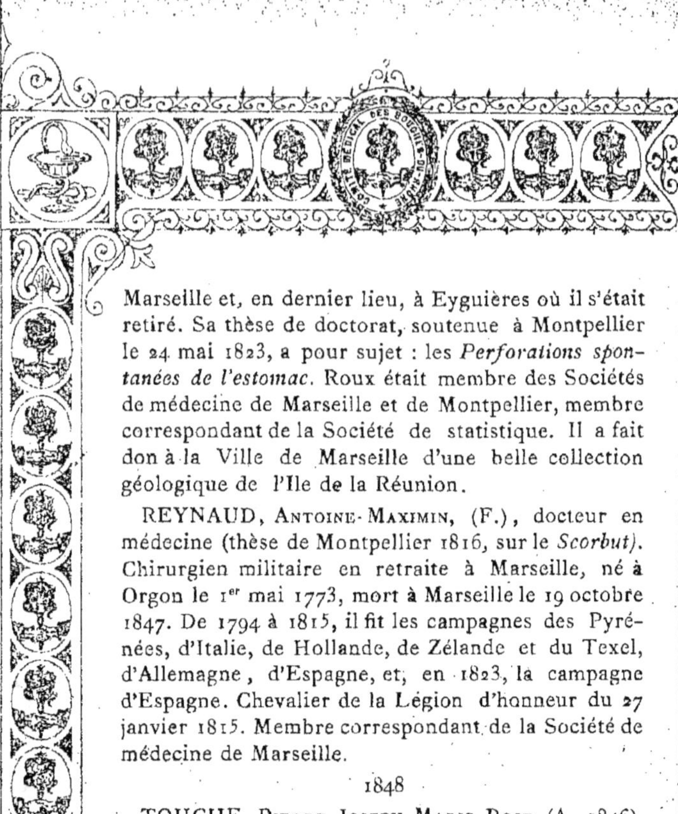

Marseille et, en dernier lieu, à Eyguières où il s'était retiré. Sa thèse de doctorat, soutenue à Montpellier le 24 mai 1823, a pour sujet : les *Perforations spontanées de l'estomac*. Roux était membre des Sociétés de médecine de Marseille et de Montpellier, membre correspondant de la Société de statistique. Il a fait don à la Ville de Marseille d'une belle collection géologique de l'Ile de la Réunion.

REYNAUD, Antoine-Maximin, (F.), docteur en médecine (thèse de Montpellier 1816, sur le *Scorbut*). Chirurgien militaire en retraite à Marseille, né à Orgon le 1er mai 1773, mort à Marseille le 19 octobre 1847. De 1794 à 1815, il fit les campagnes des Pyrénées, d'Italie, de Hollande, de Zélande et du Texel, d'Allemagne, d'Espagne, et, en 1823, la campagne d'Espagne. Chevalier de la Légion d'honneur du 27 janvier 1815. Membre correspondant de la Société de médecine de Marseille.

1848

TOUCHE, Pierre-Joseph-Marie-Rose, (A. 1846), docteur en médecine à Marseille, membre de la Société de médecine. Né le 20 mars 1785, mort le 3 février 1848. Ancien chirurgien militaire, blessé grièvement à la bataille de Albuera (Espagne), et réformé pour cette blessure. Sa thèse de doctorat (Montpellier, 1815), a pour sujet sa propre observation : *Dissertation sur une plaie pénétrante de l'abdomen, avec lésion du foie, produite par une arme à feu.*

BARDOUIN, Joseph, (F.), pharmacien à Marseille, né à Ongles (Basses-Alpes), le 21 mars 1800, mort le 8 mars 1848.

VERNET, Pierre-Joseph, (F.), docteur en chirurgie à Marseille, membre de la Société de médecine, à laquelle il a légué une grande partie de sa bibliothèque, chirurgien de 1re classe de la marine de 1792 à 1795. — Né à Moustiers (Basses-Alpes), le 12 septembre 1763, mort à Marseille le 15 mars 1848.

JEANSELME, Joseph-Louis-Gustave, (F.), né à Cassis (Bouches-du-Rhône), le 20 novembre 1809, mort le 8 juin 1848. Elève de Velpeau et de Vidal (de Cassis), il collabora à la *Gazette des Hôpitaux* et au *Dictionnaire des dictionnaires de médecine* et soutint à Paris, en 1842, sa thèse de doctorat sur la *Cure radicale du Varicocèle.* Il exerça la médecine pendant quatre ans à Marseille, où il fonda le journal médical : la *Clinique.* Etant encore étudiant, il reçut de la ville de Marseille une médaille de bronze pour son dévouement pendant le choléra de 1835.

SERRIER, Michel-Raymond, (F.), né à Toulon, le 2 septembre 1765. Chirurgien de la marine royale pendant quinze ans, il fut reçu docteur en médecine à Orange le 28 juin 1791. Obligé de s'expatrier pendant la Révolution, il vint plus tard s'établir à Marseille, où il fut médecin de l'Hôtel-Dieu, professeur de matière médicale et de thérapeutique à l'Ecole de médecine qui venait d'être fondée, et membre de la Société académique de médecine, fusionnée plus tard avec la Société royale de médecine. Il mourut à Marseille le 31 octobre 1848.

CARTIER , François-Charles, (F.) , médecin à Eyguières (Bouches-du-Rhône), né à Moncieux (Vaucluse), le 6 mai 1809, mort le 17 novembre 1848.

1849

ALLEMAND, Marc-Antoine, (F.), docteur en chirurgie à Marseille, né à Beaudun (Var), le 7 août 1766. Chirurgien des armées pendant trois ans, de 1793 à 1796, il soutint à Montpellier, le 22 ventôse au XII, une thèse ayant pour titre : *Mémoire sur les pansements relatifs à quelques cas de chirurgie.* On a de lui un certain nombre de mémoires et travaux communiqués à la *Société académique de Marseille* dans laquelle il occupa tour à tour les fonctions d'archiviste, de trésorier, de secrétaire général et de président. Il était également membre correspondant de l'Académie de médecine et de chirurgie de Naples, de la Société de médecine de Londres et de la Société de médecine de Suède. Décédé à Marseille le 14 avril 1849.

Allemand reçut une médaille de la ville pour le choléra de 1835. Parmi ses nombreuses publications scientifiques, nous citerons les suivantes : *Sur l'influence des Fluides galvanique et électrique sur l'économie animale, dans l'état sain et dans l'état pathologique. — Observation d'une opération de Lithotomie. - Cas*

*de Transposition des artères du bras. — Bons effets,
dans les maladies dartreuses, de l'emploi des Fumiga-
tions sulfureuses. — Colique des peintres. — Faits se
rattachant à la Fièvre des pays chauds, etc., etc.*

SEUX, Jean - Antoine - Sulpice, (F.), médecin à
Gémenos, né à L'Isle (Vaucluse), le 13 février 1767,
d'un père maître en chirurgie, comptait dans sa famille six médecins. Elève de Pamard, à Avignon, il
fut plus tard chirurgien militaire, assista au siège de
Toulon et fit partie de l'armée d'Italie. Il mourut le
21 mai 1849, à l'âge de 82 ans, à Gémenos, où il avait
exercé la médecine pendant vingt-cinq ans environ.

MOUSTIER, Barthélemy - Laurent, (A. 1847),
pharmacien, né à Gréasque (Bouches-du-Rhône), le 24
août 1820, mort du choléra, à Marseille, le 6 septembre 1849.

LIGNON, Gaspard, (F.), pharmacien à Tarascon,
né à Agde le 2 juin 1791, ancien pharmacien militaire à l'armée d'Espagne, mort à Tarascon le 4 juillet 1849.

GASTON, Louis-Hippolyte, (F.), chirurgien et maire d'Alleins (Bouches-du-Rhône), ancien chirurgien de
la marine, né à Alleins le 9 février 1792, y décédé le
9 novembre 1849.

1850

RAVEL, Jean-Louis, (F.), docteur en médecine,
membre de la Société académique de médecine, né à

Riez (Basses-Alpes), le 9 août 1795, mort à Marseille le 19 mars 1850. Externe et interne de l'Hôtel-Dieu de Marseille, puis officier de santé à Riez, il vint ensuite exercer la médecine à Marseille et se fit recevoir docteur en 1841, à l'âge de 46 ans.

1851

DELMAS, Eugène-Joseph, (A. 1847), médecin à Marseille, médecin de l'administration des douanes, né à Riez (Basses-Alpes), le 28 janvier 1798, mort à Marseille le 21 avril 1851.

1852

THUMIN, Jean-Baptiste-François-Marie-Casimir, (F.), pharmacien à Marseille, né dans cette ville, le 17 juillet 1795, mort le 26 décembre 1852.

1853

BARRAL, Blaise-Marius-Arnaud, (F.), docteur en médecine à Marseille, né le 4 février 1798, mort le 9 octobre 1853. Encore élève à l'Hôtel-Dieu de Marseille, il accepta, en 1821, la périlleuse mission de vivre séquestré pendant trois mois dans le Lazaret, pour soigner les malades atteints de fièvre jaune. Son dévouement fut récompensé par une médaille d'or du ministère. C'est là qu'il recueillit les éléments de sa thèse de doctorat soutenue à Montpellier, sur la *Fièvre jaune de Marseille observée au Lazaret*. Plus tard, il ne laissa passer aucune occasion de se dévouer dans

les épidémies de choléra de 1832, à Arles, de 1834 et
1835 à Marseille, à Saint-Chamas et à Toulon, de
1836 à Naples, de 1837 et 1849 à Marseille. Cette
honorable conduite valut au docteur Barral trois
médailles d'honneur et la décoration de chevalier de
l'Ordre de François 1er des Deux Siciles.

1854

NICOLAS, Joseph-Ange-André, (A. 1848), né à
Pertuis le 2 octobre 1805, reçu docteur en médecine
à Paris le 2 mai 1839, exerça la médecine d'abord dans
sa ville natale, puis à Barjols. Etabli à Marseille en
1848, il ne tarda pas à s'embarquer en qualité de
médecin commissionné sur les paquebots-poste de la
Méditerranée. En juin 1854, le choléra se déclara
parmi les troupes que transportait son paquebot
l'*Egyptus*. Le docteur Nicolas, atteint lui-même par
le fléau, y succomba à Constantinople le 15 juillet
1854.

JOUVE, Jean-Laurent, (F.), docteur en médecine,
né à Marseille le 30 août 1815. Elève de l'Ecole de
médecine de Marseille et interne de l'Hôtel-Dieu, il
soutint à Montpellier, le 22 juillet 1842, sa thèse sur
les *Variétés de l'érysipèle*. Jouve fut *membre du Conseil d'administration du Comité Médical*, membre de
la Société de médecine et médaillé du choléra de
1849. Il mourut du choléra à Marseille le 27 juillet
1854, victime de son dévouement.

DURANTY, Louis-Antoine-François-Félix, (A. 1845), docteur en médecine à Marseille, né dans cette ville le 18 mai 1817, mort victime du choléra le 8 août 1854. Nommé au concours interne à l'Hôtel-Dieu, en 1834, il se distingua pendant les épidémies cholériques de 1835 et 1837 et reçut une des médailles civiques votées le 29 mai 1838. Une médaille d'argent lui fut également décernée à l'occasion de l'épidémie de 1849. Sa thèse de doctorat, soutenue à Montpellier, est du 1ᵉʳ juin 1841.

ESPANET, Joseph-Denis, (F.), chirurgien à Cuges, né à la Ciotat le 8 avril 1778, d'une famille originaire de Cuges, fit la campagne d'Egypte en qualité de chirurgien de la marine française, soigna les pestiférés dans les hôpitaux de Damiette et d'Alexandrie et ne rentra en France qu'en 1803, après être resté deux ans prisonnier des Turcs. Etabli à Cuges jusqu'en 1811, il reprit du service dans la marine, de 1811 à 1814, époque à laquelle il fut licencié, et revint exercer la médecine dans son pays natal. En 1821, il retourna en Egypte, où il fut employé comme chirurgien dans divers hôpitaux militaires. Clot-Bey le fit nommer dans la flotte égyptienne en qualité d'aide-major. Il assista à la bataille de Navarin et, plus tard, à l'expédition de Syrie et à la prise de Saint-Jean-d'Acre sous les ordres d'Ibrahim-Pacha, avec le grade de chirurgien-major du vaisseau amiral. De retour à Alexandrie, il fut nommé chirurgien en chef

de la flotte égyptienne. Obligé par ses longues fatigués et ses infirmités à rentrer en France, il se retira en 1836 à Cuges, où il mourut le 6 septembre 1854.

DEMOLINS, Jean-Baptiste-André-Abdon, (F.), docteur en médecine à Marseille, né à la Cadière (Var) le 17 décembre 1814, mort à Marseille le 12 octobre 1854. Médaillé du choléra en 1849. Thèse de doctorat à Montpellier (12 août 1842), sur l'*Hémorrhagie par insertion vicieuse du placenta*.

1855

AVIENY-FLORY, Jacques-Emile-Adrien, (F.), docteur en médecine à Marseille, né à Marseille le 22 juin 1797, mort le 29 juillet 1855. Elève externe de l'Hôtel-Dieu de Marseille, puis chirurgien naviguant, il acheva ses études à Montpellier, où il soutint sa thèse inaugurale, le 16 août 1820, sur la *Maladie dite Fièvre jaune qui règne à la Guadeloupe*. Il pouvait en parler par expérience, l'ayant observée pendant sept mois de séjour aux Antilles et ayant été lui-même atteint de cette terrible maladie. Etabli à Marseille, il fut admis comme membre de la Société royale de médecine, au sein de laquelle il prit une part importante aux discussions retentissantes de cette époque, sur la nature et la contagiosité de la fièvre jaune. Il publia également plusieurs mémoires : sur la *Variole*, sur l'*emploi du Copahu dans la blennorrhagie*, sur les *bons effets des bains de Sublimé dans la syphilis*, etc. Flory donna des preuves de dévouement pendant

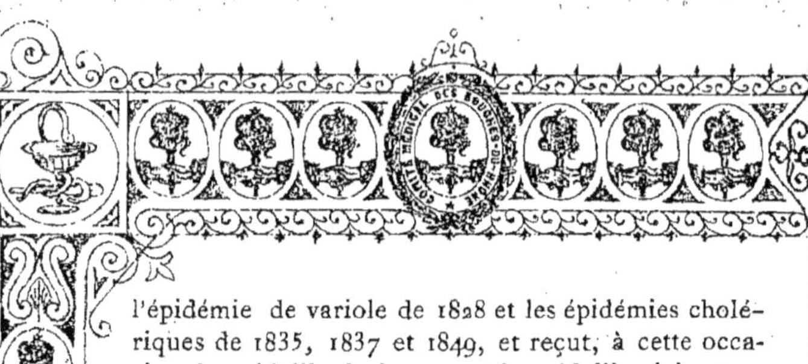

l'épidémie de variole de 1828 et les épidémies cholériques de 1835, 1837 et 1849, et reçut, à cette occasion, la médaille de bronze et la médaille civique en argent décernée par la Ville en 1835 et 1850.

BATIGNE, Louis-Paul, (F.) docteur en médecine à Marseille, né à Montpellier le 13 septembre 1797, mort du choléra à Marseille le 15 septembre 1855. Il fut successivement externe, puis chirurgien chef externe à l'hôpital Saint-Eloi de Montpellier, aide-major de la légion de l'Hérault, chirurgien chef interne de l'Hôtel-Dieu de Marseille, chef des travaux anatomiques à l'Ecole de médecine. Ces titres, tous obtenus au concours, et son habileté opératoire lui avaient acquis une réputation méritée. Il était membre de la Société royale de médecine de Marseille et du Cercle chirurgical de Montpellier, médaillé du choléra de 1849. Sa thèse de doctorat (Montpellier, 5 mars 1825) dédiée à son père, le professeur Batigne (de Montpellier) et à ses maîtres Moulaud et Broussonnet, a pour titre : *Propositions générales sur les ligatures des vaisseaux artériels.*

DANIEL, Adolphe-François, (F.), docteur en médecine, né à Marseille le 1er janvier 1818, mort victime du choléra le 1er octobre 1855. Membre de la Société de médecine et du Conseil d'hygiène, chirurgien-major de la garde nationale. Médaillé du choléra en 1835, 1849 et 1854. Docteur de Montpellier le 31 juillet 1832. Thèse intitulée : *Essai sur les Hémorrha-*

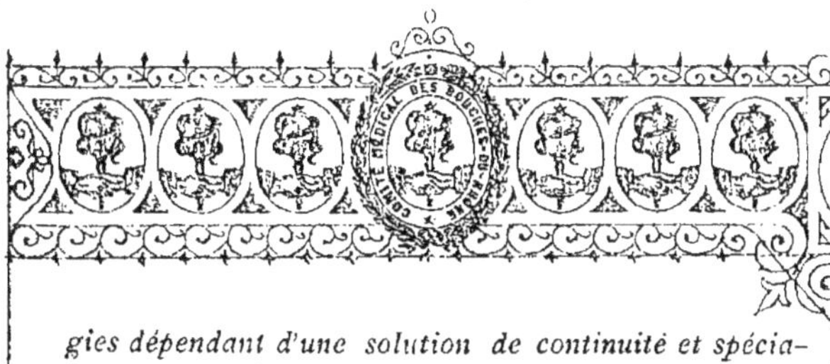

gies dépendant d'une solution de continuité et spécialement sur les Hémorrhagies traumatiques. Il fut *Inspecteur* du Comité Médical.

CAUVIÈRE, (F.), né à Marseille le 13 octobre 1780, mort le 12 octobre 1858, à l'âge de 78 ans, commença ses études médicales à Marseille, où il fut interne à l'Hôtel-Dieu ; fit la campagne d'Italie en qualité d'officier de santé de l'armée et alla ensuite achever ses études à la Faculté de Paris, où il se fit remarquer au premier rang et devint répétiteur de cours.

Le docteur Cauvière, de retour dans sa ville natale, acquit rapidement, grâce à l'étendue de ses connaissances, à son esprit d'élite et à son remarquable talent de parole, une réputation justifiée qui alla toujours grandissant. Nommé chirurgien en chef de l'Hôtel-Dieu, sous Moulaud, il devint professeur et, plus tard, directeur de l'Ecole de médecine.

Bienfaiteur du Comité Médical, à qui il a légué une somme de 25.000 francs, Cauvière n'oublia pas non plus, dans ses dons généreux, l'Ecole de médecine et l'Hôtel-Dieu, qui reçut de lui un legs de 50.000 francs. En reconnaissance de cette libéralité et des longs services de Cauvière comme chirurgien des hôpitaux, une des salles de la clinique chirurgicale de cet hôpital a pris le nom de salle Cauvière.

1858

DUCROS, Jean-Baptiste-Antoine, (F.), originaire

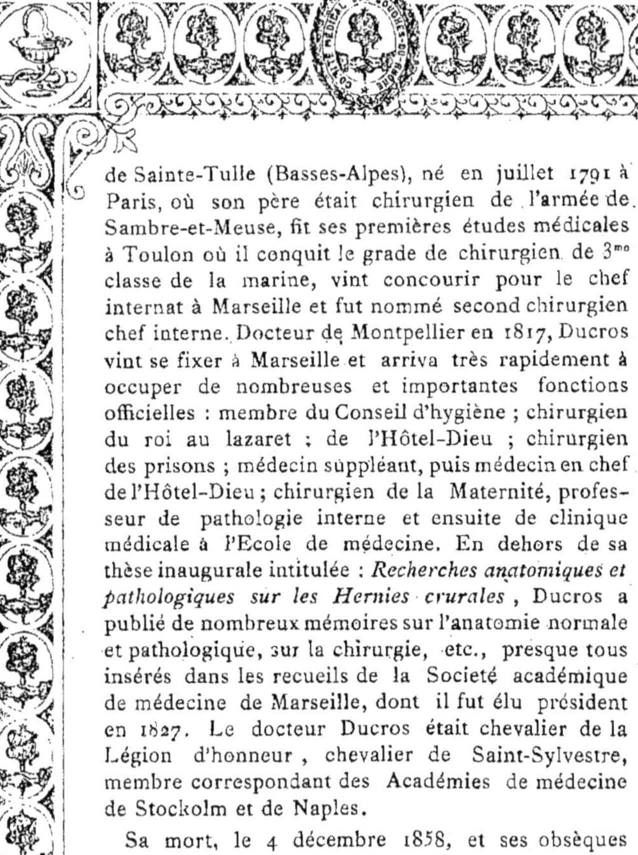

de Sainte-Tulle (Basses-Alpes), né en juillet 1791 à Paris, où son père était chirurgien de l'armée de Sambre-et-Meuse, fit ses premières études médicales à Toulon où il conquit le grade de chirurgien de 3me classe de la marine, vint concourir pour le chef internat à Marseille et fut nommé second chirurgien chef interne. Docteur de Montpellier en 1817, Ducros vint se fixer à Marseille et arriva très rapidement à occuper de nombreuses et importantes fonctions officielles : membre du Conseil d'hygiène ; chirurgien du roi au lazaret ; de l'Hôtel-Dieu ; chirurgien des prisons ; médecin suppléant, puis médecin en chef de l'Hôtel-Dieu ; chirurgien de la Maternité, professeur de pathologie interne et ensuite de clinique médicale à l'Ecole de médecine. En dehors de sa thèse inaugurale intitulée : *Recherches anatomiques et pathologiques sur les Hernies crurales*, Ducros a publié de nombreux mémoires sur l'anatomie normale et pathologique, sur la chirurgie, etc., presque tous insérés dans les recueils de la Société académique de médecine de Marseille, dont il fut élu président en 1827. Le docteur Ducros était chevalier de la Légion d'honneur, chevalier de Saint-Sylvestre, membre correspondant des Académies de médecine de Stockolm et de Naples.

Sa mort, le 4 décembre 1858, et ses obsèques célébrées aux frais des hospices de Marseille auxquels il avait légué la plus grande partie de sa fortune, furent l'objet d'une manifestation sympathique imposante qui se renouvela le 22 janvier suivant, au moment du transfert de ses restes dans son pays natal, à Sainte-Tulle.

Le Comité Médical a eu une part dans les libéralités de ce généreux confrère et l'a inscrit sur le tableau de ses bienfaiteurs. L'administration des hôpitaux a voulu honorer sa mémoire en donnant le nom de Ducros à une des salles de la clinique médicale de l'Hôtel-Dieu.

1860

BEAUPRÉ, Frédéric, (F.), docteur en médecine à Marseille.

BREMOND, Joseph-Marie-Fortuné, (A. 1855-56), docteur en médecine à Marseille, reçu docteur à Paris le 12 mai 1819.

SARMET, Jean-Benjamin, (F.), docteur en médecine à Marseille. Diplôme de Montpellier du 22 août 1820.

1861

ROUGIER, François-Marie, (F.), médecin à Marseille, né à Marseille le 15 août 1814, y décédé le 11 mars 1861. Reçu officier de santé à Marseille le 17 novembre 1837, il exerça la médecine d'abord à Aiguilles (Bouches-du-Rhône) et plus tard dans la banlieue, aux Crottes. Il se fit connaître surtout comme médecin

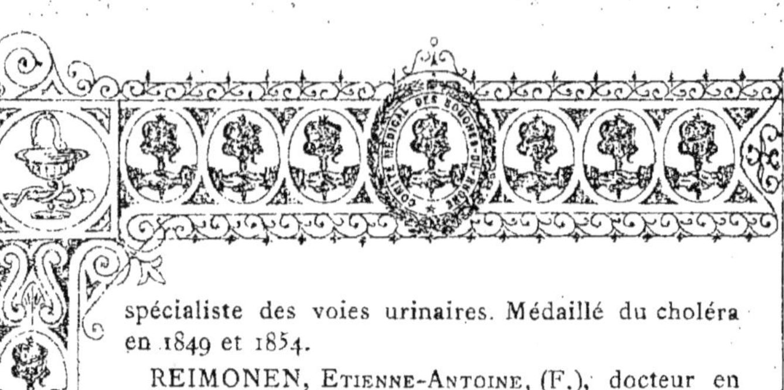

spécialiste des voies urinaires. Médaillé du choléra en 1849 et 1854.

REIMONEN, Etienne-Antoine, (F.), docteur en médecine à Cuges (B.-du-Rh.), né à Cuges le 12 mars 1795, fit ses études à Marseille où il fut interne de l'Hôtel-Dieu, les termina à Paris et à Montpellier où il soutint, le 13 juillet 1818, sa thèse inaugurale intitulée : *Essai sur le tabac.* Botaniste distingué, il fut maire de sa commune et administrateur du Bureau de bienfaisance. Mort à Cuges le 20 mai 1861.

On cite de Reimonen un trait qui mérite d'être rapporté comme un exemple de confraternité médicale. Un de ses confrères, Espanet, qui avait fait la campagne d'Egypte et navigué au service de l'Etat, s'était retiré à Cuges, plein d'infirmités, avancé en âge, dans le besoin et ayant une famille dont la plupart des membres étaient affligés, comme lui, d'une cécité presque complète.

Reimonen le fit nommer médecin du Bureau de bienfaisance, et comme il lui était matériellement impossible d'en remplir les fonctions, il se chargea lui-même de ce pénible service.

REIMONET, Henry-Joseph, (F.), pharmacien à Marseille, né à Marseille le 15 juillet 1815, mort dans cette ville le 25 juin 1861.

Fils d'un ancien membre du Comité Médical, Lazare Reimonet, Henry fit ses études à Marseille, où il fut reçu pharmacien le 19 octobre 1839. Il fut pharmacien

en chef du Bureau de bienfaisance, l'un des fonda_
teurs de la Société de Pharmacie, correspondant de
l'Institut médical de Valence (Espagne), bibliothécaire
de la Société nationale de médecine, *membre du Conseil d'administration et bibliothécaire du Comité Médical*, médaillé du choléra de 1835 et 1849. Sa grande
érudition sur notre histoire locale le fit nommer, le
1ᵉʳ avril 1857, à la place d'archiviste adjoint de la
Mairie de Marseille, où il put satisfaire son goût passionné pour les recherches historiques. Reimonet a
publié plusieurs *travaux sur l'histoire de Marseille
et de la Provence*

GOUIRAND, Joseph-Isidore-Eulalie, (F.), pharmacien à Marseille, obtint son diplôme à l'Ecole de
pharmacie de Paris le 22 novembre 1828.

Quoique exerçant exclusivement la pharmacie, il
se fit recevoir officier de santé, pour se consacrer
avec plus de facilité et d'autorité à l'art des embau-
mements. Membre de la Société de médecine, de la
Société de statistique, membre fondateur de la Société
de pharmacie, pharmacien de la Société de bienfaisance et de charité, pharmacien du Chemin de fer,
membre et secrétaire du Jury médical des Bouches-
du-Rhône, Gouirand fut également un des membres
fondateurs et un des dignitaires les plus zélés et les plus
assidus du Comité Médical. Il remplit dans notre Association les fonctions de *secrétaire de la Commission
arbitrale et de membre du Conseil d'administration.*

On lui doit plusieurs rapports importants et de
nombreuses publications parmi lesquelles on peut
citer :

*Mémoire sur la réorganisation de la Pharmacie en
France* (adressé au ministre de l'Instruction publique).
— *Rapport d'expertise, à la Cour d'assises d'Aix, sur
des terres, cendres et diverses substances trouvées
chez de faux monnayeurs. — Rapport sur l'analyse
d'un lignite imparfait ou bois bitumineux, découvert
aux environs d'Apt* (Vaucluse). — *Rapport sur l'eau
minérale de Saint-Galmier. — Mémoire sur le Copahu
et sur quelques-unes de ses préparations. — Répétition
des observations de M. Mialhe sur la transformation
du Calomel en Sublimé corrosif dans certains cas pathologiques.* — Etc., etc.

Joseph Gouirand, né à Marseille le 29 avril 1804,
est mort dans cette ville le 8 décembre 1861.

DAIME, François-Désiré, cadet, (A. 1857), médecin
à Marseille, né à Aix le 1er février 1825, reçu officier
de santé à Marseille en 1849, exerça d'abord à Vitrolles (Bouches-du-Rhône), puis à Marseille où il mourut le 21 décembre 1861, à la veille d'obtenir son
diplôme de docteur en médecine.

1862

GALL, André-Alexis, (F.), né à Aix le 17 juillet 1795, pharmacien à Marseille, mort dans cette
ville le 25 janvier 1862. Diplômé du 10 janvier 1821.

GASQUET, Mathieu-Antoine-Régulus, (F.), méde-
cin à Marseille, fit ses études dans cette ville, prit part
aux guerres de l'Empire comme chirurgien, à bord
d'un corsaire de l'Etat, fut fait prisonnier de guerre
et envoyé sur les pontons par les Anglais. Revenu à
Marseille, il obtint son diplôme d'officier de santé le
10 janvier 1821 et s'établit dans la banlieue, à Saint-
Jérôme, où il exerça la médecine pendant plus de
vingt ans. Vers la fin de sa vie, des raisons de santé
le ramenèrent dans la ville. Gasquet était né le 10
septembre 1794 à Marseille, où il mourut, le 18 février 1862. Il était médaillé du choléra de 1835 et 1849
et décoré de la médaille de Sainte-Hélène.

REVEST, Joseph, (F.), docteur en médecine à Marseille, né à Oraison (Basses-Alpes), le 12 mai 1800,
mort à Marseille le 25 avril 1862. Après avoir exercé
la médecine à Marseille pendant dix ans avec le titre
d'officier de santé, Revest obtint le diplôme de docteur à Montpellier, le 10 août 1831. Sa thèse a pour
titre : *Considérations sur quelques cas pathologiques
dus à la présence des vers dans le tube intestinal de
l'homme.* Il fut *membre du Conseil d'administration
et Inspecteur du Comité Médical*, membre correspon-
du Cercle médical et de la Société de médecine pratique de Montpellier.

AILHAUD, Jean-Antoine-Louis, docteur en médecine à Marseille, né à Digne (Basses-Alpes), le 13
novembre 1782, mort à Marseille le 12 mai 1862.

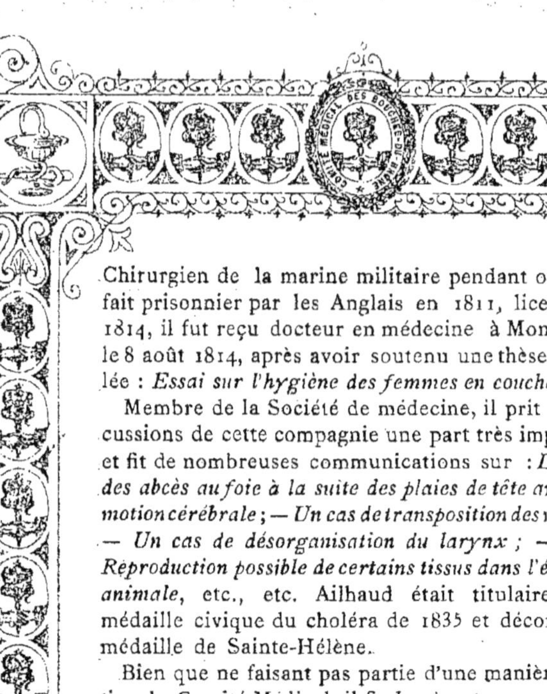

Chirurgien de la marine militaire pendant onze ans, fait prisonnier par les Anglais en 1811, licencié en 1814, il fut reçu docteur en médecine à Montpellier, le 8 août 1814, après avoir soutenu une thèse intitulée : *Essai sur l'hygiène des femmes en couche.*

Membre de la Société de médecine, il prit aux discussions de cette compagnie une part très importante et fit de nombreuses communications sur : *La cause des abcès au foie à la suite des plaies de tête avec commotion cérébrale ; — Un cas de transposition des viscères ; — Un cas de désorganisation du larynx ; — sur la Réproduction possible de certains tissus dans l'économie animale*, etc., etc. Ailhaud était titulaire d'une médaille civique du choléra de 1835 et décoré de la médaille de Sainte-Hélène.

Bien que ne faisant pas partie d'une manière effective du Comité Médical, il fit don à notre association, à laquelle il était profondément dévoué, d'une somme de 1250 francs provenant du legs du docteur Ducros, et qui lui avait été attribuée. Le Comité lui vota une médaille d'or en souvenir de cette libéralité et, après sa mort, une nouvelle somme de 500 francs fut versée par son fils, M. Aimé Ailhaud, à notre caisse de secours.

DEVILLE, Jean-Joseph-Jules, (F.), docteur en médecine à Marseille, né à Saint-Paul Trois-Châteaux (Drôme), le 21 mai 1803, mort à Marseille le 9 juin 1862, docteur de Montpellier (30 août 1833 ; —Thèse sur la *fistule vésico-vaginale*, — Membre de la Société chirurgicale de Montpellier.

MARTIN, Jean-Joseph-Alexis, (A. 1851-52), docteur en médecine à Marseille. né à Courbons, (Basses-Alpes), le 15 mai 1791, mort à Marseille le 9 août 1862, fit ses études médicales dans les hôpitaux de Marseille où il fut nommé au concours, avec le n° 1, sur 12 candidats (1808). Nommé également, au concours, chirurgien de 3° classe de la marine, à Toulon, il servit dans l'armée de mer du 12 mai 1811 au 30 juin 1814. Il soutint à Paris, le 26 août 1820, sa thèse de doctorat en médecine intitulée : *Dissertation sur la Nostalgie*, et reprit du service dans l'armée de terre où il fut successivement, chirurgien aide-major des hussards de la Manche (2° hussards), chirurgien major du 57° de ligne, chirurgien major de 1re classe à l'hôpital militaire de Colmar. Après trente ans de service et cinq campagnes (Espagne, Martinique, Morée, Algérie), il fut retraité en 1848 et vint se fixer à Marseille.

La liste de ses travaux comprend surtout de nombreux *rapports et observations adressés au Conseil de santé des armées*, dont plusieurs ont trouvé place dans les *Archives de médecine militaire.*

Le docteur Martin (de Courbons) était membre associé de la Société linnéenne de Bordeaux, de la Société médicale du Haut-Rhin, de la Société royale académique de Nantes, *Membre du Conseil d'adminis-*

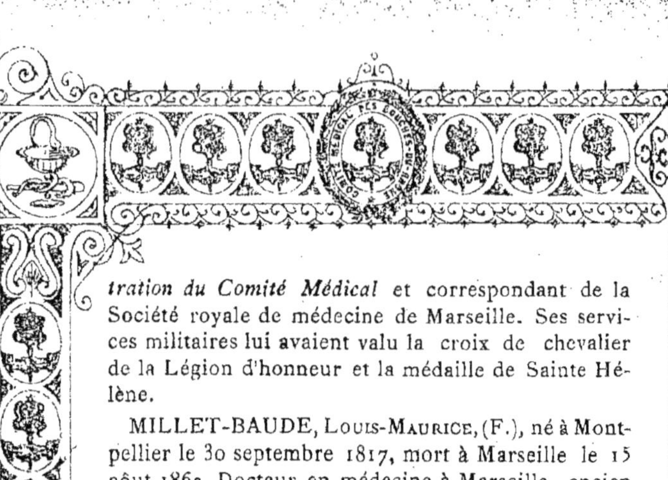

tration du Comité Médical et correspondant de la Société royale de médecine de Marseille. Ses services militaires lui avaient valu la croix de chevalier de la Légion d'honneur et la médaille de Sainte Hélène.

MILLET-BAUDE, Louis-Maurice, (F.), né à Montpellier le 30 septembre 1817, mort à Marseille le 15 aôut 1862. Docteur en médecine à Marseille, ancien interne à l'Hôtel-Dieu, médaille d'argent (choléra 1849). Thèse de Montpellier (31 août 1843) : *Essai sur l'utilité de l'étude des causes des maladies et sur les sophismes à éviter dans leur recherche.*

1863

MAGAIL, Joseph - Marcelin, (F.), docteur en chirurgie à Marseille, né à Mons (Var) le 9 mars 1784, décédé à Marseille le 19 janvier 1863, reçu docteur en chirurgie à Montpellier le 17 août 1813, après avoir soutenu une thèse sur *L'Opération de la Cataracte par abaissement.*

Elève, collaborateur et ami de Cauvière, Magail acquit bientôt une renommée étendue comme praticien et comme accoucheur. A la Société nationale de médecine, dont il fut successivement archiviste, trésorier, vice-président et président, il communiqua de nombreux travaux scientifiques, publiés dans les recueils de cette compagnie. On peut citer, parmi les plus importants : *Mémoire sur la Délivrance et les*

*dangers de la précipiter. — Définition de l'Avortement
et des fausses couches. —Considérations sur les Can-
cers de l'Utérus, — sur les Perforations de l'Urèthre et
du Rectum. — Cas intéressant de Laryngotomie. —
Empyème pratiqué avec succès dans un cas d'épanche-
ment au côté droit de la poitrine. — Gangrènes séniles
par altération des vaisseaux. — Régénération des os.
— Efficacité de la Teinture d'iode dans l'hydrocèle.
— Etc., etc.*

Membre fondateur du Comité Médical des Bouches-
du-Rhône, le docteur Magail père en fut le *président*,
en 1854. L'Académie de médecine de Cadix l'avait
élu membre correspondant et la municipalité de Marseille lui a décerné deux médailles d'honneur pour
son dévouement pendant les épidémies de choléra de
1835 et 1849. Enfin, le 3 décembre 1853, il reçut la
croix de chevalier de la Légion d'honneur.

AUBANEL, Honoré, (F.), docteur en médecine, né
à Auriol (Bouches-du-Rhône), le 4 novembre 1811,
mort à Marseille le 28 janvier 1863, médecin en chef
de l'asile des aliénés de Marseille, chevalier de la
Légion d'honneur, fit ses études médicales à Paris,
où il fut interne à Bicêtre et soutint, le 21 août 1839,
sa thèse inaugurale *sur les Hallucinations.* C'est sous
sa direction que les aliénés furent transférés de
l'hospice Saint-Lazare au nouvel asile Saint-Pierre,
à l'installation duquel il procéda et dont il fit un établissement modèle. Il publia de nombreux travaux

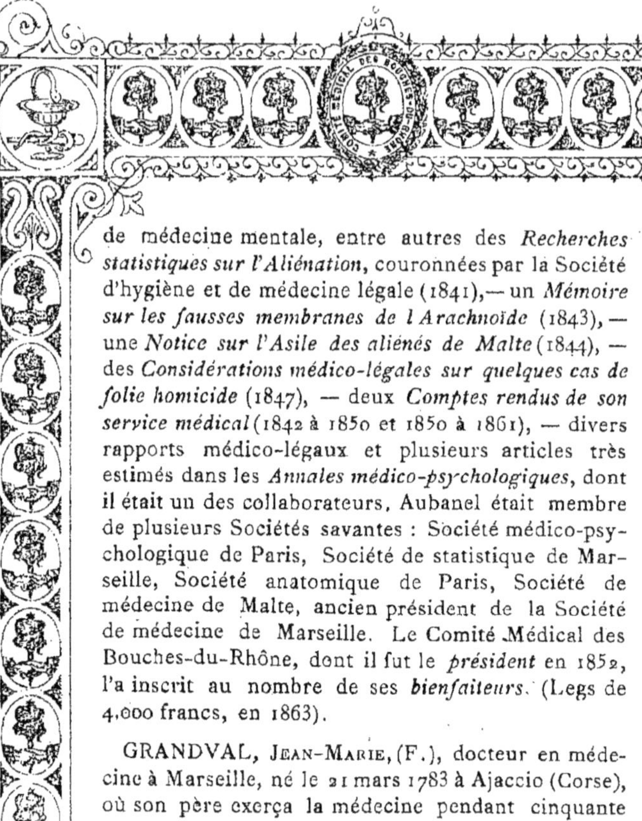

de médecine mentale, entre autres des *Recherches statistiques sur l'Aliénation*, couronnées par la Société d'hygiène et de médecine légale (1841),— un *Mémoire sur les fausses membranes de l Arachnoïde* (1843), — une *Notice sur l'Asile des aliénés de Malte* (1844), — des *Considérations médico-légales sur quelques cas de folie homicide* (1847), — deux *Comptes rendus de son service médical* (1842 à 1850 et 1850 à 1861), — divers rapports médico-légaux et plusieurs articles très estimés dans les *Annales médico-psychologiques*, dont il était un des collaborateurs. Aubanel était membre de plusieurs Sociétés savantes : Société médico-psychologique de Paris, Société de statistique de Marseille, Société anatomique de Paris, Société de médecine de Malte, ancien président de la Société de médecine de Marseille. Le Comité Médical des Bouches-du-Rhône, dont il fut le *président* en 1852, l'a inscrit au nombre de ses *bienfaiteurs*. (Legs de 4,000 francs, en 1863).

GRANDVAL, Jean-Marie, (F.), docteur en médecine à Marseille, né le 21 mars 1783 à Ajaccio (Corse), où son père exerça la médecine pendant cinquante ans, mourut à Marseille le 9 octobre 1863. Il fit presque toute sa carrière dans la chirurgie militaire (campagnes de 1799, 1800 et 1801 à l'armée d'Italie, de 1804 et 1805 au camp de Brest, d'Austerlitz, de 1806 et 1807, en Allemagne, Prusse et Pologne, de 1808, 1809, 1810. 1811 et 1812 aux armées d'Espagne et de Portugal.),

Au moment de sa retraite, en 183o, il vint se fixer à
Marseille où son frère, grand.industriel, était à la tête
d'une importante raffinerie de sucre. Sa thèse de doctorat sur les *Avortements*, soutenue à Montpellier,
est du 3o mai 1815. Le docteur Grandval était
chevalier de la Légion d'honneur et médaillé de
Sainte-Hélène.

D'ASTROS, Joseph-Jacques-Léon, (F.), docteur
en médecine, né à Tourves (Var), le 15 novembre 1780,
mort à Aix le 31 décembre 1863, appartenait à une
ancienne famille issue des Vintimille, et comptait
parmi ses plus proches parents plus d'un nom célèbre.
Son père, Louis d'Astros, notaire royal à Tourves,
avait été reçu avocat au Parlement de Paris. Sa mère
était la sœur de l'illustre Portalis. Son frère devint
le cardinal d'Astros, archevêque de Toulouse, et lui-
même, après avoir reçu le diplôme de docteur à
Montpellier le 3o messidor an XI, épousa la sœur
de son compatriote, le professeur Rostan, de la
Faculté de Paris.

Après des études médicales très complètes à Montpellier et à Paris, le docteur Léon d'Astros vint s'établir à Marseille, à peine âgé de 23 ans, en thermidor
an XI, et s'y créa rapidement une situation des plus
honorables. Dès l'année suivante nous le voyons
nommé médecin de la Miséricorde, membre de la
Société de médecine et du Jury médical des Bouches-
du-Rhône. Malheureusement, des raisons de santé

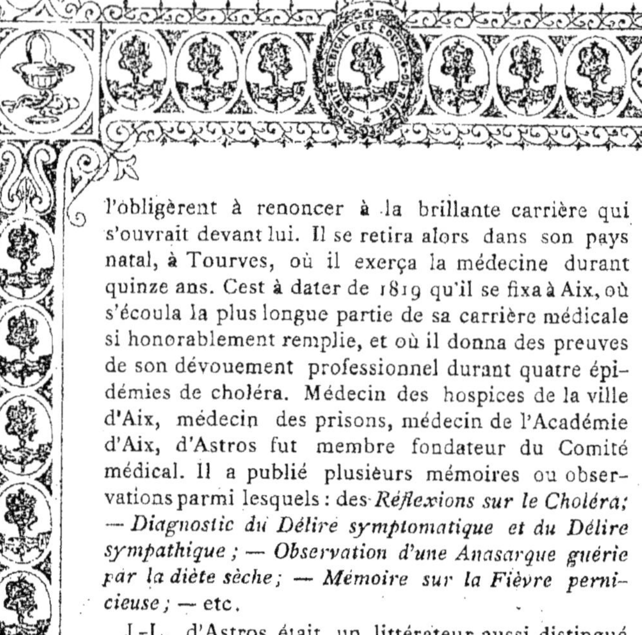

l'obligèrent à renoncer à la brillante carrière qui s'ouvrait devant lui. Il se retira alors dans son pays natal, à Tourves, où il exerça la médecine durant quinze ans. C'est à dater de 1819 qu'il se fixa à Aix, où s'écoula la plus longue partie de sa carrière médicale si honorablement remplie, et où il donna des preuves de son dévouement professionnel durant quatre épidémies de choléra. Médecin des hospices de la ville d'Aix, médecin des prisons, médecin de l'Académie d'Aix, d'Astros fut membre fondateur du Comité médical. Il a publié plusieurs mémoires ou observations parmi lesquels : des *Réflexions sur le Choléra; — Diagnostic du Délire symptomatique et du Délire sympathique ; — Observation d'une Anasarque guérie par la diète sèche; — Mémoire sur la Fièvre pernicieuse ;* — etc.

J.-L. d'Astros était un littérateur aussi distingué que médecin savant et consciencieux. Ses poésies françaises et surtout ses *Œuvres provençales (fables, contes, discours provençaux,* etc.) sont regardées comme un modèle de spirituelle élégance, de finesse et de naturel. Il est considéré, à bon droit, comme l'un des précurseurs de la Renaissance provençale dont il présida l'une des premières assises, tenue à Aix le 21 août 1853, sous le nom de *Roumavagi dei Troubaire.*

Le 20 octobre 1889, la ville de Tourves a célébré par de grandes fêtes publiques la cérémonie d'inau-

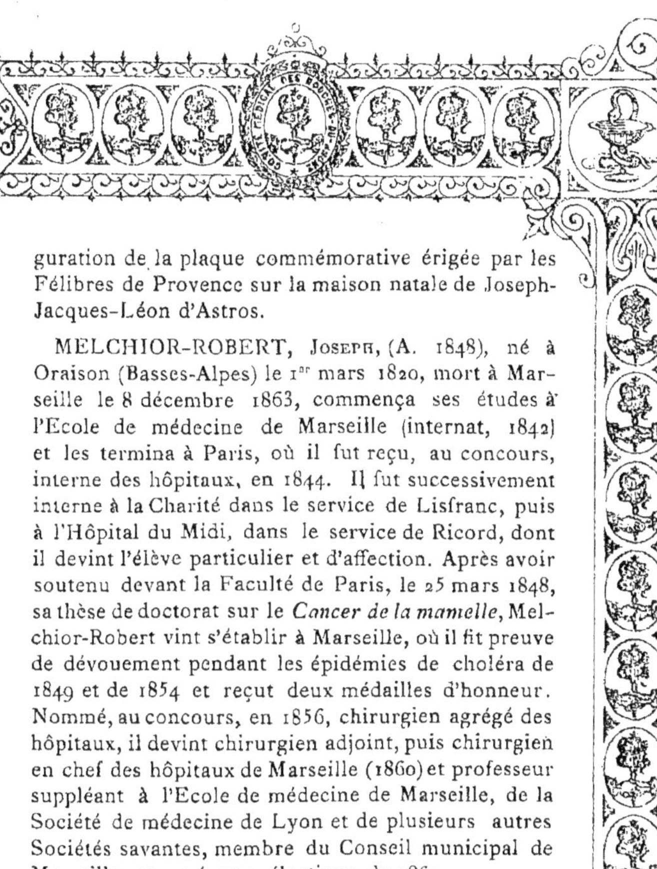

guration de la plaque commémorative érigée par les Félibres de Provence sur la maison natale de Joseph-Jacques-Léon d'Astros.

MELCHIOR-ROBERT, Joseph, (A. 1848), né à Oraison (Basses-Alpes) le 1ᵉʳ mars 1820, mort à Marseille le 8 décembre 1863, commença ses études à l'Ecole de médecine de Marseille (internat, 1842) et les termina à Paris, où il fut reçu, au concours, interne des hôpitaux, en 1844. Il fut successivement interne à la Charité dans le service de Lisfranc, puis à l'Hôpital du Midi, dans le service de Ricord, dont il devint l'élève particulier et d'affection. Après avoir soutenu devant la Faculté de Paris, le 25 mars 1848, sa thèse de doctorat sur le *Cancer de la mamelle*, Melchior-Robert vint s'établir à Marseille, où il fit preuve de dévouement pendant les épidémies de choléra de 1849 et de 1854 et reçut deux médailles d'honneur. Nommé, au concours, en 1856, chirurgien agrégé des hôpitaux, il devint chirurgien adjoint, puis chirurgien en chef des hôpitaux de Marseille (1860) et professeur suppléant à l'Ecole de médecine de Marseille, de la Société de médecine de Lyon et de plusieurs autres Sociétés savantes, membre du Conseil municipal de Marseille, nommé aux élections de 1860.

Ses nombreux travaux scientifiques et au premier rang son *Traité des maladies vénériennes* (Paris, 1853) et *Nouveau Traité* (Paris, 1861), valurent à Melchior-Robert une réputation justement méritée.

Liste des principales publications de Melchior-Robert : *Mémoire sur l'Iritis syphilitique* (1851). — *Deux nouveaux procédés opératoires pour la Désarticulation des orteils* (1851). — *Moyens pour prévenir et combattre le Choléra* (1854). — *Des Végétations dites syphilitiques.* — *Faits et considérations cliniques à l'appui de l'unicité du Virus chancreux* (1857). — *Quelques considérations sur l'auto-inoculabilité du Chancre infectant et sur le Chancre mixte* (1861). — *Coup d'œil sur la Prostitution à Marseille.* — *Sur l'influence des Inoculations multipliées sur la marche des accidents consécutifs de la Syphilis constitutionnelle* (1859). — *Lettres sur les tentatives de syphilisation* (1852-53). — *Lettres sur l'emploi des Carbonates alcalins contre les chancres syphilitiques* (1855). — Nombreux articles dans les journaux de médecine, en particulier dans l'*Union médicale.* — Mémoires présentés à la Societé de médecine de Marseille. — Collaboration aux *Cliniques de la Pitié* de Lisfranc.

Indépendamment de ses hautes qualités scientifiques et chirurgicales, Melchior-Robert était exceptionnellement doué au point de vue artistique. Pendant son séjour à Paris, il s'était lié avec Félicien David et Ernest Reyer avec lesquels il faisait souvent de la musique. Il était compositeur à ses moments perdus. Ses quadrilles *Les Noces du diable* et *Le Cabaret maudit* se sont joués pendant longtemps à « La Chaumière. » Il était également habile dessinateur et il a laissé des

albums illustrés de dessins anatomiques d'une correction parfaite. Plusieurs dessins ont été utilisés par
ses maîtres ou ses amis pour leurs ouvrages.

1864

RAMBAUD, Joseph-Antoine, (F), médecin à Saint-
Giniez (banlieue de Marseille), né à Marseille le 5
novembre 1805, fit, en qualité de chirurgien de la
Marine, la campagne de Morée et prit part à l'expédition d'Alger ; reçu officier de santé le 19 mars 1827 ;
se fixa à Saint-Giniez en 1835 ; mort le 16 juin 1864.

BARRY, Pierre-François-Pascal, (F.), docteur en
médecine à Marseille, né au Bausset (Var), le 7
avril 1792, se destina d'abord à l'état ecclésiastique,
fit sa théologie au Grand Séminaire de Marseille et fut
professeur au Petit Séminaire durant quelques années.
Plus tard, il quitta le professorat pour commencer, à
Montpellier, ses études médicales. Il fut reçu docteur
le 26 août 1835 et vint se fixer à Marseille, où il est
mort le 2 octobre 1864.

ROUX, Pierre-Martin, docteur en médecine à
Marseille *Fondateur, bienfaiteur et président perpé-
tuel du Comité Médical des Bouches-du-Rhône.* Né à
Marseille le 3 juin 1791.

Chirurgien de marine en 1808, chirurgien militaire
en 1809, il fit, en cette qualité, sept campagnes sous
le premier Empire ; assista, en 1809, à la bataille de
Wagram ; en 1813, aux combats de Lutzen et Bautzen,

contracta le typhus à Vienne (Autriche), après la
bataille de Wagram ; fut blessé en 1811, et fut nommé
chirurgien major du Château de Vérone, en 1813.
Rentré dans ses foyers après le licenciement de l'armée, en octobre 1815, il soutint à Montpellier sa
thèse de doctorat, en août 1817, et s'établit définitivement à Marseille, où on le vit, pendant plus de la
moitié de son existence, donner les preuves d'une
activité et d'une fécondité vraiment prodigieuses au
sein des nombreuses Sociétés scientifiques ou de
bienfaisance dont il fit partie : Société nationale de
médecine dont il fut successivement membre titulaire (1820), archiviste, secrétaire général, vice-président, plusieurs fois président, enfin membre honoraire (1853) ; Société de statistique aux travaux de
laquelle il participa de 1827 à 1864, en qualité d'anno-
tateur, archiviste, secrétaire et lauréat ; Académie
des sciences, belles-lettres et arts de Marseille (1844);
Conseil d'hygiène et de salubrité ; administrateur
de la Société de Bienfaisance pendant vingt-sept ans ;
administrateur de la Caisse d'épargne, membre du
Conseil d'administration des médaillés de Sainte-
Hélène ; médecin des dispensaires du Bureau de
Bienfaisance pendant plus de quarante ans ; médecin
de l'Administration sanitaire durant trente-six ans ;
membre du Comité communal d'instruction primaire
de Marseille. — Secrétaire général, vice-président et
président de vingt Congrès scientifiques. — L'œuvre

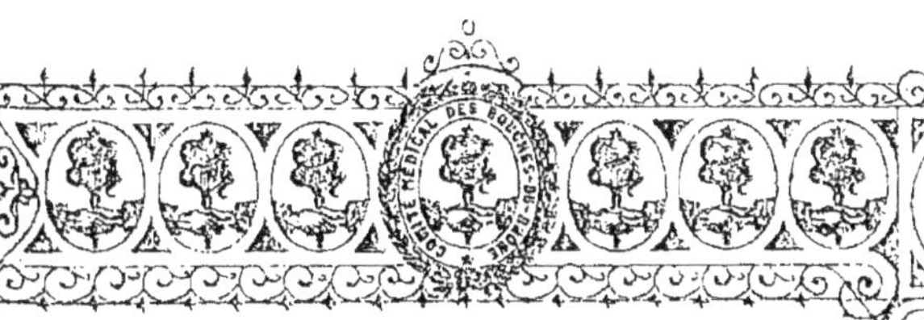

écrite de P.-M. Roux est très considérable et le seul énoncé du titre de ses publications dépasserait de beaucoup les limites de cette notice.

Il fut le fondateur, le rédacteur et le collaborateur des *recueils périodiques* suivants :

Observateur des sciences médicales (Marseille), fondé et rédigé par P.-M. Roux (10 volumes, de 1821 à 1825);

Recueil de la Société de médecine de Marseille, fondé en 1825 et dirigé par lui pendant quatre ans, comme secrétaire général; recueil faisant suite aux Bulletins insérés dans l'*Observateur des sciences médicales ;*

Répertoire des travaux de la Société de statistique de Marseille, fondé par P.-M. Roux, en 1837, dirigé, publié et, en grande partie, rédigé par lui ;

Actes du Comité Médical des Bouches-du-Rhône. Les cinq premiers volumes ont été rédigés presque exclusivement de sa main.

Il collabora aux *Annales des sciences et de l'industrie du Midi de la France*, aux comptes rendus de divers Congrès scientifiques, notamment du *Congrès scientifique de France* tenu à Marseille en 1846, dont il fut secrétaire général; du *Congrès d'Aix* en 1853, du *Congrès archéologique d'Apt*, qu'il présida, etc., etc.

Parmi les mémoires publiés par le docteur P.-M. Roux, les plus importants sont les suivants : *Avantages que les Acides minéraux présentent à la médecine des armées. — Essai médico-chirurgical sur la Névro prosopalgie ou le Tic douloureux de la face* (thèse de

doctorat, Montpellier, 1817) — *De l'influence de la Médecine morale sur la santé* (1818). — *Des Passions suivants les âges et de leurs effets au point de vue médical.— Du Courage considéré au point de vue médical* (1820). — *Coup d'œil sur la Fièvre jaune,* etc. (1821). — *Considérations sur l'importance et l'utilité des Etudes physiologiques* (1844).

En outre, dans les journaux, revues, recueils qu'il rédigeait, P.-M. Roux a publié un très grand nombre de travaux : études, rapports, observations, notices nécrologiques, etc.

Membre assidu des congrès scientifiques, il représenta la Société de médecine et le Comité Médical au Congrès scientifique de France, durant plus de vingt sessions tenues sur les divers points du territoire. Il fut également délégué au premier congrès des Sociétés savantes, à Paris, et aux congrès scientifiques de Milan, Gênes et Bruxelles. En 1832, il fit partie de la commission envoyée à Paris par l'Intendance sanitaire et la Chambre de commerce de Marseille pour observer le choléra-morbus.

En dehors des nombreuses associations scientifiques locales dont il faisait partie (Comité médical, Société de médecine, Académie de Marseille, Société de statistique, Société d'archéologie, Société d'horticulture de Marseille, Société d'agriculture des Bouches-du-Rhône. etc.), P.-M. Roux était encore membre honoraire ou correspondant d'un grand nombre

de Sociétés savantes françaises et étrangères ; membre correspondant de l'Académie de médecine de Paris, des Académies de Cadix, Milan, Naples, Turin, Palerme, Barcelone, de l'Académie de chirurgie de Madrid ; membre honoraire des Sociétés de médecine de Tours, New-York et Philadelphie ; associé des Sociétés médicales de la Nouvelle Orléans, Stockholm, Lyon, Strasbourg, Montpellier, Angers, Toulouse, La Rochelle, Bordeaux, Nimes ; correspondant des Académies des sciences d'Aix, de Blois, de Clermont-Ferrand, du Puy, de l'Allier, de Palerme, Livourne, Sienne, etc., etc.

Le docteur P.-M. Roux était chevalier de la Légion d'honneur, décoré de la médaille de Sainte-Hélène, commandeur de la Couronne de chêne (Pays-Bas), commandeur du Nicham-Iftikar (de Tunis), chevalier de l'ordre des Saints-Maurice et Lazare (Italie). Il fut honoré de trois médailles civiques décernées par l'édilité marseillaise à l'occasion des diverses épidémies de choléra, d'une médaille d'honneur en vermeil par la Société de statistique, d'une médaille d'or par la Société de médecine.

Si nous avons laissé volontairement dans l'ombre l'œuvre en quelque sorte capitale de la vie de P.-M. Roux, la fondation et l'administration du Comité Médical durant plus de vingt ans c'est, que cette partie de sa vie est intimément liée à l'histoire du Comité lui-même, qui a trouvée place dans un autre chapi-

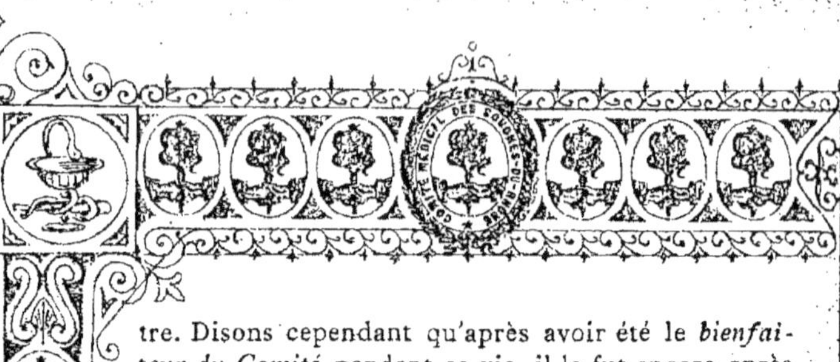

tre. Disons cependant qu'après avoir été le *bienfaiteur du Comité* pendant sa vie, il le fut encore après sa mort par la libéralité de sa veuve, Mme P.-M. Roux, qui fit don à notre association d'une somme de 5ooo francs et fonda une messe annuelle, à perpétuité, pour le repos de l'âme de P.-M. Roux et de tous les membres décédés ou à mourir du Comité médical des Bouches-du-Rhône.

Le docteur P.-M. Roux mourut à Marseille le 25 octobre 1864. Quatre discours furent prononcés sur sa tombe : par M. Laforêt, au nom de l'Académie de Marseille ; par M. Mortreuil, au nom de la Société de statistique ; par M. Jubiot, au nom de la Société de médecine ; et enfin, par M. Gouzian, vice-président du Comité Médical.

1865

BLANC, Louis-Jules-Mathieu, (A. 1858-59), pharmacien à Marseille, reçu le 6 novembre 1849, né à Marseille le 10 décembre 1827, mort le 21 janvier 1865.

SUE, Georges-Antoine-Thomas, (F.), docteur en médecine à Marseille, né à Cannes en 1792, mort à Marseille le 15 avril 1865, neveu du romancier Eugène Sue, commença ses études médicales sous les auspices d'un autre de ses oncles Jean Sue (frère d'Eugène), médecin de la garde impériale et plus tard de la maison militaire de Louis XVIII. Georges Sue servit

d'abord en qualité de chirurgien militaire, de 1811 à 1815, dans la vieille garde, et à l'hôpital militaire du Gros-Caillou. Blessé et fait prisonnier en 1814, il prit part également à la campagne de 1815 et assista à la bataille de Waterloo. Il démissionna le 1er mars 1816, soutint à Paris sa thèse de doctorat le 4 avril 1816, et revint dans sa famille, à Cannes, pour s'établir plus tard à Marseille en 1821. Il y occupa bientôt les plus hautes positions scientifiques et fut successivement membre du Conseil de salubrité, médecin en chef de l'Hôtel-Dieu, professeur et directeur de l'Ecole secondaire de médecine, médecin consulaire des hôpitaux. Chevalier de la Légion d'honneur en 1847, il fut fait officier du même ordre en 1849, en qualité de médecin en chef du service des cholériques. Il fut secrétaire général et président de la Société royale de médecine. Sue a publié plusieurs mémoires et observations. Parmi les plus remarquables, citons : un *Mémoire sur l'épidémie de Petite Vérole qui a ravagé Marseille en 1828*, travail qui fut traduit en allemand ; un mémoire présenté à l'Académie de médecine de Paris sur une *Nouvelle Méthode de traiter la Phtisie pulmonaire ;* un *Discours sur le Magnétisme animal*, etc.

BOUSQUET, Laurent-Mathieu, (F.), docteur en médecine à Marseille, né à Lançon (Bouches-du-Rhône), en 1804, mort à Marseille le 20 août 1865. Reçu officier de santé à Marseille, plus tard docteur

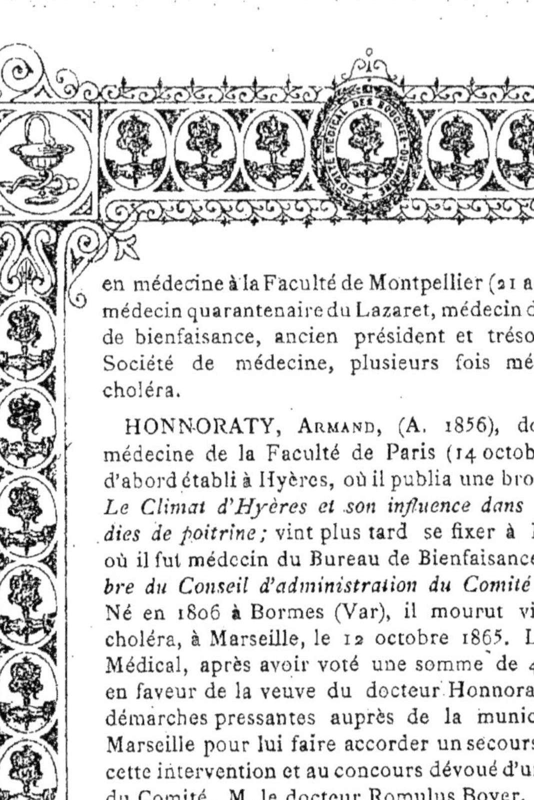

en médecine à la Faculté de Montpellier (21 août 1839), médecin quarantenaire du Lazaret, médecin du Bureau de bienfaisance, ancien président et trésorier de la Société de médecine, plusieurs fois médaillé du choléra.

HONNORATY, Armand, (A. 1856), docteur en médecine de la Faculté de Paris (14 octobre 1829), d'abord établi à Hyères, où il publia une brochure sur *Le Climat d'Hyères et son influence dans les maladies de poitrine ;* vint plus tard se fixer à Marseille, où il fut médecin du Bureau de Bienfaisance et *membre du Conseil d'administration du Comité Médical.* Né en 1806 à Bormes (Var), il mourut victime du choléra, à Marseille, le 12 octobre 1865. Le Comité Médical, après avoir voté une somme de 400 francs en faveur de la veuve du docteur Honnoraty, fit des démarches pressantes auprès de la municipalité de Marseille pour lui faire accorder un secours. Grâce à cette intervention et au concours dévoué d'un membre du Comité, M. le docteur Romulus Boyer, conseiller municipal, le Conseil municipal de Marseille, dans sa séance du 24 novembre 1865, a accordé à Mme veuve Honnoraty une pension annuelle et viagère de 1.200 francs. Cette délibération est accompagnée des considérants suivants que l'on nous permettra de citer :

« Le Conseil, voulant reconnaitre et glorifier le beau dévouement de feu le docteur Honnoraty, etc ; estimant aussi que la résolution solennelle et sponta-

née de cette Assemblée d'assurer à sa veuve, restée
sans fortune, une existence indépendante, non à titre
de secours, mais comme un témoignage de la reconnaissance publique, rendu par la cité en sa personne,
à la mémoire de feu le docteur Honnoraty, mort dans
l'accomplissement de ses devoirs professionnels, est
pour le corps médical tout entier, un honneur et un
encouragement, décide..., etc. »

Cette résolution et les considérants qui la précèdent honorent à la fois la municipalité qui l'a votée et
le Comité Médical des Bouches-du-Rhône qui en a
pris l'initiative.

PIERSON, Jean-Baptiste, (F.), docteur en médecine
à Marseille, après avoir servi pendant dix ans comme
chirurgien de la marine, docteur de Montpellier le
19 juillet 1842, membre et secrétaire de la Société
académique de médecine de Marseille, correspondant de la Société médicale d'émulation de la Flandre
occidentale ; né à Toulon le 22 avril 1812, mort à
Marseille le 1ᵉʳ novembre 1865.

1866

SATURNIN, Jean-Baptiste, (F.), médecin à Mazargues (banlieue de Marseille), né le 16 août 1806, reçu
officier de santé à Marseille le 18 octobre 1828, se
fixa d'abord à Peyrolles, puis à Mazargues (1839), où
il est mort le 2 janvier 1866.

THOMAS, Jean-François-Raymond, (F.), docteur en

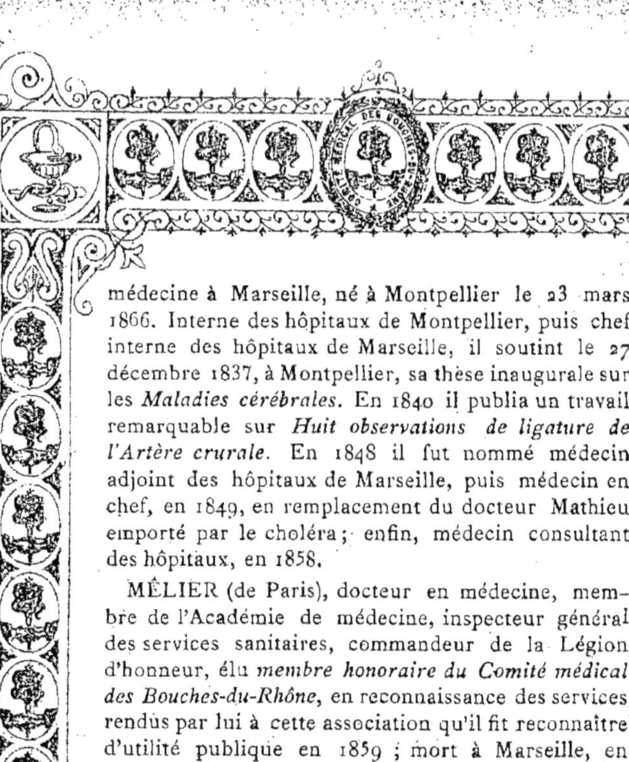

médecine à Marseille, né à Montpellier le 23 mars 1866. Interne des hôpitaux de Montpellier, puis chef interne des hôpitaux de Marseille, il soutint le 27 décembre 1837, à Montpellier, sa thèse inaugurale sur les *Maladies cérébrales*. En 1840 il publia un travail remarquable sur *Huit observations de ligature de l'Artère crurale*. En 1848 il fut nommé médecin adjoint des hôpitaux de Marseille, puis médecin en chef, en 1849, en remplacement du docteur Mathieu emporté par le choléra ; enfin, médecin consultant des hôpitaux, en 1858.

MÉLIER (de Paris), docteur en médecine, membre de l'Académie de médecine, inspecteur général des services sanitaires, commandeur de la Légion d'honneur, élu *membre honoraire du Comité médical des Bouches-du-Rhône*, en reconnaissance des services rendus par lui à cette association qu'il fit reconnaître d'utilité publique en 1859 ; mort à Marseille, en tournée d'inspection, le 16 septembre 1866.

BALLY, Jean-Gabriel, (A. 1853-56), docteur en médecine à Marseille, directeur d'un établissement de gymnastique et d'orthopédie, mort à Marseille en 1866.

1867

REYMONET, Jacques-Honoré-Dominique, (F.), docteur en médecine, né à Marseille le 2 août 1798, mort en 1867.

Reçu docteur en médecine à Montpellier le 13 février 1822, Reymonet fut pendant vingt ans chirurgien en chef des hôpitaux de Marseille, et le premier, dans notre ville, il employa l'anesthésie par l'éther. Il compta au nombre des rédacteurs de *l'Observateur des sciences médicales* et du journal *La Clinique de Marseille* et occupa plusieurs fonctions importantes administratives et scientifiques. Il fut membre du Conseil municipal de Marseille, de l'intendance sanitaire et du Jury médical, membre titulaire de la Société de médecine, *membre fondateur, puis membre honoraire du Comité Médical*. Reymonet était chevalier de la Légion d'honneur.

MERIGOT, (A. 1864), chirurgien dentiste à Marseille, mort en 1867.

1868

BERNARD, Alexandre-Denis, (F.), né à Salernes (Var) le 9 octobre 1805, décédé à Marseille en 1868. Après huit années de services dans la chirurgie militaire et dans la marine, il s'établit comme médecin à Carcès, puis à Marseille. Médaille du choléra de 1835.

GIRAUD, François-Joseph, (F.), docteur en médecine à Marseille, né à Peyrolles le 16 juin 1796, membre de la Société de médecine et de la Société de statistique, *président du Comité Médical* en 1851, médecin des prisons et du dépôt de mendicité, médaillé pendant les choléras de 1835 et 1849 ; mort à Marseille en 1868.

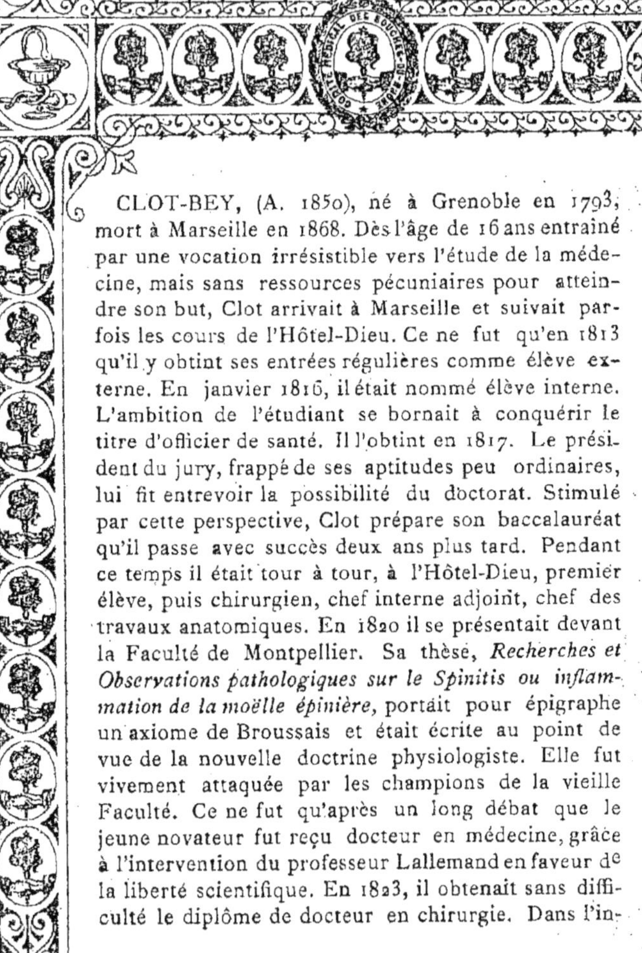

CLOT-BEY, (A. 1850), né à Grenoble en 1793, mort à Marseille en 1868. Dès l'âge de 16 ans entrainé par une vocation irrésistible vers l'étude de la médecine, mais sans ressources pécuniaires pour atteindre son but, Clot arrivait à Marseille et suivait parfois les cours de l'Hôtel-Dieu. Ce ne fut qu'en 1813 qu'il y obtint ses entrées régulières comme élève externe. En janvier 1816, il était nommé élève interne. L'ambition de l'étudiant se bornait à conquérir le titre d'officier de santé. Il l'obtint en 1817. Le président du jury, frappé de ses aptitudes peu ordinaires, lui fit entrevoir la possibilité du doctorat. Stimulé par cette perspective, Clot prépare son baccalauréat qu'il passe avec succès deux ans plus tard. Pendant ce temps il était tour à tour, à l'Hôtel-Dieu, premier élève, puis chirurgien, chef interne adjoint, chef des travaux anatomiques. En 1820 il se présentait devant la Faculté de Montpellier. Sa thèse, *Recherches et Observations pathologiques sur le Spinitis ou inflammation de la moëlle épinière,* portait pour épigraphe un axiome de Broussais et était écrite au point de vue de la nouvelle doctrine physiologiste. Elle fut vivement attaquée par les champions de la vieille Faculté. Ce ne fut qu'après un long débat que le jeune novateur fut reçu docteur en médecine, grâce à l'intervention du professeur Lallemand en faveur de la liberté scientifique. En 1823, il obtenait sans difficulté le diplôme de docteur en chirurgie. Dans l'in-

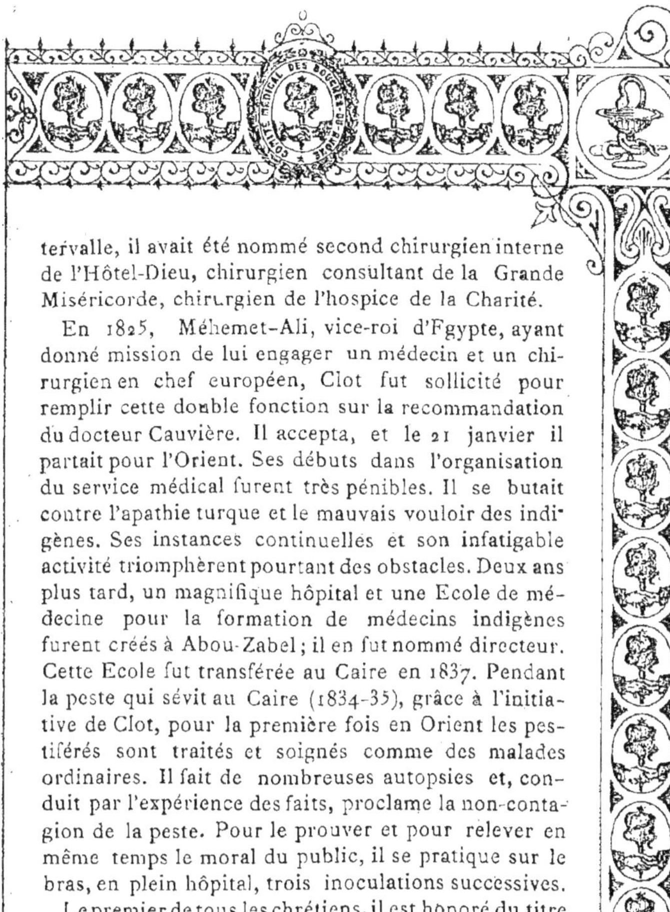

tervalle, il avait été nommé second chirurgien interne de l'Hôtel-Dieu, chirurgien consultant de la Grande Miséricorde, chirurgien de l'hospice de la Charité.

En 1825, Méhemet-Ali, vice-roi d'Égypte, ayant donné mission de lui engager un médecin et un chirurgien en chef européen, Clot fut sollicité pour remplir cette double fonction sur la recommandation du docteur Cauvière. Il accepta, et le 21 janvier il partait pour l'Orient. Ses débuts dans l'organisation du service médical furent très pénibles. Il se butait contre l'apathie turque et le mauvais vouloir des indigènes. Ses instances continuelles et son infatigable activité triomphèrent pourtant des obstacles. Deux ans plus tard, un magnifique hôpital et une Ecole de médecine pour la formation de médecins indigènes furent créés à Abou-Zabel ; il en fut nommé directeur. Cette Ecole fut transférée au Caire en 1837. Pendant la peste qui sévit au Caire (1834-35), grâce à l'initiative de Clot, pour la première fois en Orient les pestiférés sont traités et soignés comme des malades ordinaires. Il fait de nombreuses autopsies et, conduit par l'expérience des faits, proclame la non-contagion de la peste. Pour le prouver et pour relever en même temps le moral du public, il se pratique sur le bras, en plein hôpital, trois inoculations successives.

Le premier de tous les chrétiens, il est honoré du titre de *Bey*, réservé jusqu'alors aux seuls musulmans, et nommé inspecteur général du service médical d'Egypte.

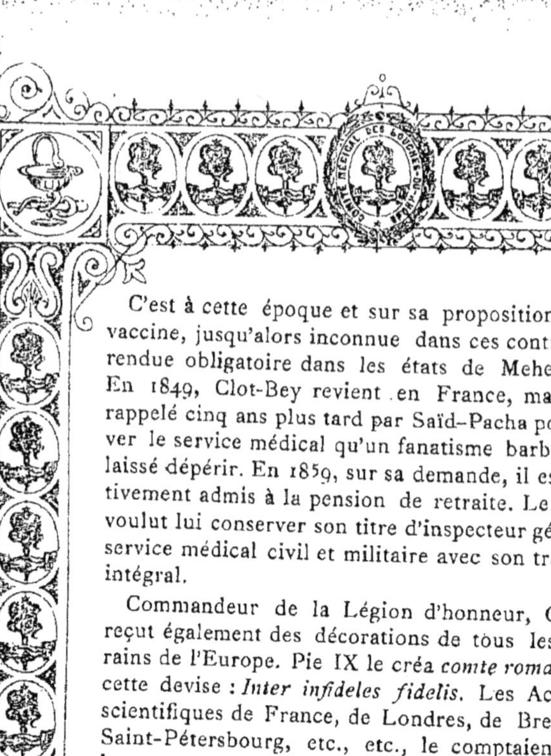

C'est à cette époque et sur sa proposition, que la vaccine, jusqu'alors inconnue dans ces contrées, est rendue obligatoire dans les états de Mehemet-Ali. En 1849, Clot-Bey revient en France, mais il est rappelé cinq ans plus tard par Saïd-Pacha pour relever le service médical qu'un fanatisme barbare avait laissé dépérir. En 1859, sur sa demande, il est définitivement admis à la pension de retraite. Le vice-roi voulut lui conserver son titre d'inspecteur général du service médical civil et militaire avec son traitement intégral.

Commandeur de la Légion d'honneur, Clot-Bey reçut également des décorations de tous les souverains de l'Europe. Pie IX le créa *comte romain*, avec cette devise : *Inter infideles fidelis*. Les Académies scientifiques de France, de Londres, de Breslau, de Saint-Pétersbourg, etc., etc., le comptaient parmi leurs membres. Il publia en 1840 un traité scientifique, fruit de longs labeurs : *De la Peste observée en Egypte. Recherches et considérations sur cette maladie*. Cette publication, qui eut un grand retentissement, a été le premier signal des réformes apportées dans le vieux système quarantenaire européen.

SPITZER, Maximilien-Joseph, (F.), naquit à Vamos (Hongrie) le 8 avril 1792, fit ses études médicales à Prague, où il fut plus tard chef de clinique chirurgicale ; il fut reçu docteur en médecine et chirurgie, puis magister d'accouchement à Vienne en 1820 et

ensuite à Gênes en 1826. Médecin en chef à l'Hôpital militaire de Vienne pendant huit ans, il vint s'établir à Marseille en 1829, où il s'occupa beaucoup d'oculistique, et fut un des fondateurs du Comité. La Société de médecine de Marseille le reçut dans son sein. Il exerça en France la médecine en vertu d'une autorisation royale. Il a publié plusieurs travaux en latin et en français, sur la *Coxalgie*, sur *l'effet curatif du Seigle ergoté dans la guérison des polypes*. Il était décoré de l'ordre de Saint-Sylvestre. En mourant le 4 décembre 1868, il laissa au Comité la somme de 500 francs destinée à fonder le legs qui porte son nom.

1870

BROQUIER, Bruno, (A. 1857), fit ses études à Marseille, se présenta pour soutenir sa thèse de doctorat à Paris le 6 janvier 1857. Il fut chef interne des hôpitaux de Marseille, puis chirurgien en chef. Il professa à l'Ecole de médecine de Marseille. En 1857, il fut reçu membre du Comité Médical dont il fut plus tard le *secrétaire général*; il mourut en 1870.

COTTE, Jean-Joseph, (F.), pharmacien aux Martigues, reçu à Marseille le 25 octobre 1809, décédé en 1870.

DENANS, Nicolas-Félix, (F.), docteur de Paris le 11 août 1820, mort à Marseille en 1870. Son nom est inscrit au tableau des bienfaiteurs du Comité Médical.

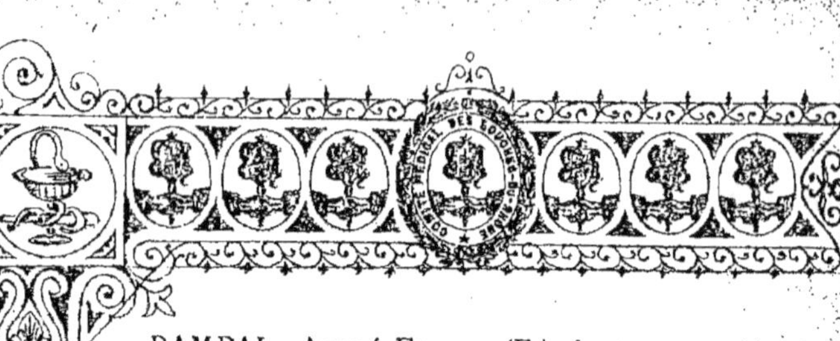

RAMPAL, André-Esprit, (F.), docteur en médecine à Marseille, diplôme de Montpellier du 22 février
1822, mort en 1870.

ROLLAND, Gabriel-Auguste, (F.), docteur de
Montpellier le 8 mars 1822, mort à Marseille en 1870.

SOLLIER, Joseph, (F.), docteur en médecine à Marseille, reçu à Montpellier le 11 juillet 1809, décédé à
Marseille en 1870. Il fut *Président du Comité Médical.*

GOUZIAN, Louis-François, (A. 1855), né à Pignans
(Var) le 25 novembre 1822, mort à Marseille en 1870.
Chirurgien de la marine à 20 ans, il y resta quatorze
ans. En 1850, le 20 décembre, il soutint sa thèse de
doctorat à Montpellier sur *les Varices*, quitta la marine en 1855 et vint s'établir à Marseille où il se fit
recevoir du Comité Médical, dont il fut tour à tour
vice-président et *président.* En 1860, le 11 août, il fut
nommé chevalier de la Légion d'honneur ; il fut
décoré plus tard de la croix du Nicham. Il était
vice-président de la Société de médecine de Marseille
et membre de plusieurs Sociétés savantes. Il fut
requis plusieurs fois par l'autorité militaire pour
faire un service à l'hôpital ; il fut nommé plus tard
médecin de la Place. Il a laissé un *Mémoire sur la
Génoplastie.*

1871

GASQUET, Joseph-Antoine, (F.), né à Marseille
en 1820, mort en 1871. Il obtint à Marseille son di-

plôme de médecin le 22 novembre 1840, s'établit à Saint-Jérôme (banlieue de Marseille), où il exerça pendant dix-huit ans, et vint se retirer dans la ville vers la fin de sa vie. Il fut élu membre du Conseil municipal de Marseille en 1865.

1872

BOYER, Edouard-Jean, (F.), fut reçu docteur à Montpellier le 17 février 1850. Il comptait parmi les membres fondateurs du Comité. L'empereur de Russie le décora pour actes de dévouement. Il mourut en 1872.

RIVIÈRE de la SOUCHÈRE, Charles-Antonin, (F.), né à Marseille le 5 juillet 1821, commença en cette ville ses études médicales et soutint sa thèse de doctorat à Paris le 29 août 1844. Il obtint une médaille d'honneur pendant le choléra de 1849. Médecin adjoint de la Charité à Marseille en 1850, il devint médecin en chef des hôpitaux. Il était médecin du Chemin de fer P.-L.-M. et des Docks. A la suite de l'épidémie cholérique de 1865 il fut nommé chevalier de la Légion d'honneur. Il organisa en 1870 l'ambulance de la gare, et mourut en 1872.

COSTE, Antoine-François, (F.), pharmacien à Marseille, né à Toulon le 29 février 1802, mort à Marseille en 1872, fit ses études dans notre ville. Il devint le préparateur de Peclet, professeur de physique et de chimie, et obtint son diplôme de pharmacien le 21 octobre 1827.

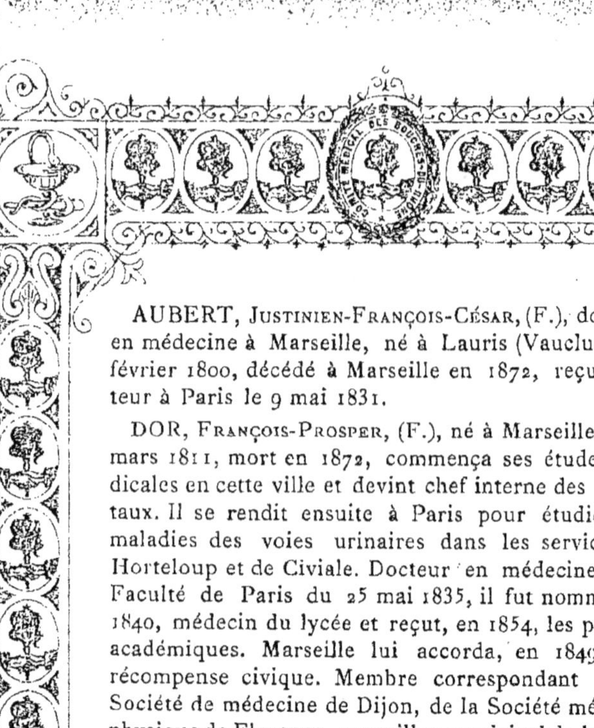

AUBERT, Justinien-François-César, (F.), docteur
en médecine à Marseille, né à Lauris (Vaucluse) en
février 1800, décédé à Marseille en 1872, reçu docteur à Paris le 9 mai 1831.

DOR, François-Prosper, (F.), né à Marseille le 12
mars 1811, mort en 1872, commença ses études médicales en cette ville et devint chef interne des hôpitaux. Il se rendit ensuite à Paris pour étudier les
maladies des voies urinaires dans les services de
Horteloup et de Civiale. Docteur en médecine de la
Faculté de Paris du 25 mai 1835, il fut nommé, en
1840, médecin du lycée et reçut, en 1854, les palmes
académiques. Marseille lui accorda, en 1849, une
récompense civique. Membre correspondant de la
Société de médecine de Dijon, de la Société médico-
physique de Florence, conseiller municipal de la ville
de Marseille et chevalier de la Légion d'honneur.

ICARD, François-Siméon-Pierre, (F.), pharmacien
à Marseille, né au Castellet (Var) le 17 février 1791,
décédé à Marseille en 1872, reçu à Montpellier le 1er
décembre 1818.

1873

MARTIN, Jacques-Auguste, (F.), né à Montpellier
le 13 février 1790, nommé au concours chef interne
à l'Hôtel-Dieu de Marseille en 1814. Il soutint sa
thèse de doctorat en chirurgie à la Faculté de Montpellier le 8 avril 1816. Le docteur Martin occupa
dans notre ville les plus hautes fonctions scientifi-

ques. Il était chirurgien en chef des hôpitaux, professeur à l'Ecole de médecine, chirurgien du Lazaret, membre de plusieurs Sociétés savantes : Société royale de médecine de Marseille, Cercle chirurgical de Montpellier, et.c, membre fondateur et *président du Comité Médical des Bouches-du-Rhône* (1845). Il fit partie de la mission envoyée à Paris pour étudier le choléra en 1835 et reçut les diverses récompenses accordées à l'occasion des épidémies. Il était décoré des palmes académiques et de la croix de chevalier de la Légion d'honneur qui lui fut décernée le 29 avril 1841. Ce doyen du Comité Médical mourut à Marseille en 1873, à l'âge de 83 ans.

1874

BOYER, Romulus-Gabriel-Jacques, (F.), naquit à Parme le 13 septembre 1807, d'un père chirurgien, attaché à l'empereur Napoléon Ier ; suivit son père à l'île d'Elbe en qualité de sous-aide chirurgien ; après de brillantes études, fut admis à l'Ecole polytechnique, d'où il démissionna pour enseigner les mathématiques dans l'Université. Commença ses études médicales à Marseille, les continua à Paris et, en 1835, le 13 mai, soutint à Montpellier sa thèse de doctorat : *Sur la Ligature des membres dans les cas de fièvres intermittentes.* Il vint s'établir à Marseille pour y exercer son art ; il ne tarda pas à être nommé conseiller municipal et ensuite adjoint au maire, places qu'il occupa pendant plus de vingt-cinq ans.

En 1855, le 11 août, il fut fait chevalier de Légion d'honneur. En 1857, Pie IX le fit chevalier de Saint-Grégoire le Grand, et l'éleva à la dignité de commandeur en 1866. Cette année-là, le Comité Médical, dont il était un des membres fondateurs, l'honora du titre de *président d'honneur*, pour services rendus. Il était médecin en chef des hôpitaux. Administrateur du lycée, il fut nommé, en 1867, officier de l'Instruction publique. A plusieurs reprises différentes il occupa le siège de conseiller général du Var, délégué par le canton d'Aups, son pays d'origine. Il était président de la Société des médaillés de Sainte-Hélène, dont il était médaillé à titre d'élève chirurgien sous-aide. En 1872, il présidait la Société nationale d'encouragement au bien. Membre de la Société de médecine de Marseille. Il reçut la médaille d'or des épidémies du ministère de l'Intérieur, en 1834 ; une récompense civique de la ville de Marseille en 1835, et une médaille d'argent du ministre du Commerce en 1849. En 1874, il reçut le collier de commandeur du Nicham. Il mourut à Marseille le 7 mai 1874.

GOY, Jean-Alfred, (F.), né à Châteauroux (Indre) le 30 avril 1816, décédé à Marseille le 22 décembre 1874. Interne des hôpitaux de Marseille, docteur de la Faculté de Montpellier le 15 juillet 1842, il soutint sa thèse sur : *Essai sur l'Eclampsie*. Goy était non seulement un médecin distingué, mais à ses heures un écrivain de beaucoup d'esprit. Critique estimé,

il a collaboré à un grand nombre de feuilles littéraires, musicales et médicales : le *Scalpel*, la *Clinique Médicale*, *Revue et gazette des théâtres*, *Corsaire*,
Lorgnette, *Chérubin*, *Courrier de Marseille*. Auteur
dramatique, il a eu plusieurs pièces jouées avec
succès à Paris et en province : *Dernière nuit d'André
Chénier*. *Une page de la vie intime*. *Quasimodo*. *Retour de Sainte-Hélène*. *Don Sébastien*. *Tour de la
Faim*. *Gogo et Vinaigra*. *Le fou de Saint-James*. *L'ou-
verture de Guillaume Tell*. *Colibri*. Etc., etc. Il a
composé un grand nombre de romances, mises en
musique par Saint-Julien, Bruguière, Lamotte,
Amiot : *Les Fiancés Espagnols*. *Mère, bonsoir ! Les
quatre âges de Lise*. *Une rose de tes cheveux*. *S'il faut
vieillir*. On compte de lui un grand nombre de
poésies et de nouvelles : *Elle*. *A ma sœur*. *Son jour
de fête*. *Le Bédouin*. *Le Château d'Avignon*. *Le Château de la Durance*.

Il était membre de plusieurs Sociétés savantes :
Auteurs et Compositeurs dramatiques, Société académique des sciences, arts et belles-lettres de Marseille, Société artistique des Bouches-du-Rhône. Il
a écrit la préface en vers du *Gangui* de Fortuné Chai-
lan. Membre du jury d'examen du Conservatoire,
puis de la commission de surveillance et de patro-
nage de cet établissement. En 1849 et 1854 il reçut
plusieurs récompenses civiques, pendant les épidémies de choléra. Membre fondateur du Comité, il

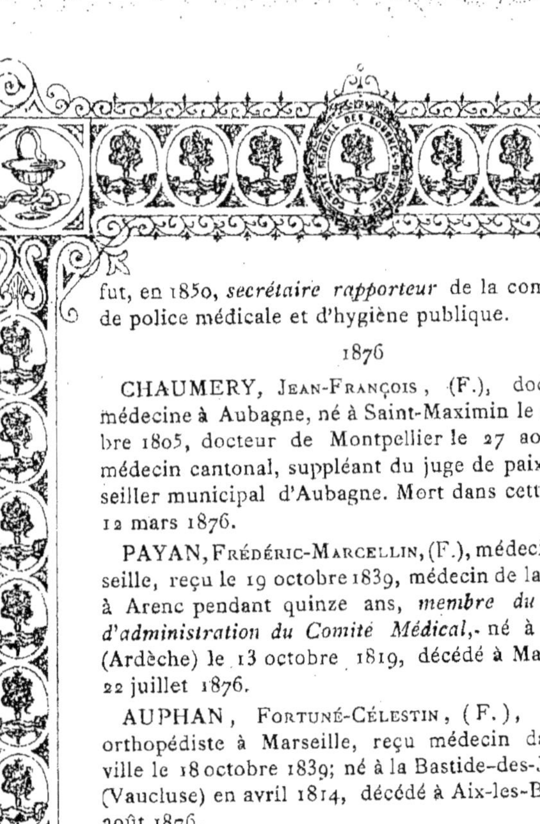

fut, en 1850, *secrétaire rapporteur* de la commission de police médicale et d'hygiène publique.

1876

CHAUMERY, Jean-François, (F.), docteur en médecine à Aubagne, né à Saint-Maximin le 27 octobre 1805, docteur de Montpellier le 27 août 1828, médecin cantonal, suppléant du juge de paix et conseiller municipal d'Aubagne. Mort dans cette ville le 12 mars 1876.

PAYAN, Frédéric-Marcellin, (F.), médecin à Marseille, reçu le 19 octobre 1839, médecin de la Douane à Arenc pendant quinze ans, *membre du Conseil d'administration du Comité Médical*, né à Foyssac (Ardèche) le 13 octobre 1819, décédé à Marseille le 22 juillet 1876.

AUPHAN, Fortuné-Célestin, (F.), médecin orthopédiste à Marseille, reçu médecin dans cette ville le 18 octobre 1839; né à la Bastide-des-Jourdans (Vaucluse) en avril 1814, décédé à Aix-les-Bains le 6 août 1876.

TRICHON, Eugène, (F.), pharmacien à Marseille, membre du Conseil d'hygiène; né à La Valette (Var) le 25 octobre 1805, décédé à Marseille le 11 août 1876.

GUÈS, J.-B. Achille-Charles, (A. 1852), né à Toulon le 19 avril 1823, mort à Marseille le 27 décembre 1876. D'abord pharmacien de la Marine, il démissionna

pour étudier la médecine et prit le titre de docteur à Montpellier le 17 février 1855. Il vint se fixer à Marseille où il exerça les fonctions de professeur suppléant à l'Ecole de médecine. Il était commandeur des ordres de Saint-Sylvestre et du Saint-Sépulcre. *Secrétaire* de la commission de secours et *membre du Conseil d'administration du Comité Médical.*

1877

COLLIN, Jules, (A. 1864), docteur en médecine à Marseille, né à Orgon (Bouches-du-Rhône) le 24 septembre 1828, reçu docteur à Montpellier le 15 décembre 1853, décédé à Marseille le 27 mars 1877.

CHEVILLON, Frédéric-Napoléon, (F.), né à Marseille le 12 octobre 1833, décédé le 5 avril 1877, *membre du Conseil d'administration et bienfaiteur du Comité Médical.*

CANDOLLE, Octave-Melchior, (A. 1855), né à Marseille le 21 février 1831, décédé le 15 mai 1877, soutint sa thèse de doctorat à Montpellier le 31 juillet 1855, et s'établit à Marseille.

RAYMOND, Victor, (A. 1857), né à Marseille le 6 septembre 1819, décédé le 5 juin 1877, était médecin de l'Ecole de Marseille du 15 octobre 1846.

BEULLAC, Barthélemy-Jean-Théodore, (A. 1857), pris son diplôme de docteur à Paris le 10 mars 1821. Reçu membre du Comité Médical en 1857, il devint

président de la commission des finances, et mourut en 1877.

BLANCHARD, Camille, décédé à Marseille le 10 juin 1877.

LAUGIER, Jacques-Montbéliard, (A. 1863), né à Marseille en 1836, le 23 juillet, mort le 15 septembre 1877. Lauréat de l'Ecole de médecine de Marseille, externe et interne des hôpitaux, docteur à Montpellier le 21 décembre 1861, membre de la Société de médecine, conseiller municipal de Marseille ; il publia en 1866 un mémoire sur l'épidémie cholérique.

1878

BEISSON, Henri-Maurice-Mittre, (A. 1869), docteur en médecine à Aix, puis à Marseille, né à Aix le 13 novembre 1832, docteur de la Faculté de Montpellier le 21 mai 1858, mort à Marseille le 1er septembre 1878.

1879

ARMIEUX, Polydore, (A. 1866), né à Roquevaire le 24 décembre 1829, reçu docteur en médecine à Paris le 26 avril 1858, exerça la profession médicale d'abord dans son pays natal, à Roquevaire, et ensuite à Marseille, où il est mort le 5 janvier 1879.

TRABUC, Marius-Célestin, (F.), docteur en médecine à Marseille, né aux Mées (Basses-Alpes) le 22 octobre 1794, mort à Marseille le 10 janvier 1879, reçu à Paris le 9 février 1818. Membre fondateur du

Comité, il en était un des administrateurs les plus
dévoués. Il fit partie du Conseil municipal de 1834
qui a eu la gloire de voter et de faire exécuter le canal
de Marseille et d'amener dans notre ville les eaux de
la Durance.

BOZE, HECTOR-JACQUES, (A. 1855-56), docteur en
médecine de Montpellier le 25 août 1837, exerça la
médecine à Saint-Chamas, puis vint fonder à Marseille un établissement d'hydrothérapie ; il mourut
le 21 mars 1879.

1880

CLAPIER, JOSEPH-EDOUARD, (A. 1876), né à
Villemus (Basses-Alpes) le 26 mars 1823, reçu méde-
cin par l'Ecole de Marseille en 1850 ; s'établit à
Vitrolles, où il devint médecin de la Douane et des
Salins. En 1876-77, il vint se fixer à Marseille où il
est mort le 23 février 1880.

DUGAS, THÉODORE, (F.), docteur en médecine, né
à Marseille le 14 novembre 1808, décédé en 1880.
Présenta le 25 janvier 1853, à Montpellier, une thèse
sur ce sujet : *Fragments pour servir à l'histoire des
maladies de la glande prostate.* Dugas vint s'établir
à Marseille et fut membre de la Société académique
de Marseille. Médecin des épidémies, il fut nommé
chevalier de la Légion d'honneur. Il a légué au
Comité Médical une somme de cent francs pour un
prix scientifique.

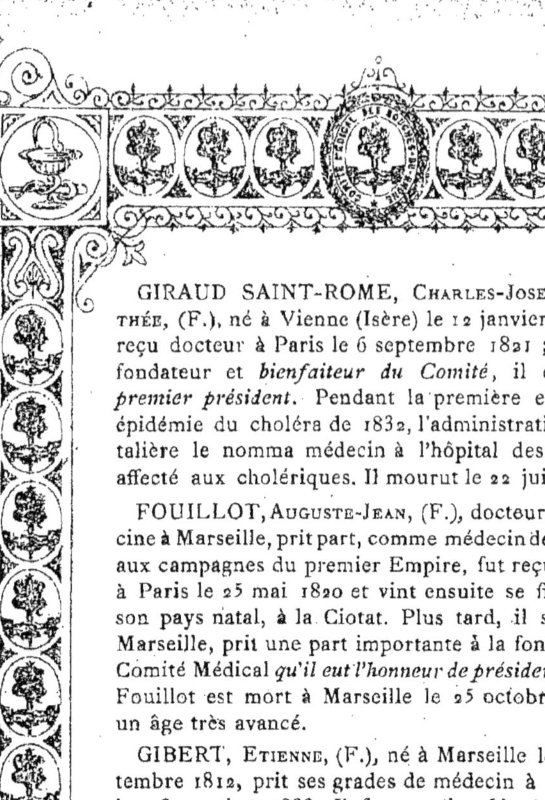

GIRAUD SAINT-ROME, Charles-Joseph-Doro-
thée, (F.), né à Vienne (Isère) le 12 janvier 1795, fut
reçu docteur à Paris le 6 septembre 1821 ; membre
fondateur et *bienfaiteur du Comité*, il en fut le
premier président. Pendant la première et terrible
épidémie du choléra de 1832, l'administration hospitalière le nomma médecin à l'hôpital des Ecossais
affecté aux cholériques. Il mourut le 22 juillet 1880.

FOUILLOT, Auguste-Jean, (F.), docteur en médecine à Marseille, prit part, comme médecin des armées,
aux campagnes du premier Empire, fut reçu docteur
à Paris le 25 mai 1820 et vint ensuite se fixer dans
son pays natal, à la Ciotat. Plus tard, il s'établit à
Marseille, prit une part importante à la fondation du
Comité Médical *qu'il eut l'honneur de présider en 1853*.
Fouillot est mort à Marseille le 25 octobre 1880, à
un âge très avancé.

GIBERT, Etienne, (F.), né à Marseille le 30 septembre 1812, prit ses grades de médecin à Marseille
le 16 octobre 1833. Il fut un des *bienfaiteurs du
Comité Médical*. Médaillé par l'Académie de médecine
de Madrid, il fut quatre fois lauréat de l'Académie
de médecine de Paris ; en 1874, il reçut une médaille
d'argent ; en 1875, un rappel de médaille d'argent
pour ses travaux de statistique ; en 1877, une médaille d'or pour un travail sur *Des Vices et des Erreurs
dans leurs rapports avec la natalité en France*. En
1879, il obtint le prix de six cents francs, au concours,

sur *Les Enfants trouvés et le rétablissement des tours*. La Société de tempérance lui accorda une médaille d'argent; il était titulaire d'une médaille d'honneur pour son dévouement pendant le choléra et médecin de la Compagnie du chemin de fer. Gibert créa le bureau de statistique mortuaire pour Marseille et publia de nombreux travaux de statistique et d'hygiène publique. Il mourut à Marseille le 7 novembre 1880.

1881

BERTULUS, Evariste-Joseph-Laurent, (A. 1844-45), né à Toulon le 10 août 1809, mort à Marseille le 11 février 1881. Il entra dans la médecine navale à l'âge de 18 ans, prit part aux diverses expéditions de la prise d'Alger et de Bougie, aux combats de Mogador et à l'expédition du Mexique. C'est au retour de cette campagne qu'il eut à soigner une épidémie de fièvre jaune à bord de son transport « *La Caravane* ». Atteint lui-même par le fléau, il ne cesse pas un seul jour son service, et mérita par son dévouement et son courage de recevoir, à son arrivée à Brest et à peine âgé de trente ans, la croix de la Légion d'honneur. Bertulus donna sa démission de chirurgien de marine après dix-sept ans de services et vint s'établir à Marseille, où il devint professeur de l'Ecole de médecine, médecin de la Marine et du Lycée, membre de l'Académie de Marseille, de la Société royale de médecine et de nombreuses Sociétés savantes : Académies de

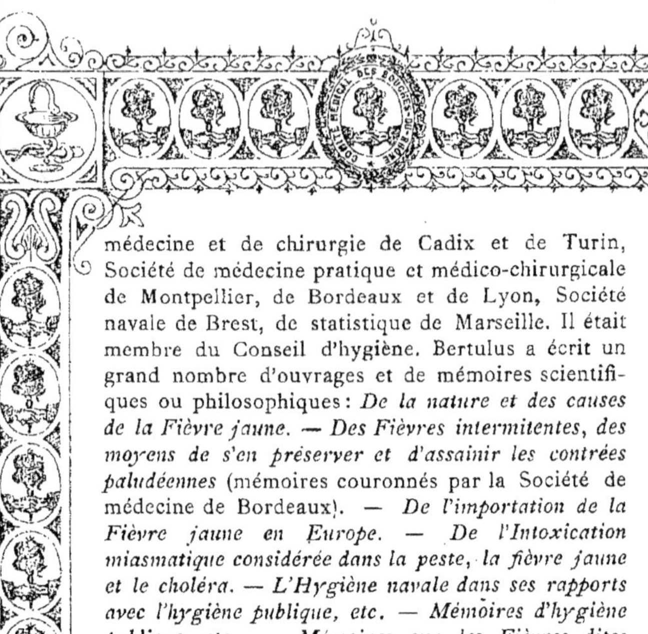

médecine et de chirurgie de Cadix et de Turin, Société de médecine pratique et médico-chirurgicale de Montpellier, de Bordeaux et de Lyon, Société navale de Brest, de statistique de Marseille. Il était membre du Conseil d'hygiène. Bertulus a écrit un grand nombre d'ouvrages et de mémoires scientifiques ou philosophiques : *De la nature et des causes de la Fièvre jaune. — Des Fièvres intermitentes, des moyens de s'en préserver et d'assainir les contrées paludéennes* (mémoires couronnés par la Société de médecine de Bordeaux). — *De l'importation de la Fièvre jaune en Europe. — De l'Intoxication miasmatique considérée dans la peste, la fièvre jaune et le choléra. — L'Hygiène navale dans ses rapports avec l'hygiène publique, etc. — Mémoires d'hygiène publique, etc. — Mémoires sur les Fièvres dites Typhoïdes. — De la Colique et de l'Ileus. — L'Athéisme au XIXe siècle. — Etc.,* etc.

BUILLY, Jean-Yves-Irénée, (F.), né à Digne le 21 juin 1805, docteur de Montpellier le 17 juin 1833 ; il reçut plusieurs récompenses pendant le choléra en 1835 et 1849. Il est mort à Marseille le 20 mars 1881.

GAL, Alphonse, (A. 1877-78), docteur en médecine à Marseille, né en 1843, décédé le 11 août 1881. Externe des hôpitaux de Paris, puis externe à Avignon, il soutint sa thèse doctorale à Montpellier en 1870, sur ce sujet : *Sur les dangers dans les travaux d'air comprimé.* — Il se distingua pendant la campagne franco-allemande dans les ambulances du XXe arrondissement à Paris.

MICHEL, Michel, (F.), médecin à Marseille, reçu le 10 octobre 1838; né à Pertuis le 10 juillet 1814, mort à Marseille le 10 octobre 1881.

1882

VILLENEUVE, Etienne-Pierre, (F.), né à Marseille le 29 avril 1800, fut successivement externe et interne des hôpitaux de Marseille en 1821, chef interne à Aix en 1822, puis à Marseille en 1828 ; il passa sa thèse de doctorat en médecine à Montpellier le 1er juillet 1831, sur ce sujet : *Des vices de conformations du Bassin, considérés comme obstacles à l'accouchement.* Il s'établit à Marseille et fut nommé chirurgien en chef de la Maternité en 1831. Il fit, de 1831 à 1874, un cours gratuit d'accouchement aux sages-femmes, quoique le règlement de la loi du 19 ventose an XI spécifie que le traitement du professeur serait pris sur la rétribution payée par les officiers de santé pour leur réception. Fut nommé, par la Commission des hospices, vaccinateur et conservateur du vaccin en 1865 et reçut, en 1874, une médaille d'or des hôpitaux. De 1830 à 1835, il fut requis par l'autorité militaire pour faire une service actif dans les hôpitaux. Il fut médaillé pendant cinq épidémies par la Ville et par le Ministère. En 1841, le docteur Villeneuve fut nommé professeur d'accou-

— 267 —

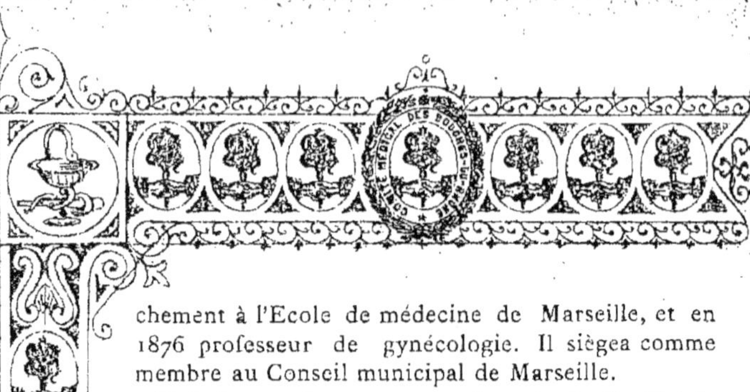

chement à l'Ecole de médecine de Marseille, et en 1876 professeur de gynécologie. Il siégea comme membre au Conseil municipal de Marseille.

Il était membre correspondant de la Société de médecine de Bordeaux, en 1854 ; membre de l'Institut d'Afrique ; membre de la Société de médecine de Marseille, en 1832 ; membre de l'Institut médical de Valence (Espagne), en 1853 ; membre de la Société d'émulation de Provence, en 1861. Il fut le premier président de la Société médico-chirurgicale des hôpitaux, en 1870. Il fut *président de la commission arbitrale du Comité Médical.*

Villeneuve a laissé un grand nombre de travaux et mémoires scientifiques parmi lesquels, indépendamment de sa thèse inaugurale, on remarque : en 1834, *Mémoire sur les Positions occipito-postérieures, réfutant l'opinion de Capuron ;* en 1836, *Accouchement provoqué prématurément ;* en 1837, *Mémoire sur l'absorption du Placenta ;* de 1837 à 1846, *Comptes rendus des accouchements à la Maternité de Marseille* (Gazette médicale de Paris) ; *Dystocie par coarctation du vagin. — De l'éthérisation dans les accouchements* (1847). *— De l'Avortement provoqué dans les cas de rétrécissement extrême du bassin* (1853). *— Accouchement provoqué à huit mois par les douches vaginales* (1855). *— De l'Opération césarienne après la mort de la mère* (1862). *— Mémoire sur l'application du Forceps dans les positions occipito-*

postérieures (en 1868). — *Rapport exitant entre le volume des enfants et leur résistance vitale dans l'accouchement* (en 1870). — *Responsabilité de la Science médicale envers l'ordre social* (1872). — *Panatrésie génitale de la Femme* (1876). — *Des inconvénients et des avantages de la Méthode numérique en obstétrique, surtout au point de vue de l'Opération césarienne* (1878).

Etienne Villeneuve est mort à Marseille le 19 avril 1882, à l'âge de 82 ans, laissant un nom justement honoré dans la science obstétricale. Il fut *bienfaiteur* du Comité.

ISSERT, Jean-Baptiste, (A. 1880-81), médecin à Marseille ; né à Vence en 1840, mort à Marseille en 1882.

HUBAC, François-Marie, (A. 1848), docteur en médecine à Marseille, ancien médecin de la Marine, docteur de Montpellier, en 1848, membre des Sociétés de médecine de Marseille et de Montpellier, médaillé des épidémies en 1849 et 1854, chevalier de la Légion d'honneur, né à Lorient le 15 mars 1820, mort le 20 novembre 1882 à Gémenos, où il s'était retiré.

1883

SILBERT, Joseph-Sifrein, (A. 1869-70), docteur en médecine à Marseille, né à Volx (B.-A.) le 8 novembre 1837. Après avoir été interne à l'asile des aliénés de Rouen, il soutint sa thèse de doctorat à

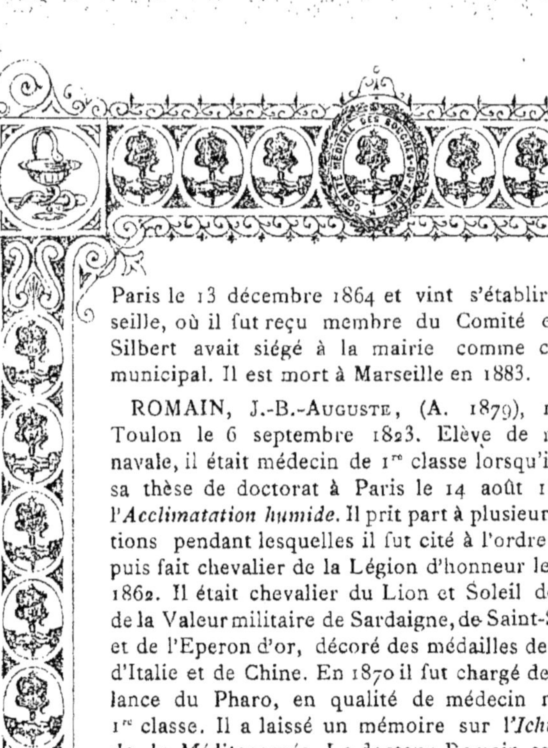

Paris le 13 décembre 1864 et vint s'établir à Marseille, où il fut reçu membre du Comité en 1869. Silbert avait siégé à la mairie comme conseiller municipal. Il est mort à Marseille en 1883.

ROMAIN, J.-B.-Auguste, (A. 1879), naquit à Toulon le 6 septembre 1823. Elève de médecine navale, il était médecin de 1re classe lorsqu'il soutint sa thèse de doctorat à Paris le 14 août 1865, sur l'*Acclimatation humide*. Il prit part à plusieurs expéditions pendant lesquelles il fut cité à l'ordre du jour, puis fait chevalier de la Légion d'honneur le 16 mars 1862. Il était chevalier du Lion et Soleil de Perse, de la Valeur militaire de Sardaigne, de Saint-Sylvestre et de l'Eperon d'or, décoré des médailles de Crimée, d'Italie et de Chine. En 1870 il fut chargé de l'ambulance du Pharo, en qualité de médecin major de 1re classe. Il a laissé un mémoire sur l'*Ichthyologie de la Méditerranée*. Le docteur Romain est mort à Marseille le 26 mars 1883, étant médecin principal de la Marine en retraite.

SEUX, Vincent-Marie-Louis-Honoré, (F.), né à Marseille le 30 juillet 1816, commença ses études médicales à l'Ecole de médecine de cette ville en 1832 et les termina à Montpellier et à Paris où il se fit recevoir docteur le 3 janvier 1837. De retour à Marseille, où il exerça la médecine sous les auspices de son grand-père, le docteur Seux, il se créa rapidement une importante situation dans la pratique civile,

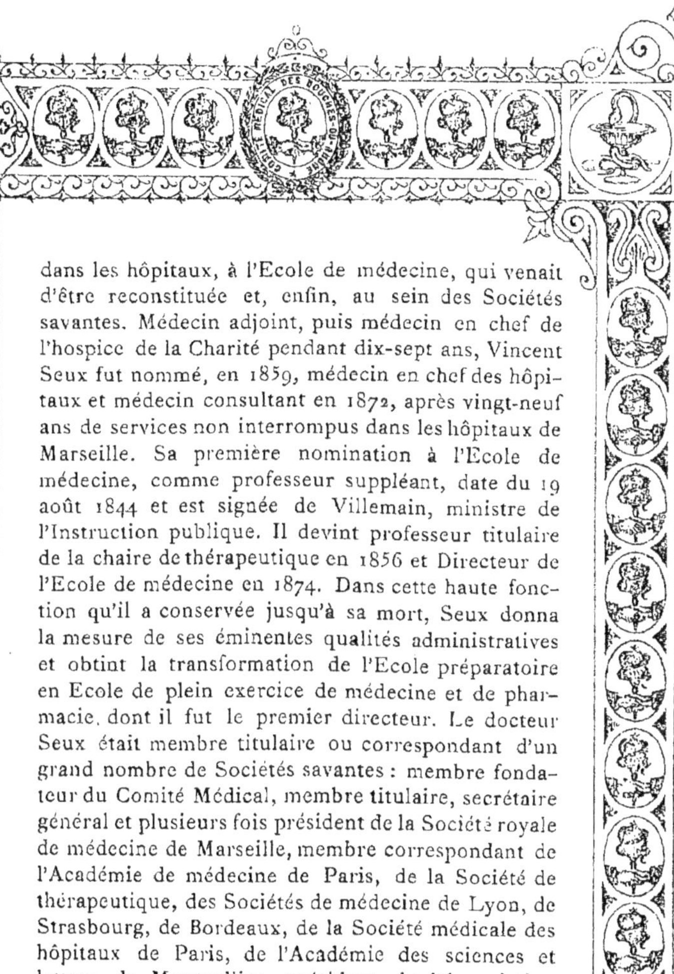

dans les hôpitaux, à l'Ecole de médecine, qui venait d'être reconstituée et, enfin, au sein des Sociétés savantes. Médecin adjoint, puis médecin en chef de l'hospice de la Charité pendant dix-sept ans, Vincent Seux fut nommé, en 1859, médecin en chef des hôpitaux et médecin consultant en 1872, après vingt-neuf ans de services non interrompus dans les hôpitaux de Marseille. Sa première nomination à l'Ecole de médecine, comme professeur suppléant, date du 19 août 1844 et est signée de Villemain, ministre de l'Instruction publique. Il devint professeur titulaire de la chaire de thérapeutique en 1856 et Directeur de l'Ecole de médecine en 1874. Dans cette haute fonction qu'il a conservée jusqu'à sa mort, Seux donna la mesure de ses éminentes qualités administratives et obtint la transformation de l'Ecole préparatoire en Ecole de plein exercice de médecine et de pharmacie, dont il fut le premier directeur. Le docteur Seux était membre titulaire ou correspondant d'un grand nombre de Sociétés savantes : membre fondateur du Comité Médical, membre titulaire, secrétaire général et plusieurs fois président de la Société royale de médecine de Marseille, membre correspondant de l'Académie de médecine de Paris, de la Société de thérapeutique, des Sociétés de médecine de Lyon, de Strasbourg, de Bordeaux, de la Société médicale des hôpitaux de Paris, de l'Académie des sciences et lettres de Montpellier, président de l'Association

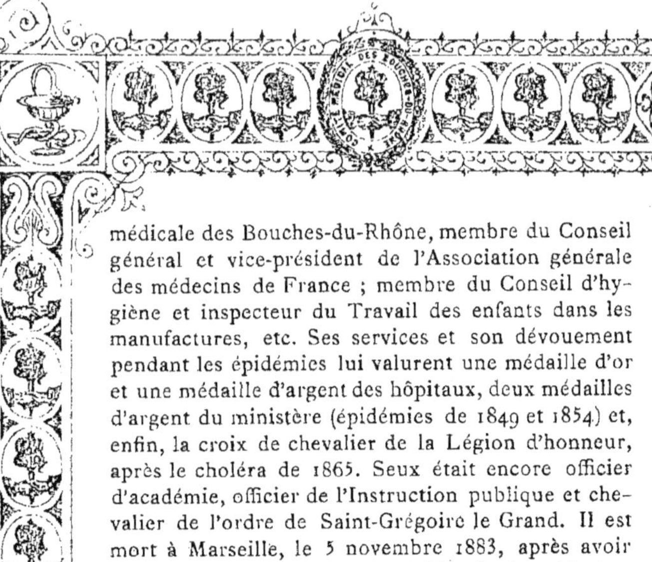

médicale des Bouches-du-Rhône, membre du Conseil général et vice-président de l'Association générale des médecins de France ; membre du Conseil d'hygiène et inspecteur du Travail des enfants dans les manufactures, etc. Ses services et son dévouement pendant les épidémies lui valurent une médaille d'or et une médaille d'argent des hôpitaux, deux médailles d'argent du ministère (épidémies de 1849 et 1854) et, enfin, la croix de chevalier de la Légion d'honneur, après le choléra de 1865. Seux était encore officier d'académie, officier de l'Instruction publique et chevalier de l'ordre de Saint-Grégoire le Grand. Il est mort à Marseille, le 5 novembre 1883, après avoir professé près de quarante ans à l'Ecole de médecine.

Publications du docteur Vincent Seux :

Thèse inaugurale : *Essai sur une variété d'Angine chronique (Angine folliculeuse)*. Sujet entièrement neuf à l'époque ; cette thèse fut le premier travail imprimé dans lequel cette maladie fut décrite. — Paris, 3 janvier 1837.

Relation de l'épidémie de Grippe qui régna à Marseille en 1837 (mémoire adressé à l'Académie de médecine de Paris).

Impressions médicales d'un voyage dans les Pyrénées en 1845. — Marseille, 1846, in-8° de 55 pages

Notice sur la Société de médecine de Marseille. — Marseille, 1846.

Visite aux enfants crétins de l'Abendberg, dans le

canton de Berne. — Marseille 1852, in-8° de 33 pages.

Rapport fait à la Commission administrative des hospices civils de la ville de Marseille, sur la transmission de la Syphilis des enfants trouvés à leurs nourrices. — Marseille in-8° de 37 pages.

Recherches sur les maladies des Enfants nouveaunés (état physiologique du pouls, muguet, entérite, ictère). — Paris, J.-B. Baillière et fils, 1855, in-8° de xii-288 pages.

Recherches sur les maladies des Enfants nouveaunés (Céphalœmatome). — Paris, 1863, J.-B. Baillière et fils, in-8° de 66 pages.

Le Choléra dans les hôpitaux civils de Marseille pendant l'épidémie de 1865. — Paris, 1866, J.-B. Baillière et fils, in-8° de 140 pages.

Encore quelques mots sur la contagion du Choléra épidémique. — Marseille, 1867, in-8° de 98 pages,

Le Choléra à propos du livre de M. le docteur Fauvel. — Marseille, 1869, in-8° de 29 pages.

Magador et son climat. — Marseille.

Différents articles de médecine ayant paru dans la *Gazette des Hôpitaux*, de Paris, et dans le *Montpellier médical.*

RICHAUD, Alfred, (A. 1878-79), né à Marseille le 25 août 1850, mort le 13 novembre 1883, commença ses études à Marseille en 1869, fut lauréat de l'Ecole de médecine, externe des hôpitaux de Paris en 1872, puis interne en 1873 ; il soutint en 1877 sa

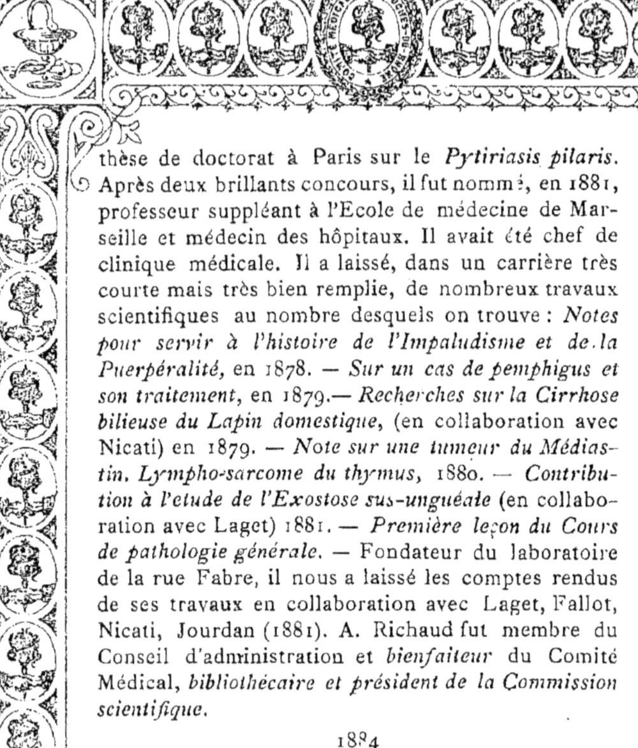

thèse de doctorat à Paris sur le *Pytiriasis pilaris*. Après deux brillants concours, il fut nommé, en 1881, professeur suppléant à l'Ecole de médecine de Marseille et médecin des hôpitaux. Il avait été chef de clinique médicale. Il a laissé, dans un carrière très courte mais très bien remplie, de nombreux travaux scientifiques au nombre desquels on trouve : *Notes pour servir à l'histoire de l'Impaludisme et de.la Puerpéralité,* en 1878. — *Sur un cas de pemphigus et son traitement,* en 1879.— *Recherches sur la Cirrhose bilieuse du Lapin domestique,* (en collaboration avec Nicati) en 1879. — *Note sur une tumeur du Médiastin. Lympho-sarcome du thymus,* 1880. — *Contribution à l'etude de l'Exostose sus-unguéale* (en collaboration avec Laget) 1881. — *Première leçon du Cours de pathologie générale.* — Fondateur du laboratoire de la rue Fabre, il nous a laissé les comptes rendus de ses travaux en collaboration avec Laget, Fallot, Nicati, Jourdan (1881). A. Richaud fut membre du Conseil d'administration et *bienfaiteur* du Comité Médical, *bibliothécaire et président de la Commission scientifique.*

1884

MONGES, Chrysostome, (A. 1850-51), docteur en médecine à Marseille, né à Montagnac (Basses-Alpes) en 1798, mort le 20 janvier 1884. *Bienfaiteur* du Comité Médical.

ROUGIER, Louis-Casimir, (F.), docteur en méde-

cine à Marseille, né aux Mées (Basses-Alpes) le 22 février 1811, décédé à Marseille le 21 février 1884. Soutint sa thèse à Paris le 21 mai 1837. En 1835, étant encore étudiant, il reçut du ministère une médaille en témoignage de son dévouement pendant le choléra. Il fonda à ses frais un bureau de vaccination animale et reçut, en récompense, deux médailles d'argent du ministère (1874 et 1876). Rougier était membre correspondant de la Société de médecine de Paris, à la suite de ses travaux sur la *syphilisation*, le *traitement de la variole par la vaccine*, la *supériorité de la vacinale animale comme préservatif de la variole,* etc. En 1872, il publia une étude sur les *Dangers de la science positive ou de l'athéisme.*

FABRE, Augustin, (A. 1863), né à Marseille le 11 décembre 1836, fit ses études médicales à Paris, où il fut tour à tour externe des hôpitaux en 1857 et interne en 1858. Il présenta, le 28 juin 1861, une thèse de doctorat à Paris, sur *Des moyens de progrès en thérapeutique.* Il vint s'établir à Marseille, et rapidement sa science, sa bienveillance et sa charité le placèrent au premier rang du corps médical. Médecin des hôpitaux en 1868, il devint professeur suppléant, puis professeur de clinique médicale à l'Ecole de médecine. Ses cliniques étaient un modèle d'enseignement, de précision et de clarté. Par l'éclat de son enseignement, par l'importance et la haute valeur de ses travaux scientifiques, A. Fabre s'était créé une

place des plus honorables dans le monde savant français et étranger. Citons parmi ses publications :
en 1862 : *Considérations sur le traitement du Croup* ;
— en 1865 : *Mémoire sur l'importation du Choléra* (en
collaboration avec M. le professeur Pirondi) ; — en
1867 : *Leçons sur la Chlorose* ; — en 1872 : *Etude sur
le Positivisme et la méthode positiviste en médecine* ;
— *De la Philosophie chrétienne et de son intervention
en médecine* ; — en 1878 : *Etude sur la Phtisie capsu-
laire* ; — en 1880 : son ouvrage sur les *Relations
pathogéniques des Troubles nerveux* ; — en 1881 :
Fragments de Clinique médicale ; — en 1883 : *Nouveaux
Fragments cliniques* ; *Leçons sur l'Hystérie viscéral
et sur les Dilatations du cœur droit*. — On a de lui un
grand nombre de leçons inédites dont quelques-unes
ont été publiées après sa mort par le docteur Audibert : *Leçons sur la Grippe, Leçons sur le traitement
du Choléra*. — Il publia en outre divers articles très
appréciés dans les revues de médecine : *Marseille
médicale, Union médicale, Gazette des hôpitaux, Archives générales de médecine*, etc. A. Fabre fut secrétaire,
puis président de la Société de médecine de Marseille, membre du Conseil d'hygiène, membre et ancien
président de la Société médico-chirurgicale des hôpitaux. Il était officier d'académie et chevalier de l'ordre
de Saint-Grégoire le Grand. Sa mort, le 17 janvier
1884, fut un véritable deuil et ses obsèques furent
l'objet d'une manifestation imposante et sympathique

à laquelle prirent part toutes les classes de la population marseillaise.

GENTILI, Ange, (A. 1882-83), docteur en médecine à Marseille, diplôme de Montpellier (1880), ancien interne des hôpitaux, né à Vico (Corse), mort à Marseille le 14 juillet 1884.

MEURET, Jean-Baptiste-Alexandre, (A. 1879-80), reçu médecin à Marseille le 4 octobre 1873, né à Saint-Seine (Côte-d'Or) le 7 octobre 1839, mort à Marseille en 1884.

PÉCOUL, Bernard, (A. 1866), docteur en médecine à Marseille, né à Aix le 24 janvier 1795, reçu docteur de Montpellier le 25 janvier 1823, mort à Marseille en 1884.

DAIME, Jean-Joseph-Timothée, (F.), né à Aix en février 1809, fut interne des hôpitaux de Marseille, puis chef interne en 1833 ; soutint sa thèse de doctorat à Montpellier le 19 janvier 1836 et fut nommé chirurgien des hôpitaux en 1839. En 1832, le préfet l'envoya à Arles pour y étudier le choléra et donner ses soins aux malades ; le ministre le récompensa en lui accordant une médaille d'honneur. Il fut encore médaillé dans les autres épidémies. Le docteur Daime est mort à Marseille en 1884.

GARSIN, Félix, (A. 1857), docteur en médecine à Marseille (thèse de Montpellier, février 1853), né à Livourne (Italie) le 19 juin 1829, décédé à Marseille en 1884. — *Bienfaiteur du Comité Médical.*

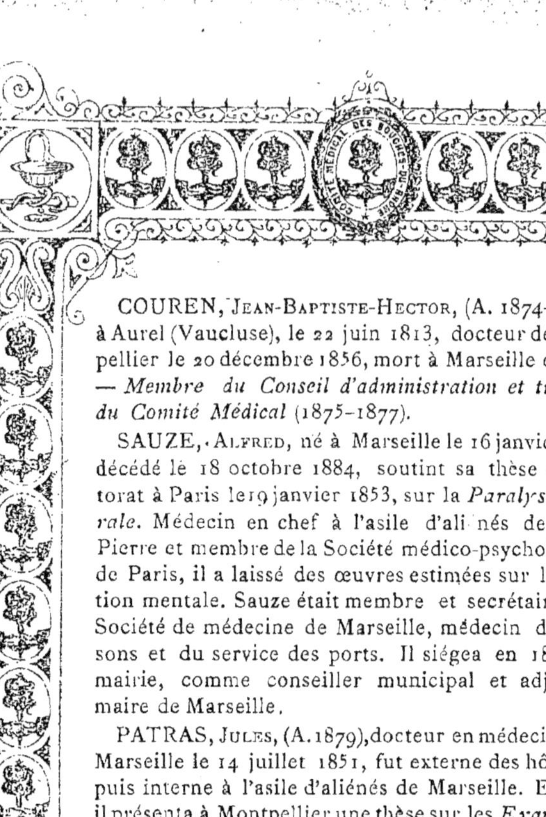

COUREN, Jean-Baptiste-Hector, (A. 1874-75), né à Aurel (Vaucluse), le 22 juin 1813, docteur de Montpellier le 20 décembre 1856, mort à Marseille en 1884. — *Membre du Conseil d'administration et trésorier du Comité Médical (1875-1877).*

SAUZE, Alfred, né à Marseille le 16 janvier 1828, décédé le 18 octobre 1884, soutint sa thèse de doctorat à Paris le 19 janvier 1853, sur la *Paralysie générale.* Médecin en chef à l'asile d'aliénés de Saint-Pierre et membre de la Société médico-psychologique de Paris, il a laissé des œuvres estimées sur l'aliénation mentale. Sauze était membre et secrétaire de la Société de médecine de Marseille, médecin des prisons et du service des ports. Il siégea en 1880 à la mairie, comme conseiller municipal et adjoint au maire de Marseille.

PATRAS, Jules, (A. 1879), docteur en médecine, né à Marseille le 14 juillet 1851, fut externe des hôpitaux, puis interne à l'asile d'aliénés de Marseille. En 1877, il présenta à Montpellier une thèse sur les *Exanthèmes du rhumatisme articulaire aigu et leur valeur pronostique.* Membre du Comité Médical en 1879, Patras est mort du choléra, victime du devoir professionnel pendant l'épidémie de 1884, le 30 juillet.

JOURDAN, Gustave, (F.), pharmacien à Marseille, reçu le 11 novembre 1841, né à Saint-Remy (Bouches-du-Rhône) le 21 juillet 1816, mort à Marseille en 1884.

CARTOUX, Joseph-Alphonse, (A. 1850), médecin à
Marseille, reçu le 12 octobre 1847, mort en 1884.

CAMOIN, Louis-Désiré-André-Jean, (A. 1845),
médecin à Aubagne, né à Marseille le 4 juin 1815,
médecin de Montpellier le 19 mars 1836, décédé en
1884.

CHEVILLON, Désiré-Amédée, (F.), né à Marseille
le 31 mars 1814, décédé en 1884; médecin de l'Ecole
de Marseille le 10 octobre 1839, Membre fondateur
et *bienfaiteur du Comité Médical*.

1885

CHASPOUL, Alexandre, (A. 1866-67), docteur
en médecine à Marseille, né à Montagnac (Basses-Alpes) le 1er décembre 1819, présenta sa thèse de doctorat à Montpellier le 1er mai 1857, fit les campagnes
du second Empire, Chine, Syrie, Italie et arriva au
grade de médecin principal de la Marine. En 1863, il
fut fait officier de la Légion d'honneur. Parvenu à
l'âge de la retraite il s'établit à Marseille où il se fit
recevoir membre du Comité Médical en 1866-67, et
en devint le *vice-président*. Chaspoul est mort à Marseille le 17 juin 1885.

GUÈS, Casimir-Hilarion, (A. 1852-53), docteur en
médecine à Marseille, né en 1802, fut reçu docteur à
Montpellier en 1830. En 1849 il fut médaillé pour
son dévouement pendant le choléra. Médecin de la
gendarmerie, il fut fait chevalier de la Légion d'hon-

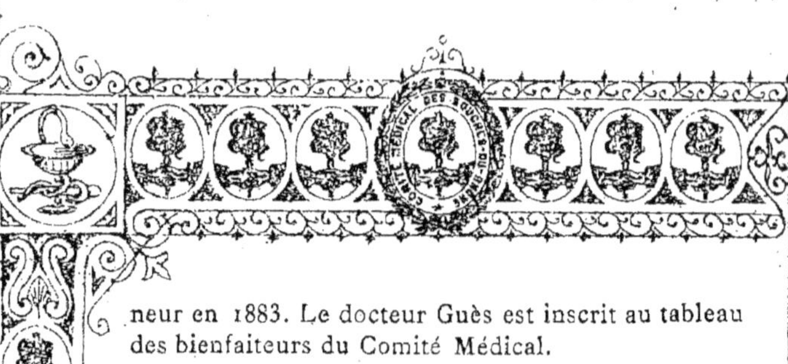

neur en 1883. Le docteur Guès est inscrit au tableau des bienfaiteurs du Comité Médical.

COLMAR, Gaspard - Napoléon, (F.), né à Auriol le 1er janvier 1806, décédé à Marseille en 1885, docteur en médecine à Marseille, reçu par la Faculté de Montpellier le 27 août 1841. En 1835, étant encore étudiant, il fut envoyé par le préfet à Saint-Chamas, pour y soigner les cholériques. Son dévouement pendant les épidémies lui mérita quatre médailles d'honneur.

1886

BONTOUX, Ferdinand-Denis, (A. 1867-68), docteur en médecine à Marseille, thèse de Montpellier, 17 juillet 1863, né à Châteaurenard le 13 décembre 1838, mort à Marseille en 1886.

ANDRÉ, Pierre-Charles, (A. 1856), né à Levens (Alpes-Maritimes). Pharmacien de l'Ecole de Marseille du 4 novembre 1849, s'établit dans cette ville, où il se fit recevoir membre du Comité Médical en 1856. Décédé en 1886.

ALBENOIS, Casimir, (A. 1875-76), né à Marseille en 1851 ; ancien externe et interne des hôpitaux de cette ville ; docteur de Montpellier en 1873 (thèse sur la *Myocardite palustre*) ; secrétaire de la Commission sanitaire municipale pendant l'épidémie cholérique de 1884 ; directeur du *Bulletin de démographie et de statistique* de Marseille, de 1880 à 1886 ; ancien

*membre du Conseil d'administration et secrétaire gé-
néral du Comité Médical ;* décédé à Marseille en
octobre 1886.

JAILLIEU, Marie-Joseph, (A. 1879), né à Marseille
en 1843, décédé en 1886. Externe (1863) et interne
des hôpitaux (1865). Chef interne de la Charité (1869).
Prosecteur à l'Ecole de médecine. Médailles d'argent
et de bronze de l'Administration des hôpitaux (choléra de 1865 et 1866). Médaille de bronze du Ministère
(choléra de 1884). Décoré, en 1875, de l'ordre royal
du Lion et du Soleil de Perse. Sa thèse de doctorat,
soutenue le 7 juin 1872, a pour sujet : *L'Ophthalmie
purulente des enfants à la Charité de Marseille et les
conditions hygiéniques qui peuvent favoriser son
développement.*

MARGAILLAN, Henri, (A. 1874-75), docteur en
médecine, né à la Motte du Caire (Basses-Alpes) le
27 juillet 1839, mort à Marseille en 1886. Ancien
externe des hôpitaux, reçu docteur à Paris le 29
août 1866, après un séjour de quatre ans en Cochinchine comme chirurgien de la Marine. Il vint se
fixer à Marseille en 1868 et fit la campagne de 1870
avec le grade de médecin-major dans l'armée des
Vosges. Le docteur Margaillan a siégé au Conseil
d'arrondissement de Marseille et au *Conseil d'Administration du Comité Médical.*

1887

PEYTAVIN DE GARAM, André-Léon-Antoine,

— 281 —

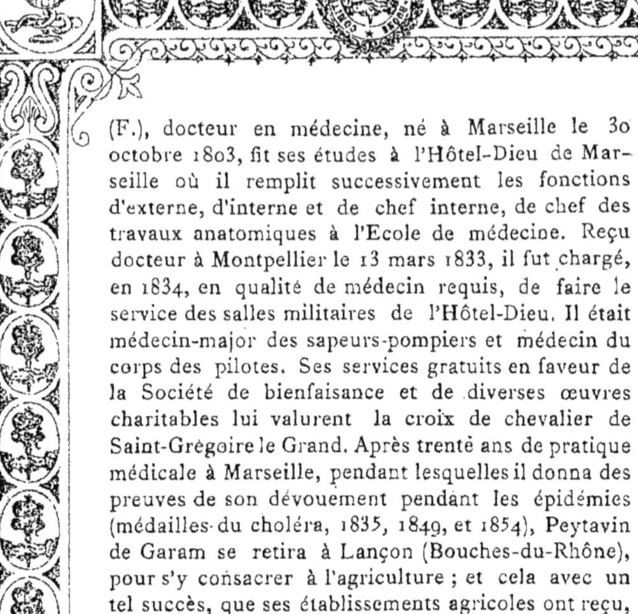

(F.), docteur en médecine, né à Marseille le 30 octobre 1803, fit ses études à l'Hôtel-Dieu de Marseille où il remplit successivement les fonctions d'externe, d'interne et de chef interne, de chef des travaux anatomiques à l'Ecole de médecine. Reçu docteur à Montpellier le 13 mars 1833, il fut chargé, en 1834, en qualité de médecin requis, de faire le service des salles militaires de l'Hôtel-Dieu. Il était médecin-major des sapeurs-pompiers et médecin du corps des pilotes. Ses services gratuits en faveur de la Société de bienfaisance et de diverses œuvres charitables lui valurent la croix de chevalier de Saint-Grégoire le Grand. Après trente ans de pratique médicale à Marseille, pendant lesquelles il donna des preuves de son dévouement pendant les épidémies (médailles du choléra, 1835, 1849, et 1854), Peytavin de Garam se retira à Lançon (Bouches-du-Rhône), pour s'y consacrer à l'agriculture ; et cela avec un tel succès, que ses établissements agricoles ont reçu, aux concours de 1876 et 1879, deux prix du Ministère de l'Agriculture. — Membre fondateur et *bienfaiteur du Comité*, il est mort à Marseille le 5 février 1887, à l'âge de 84 ans.

MONIER, Eugène-Sauveur, (A. 1882), né à Aubagne en 1854, mort à Marseille en 1887. Externe (1874) et interne des hôpitaux de Marseille (1876), chef de clinique chirurgicale à l'Ecole de médecine (1882), *conservateur de l'arsenal de chirurgie du Comité*

Médical. Sa thèse de doctorat sur l'*Empyème* a été soutenue à la Faculté de Paris en 1881. Parmi ses autres publications, nous citerons : *Emploi de l'Esérine dans les affections de la cornée* (1879). — *Calcul de l'Urétère, Hydronéphrose, Abcès périnéphrétique* (1886).

MITTRE, Théophile-Joseph-Urbain, (A. 1857-58), né à Marseille le 25 mai 1821, décédé en 1887. Ancien pharmacien et médecin de la Marine, reçu docteur à Montpellier le 20 août 1855, s'établit à Marseille où il fonda un institut de vaccination animale. Médecin du Bureau de bienfaisance, fondateur de l'Association médicale pour l'assistance mutuelle, délégué cantonal, il fut nommé, en 1881, officier d'académie. Ses services pendant les épidémies cholériques lui valurent plusieurs médailles d'honneur et la croix de chevalier de la Couronne d'Italie. Au Comité Médical il fut secrétaire-rapporteur de plusieurs commissions et *président de la Commission scientifique* en 1868 et 1869.

1888

BERNARD, Antoine-François-Désiré, (A. 1884-85), né à Marseille en 1854, décédé en 1888, fit ses premières études médicales à Marseille sous les auspices de son père le docteur Bernard, chirurgien en chef des hôpitaux de Marseille, puis externe et interne des hôpitaux de Paris (1875 et 1879). Reçu docteur en 1882, Bernard revint à Marseille où il obtint, au

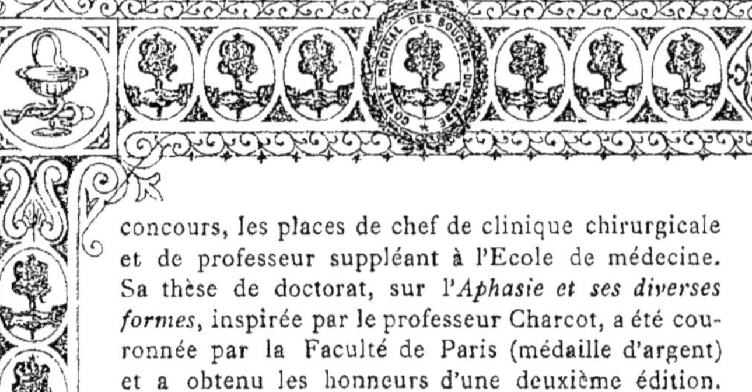

concours, les places de chef de clinique chirurgicale et de professeur suppléant à l'Ecole de médecine. Sa thèse de doctorat, sur l'*Aphasie et ses diverses formes*, inspirée par le professeur Charcot, a été couronnée par la Faculté de Paris (médaille d'argent) et a obtenu les honneurs d'une deuxième édition. Bernard a publié, en outre, plusieurs mémoires, dans les *Archives de neurologie* dont il était un des collaborateurs : *Troubles nerveux observés chez les diabétiques* (en collaboration avec Vari) ; — *Note sur une observation de Trachéotomie pratiquée dans un cas de croup, sous la narcose chloroformique* (Commission scientifique du Comité Médical).

VILLEVIEILLE, Jean de Dieu, (A. 1873), pharmacien à Marseille, né à Mallemort en 1845, le 8 mars, y décédé le 22 novembre 1889, s'était fait recevoir officier de santé, puis bachelier ès lettres et ès sciences et préparait ses examens de doctorat lorsque la mort est venue le surprendre à l'âge de 43 ans.

1889

RAYBAUD, Emile-Félicien, (A. 1874), pharmacien à Marseille, reçu le 29 octobre 1872, pharmacien aide-major pendant la guerre de 1870. Médaille de bronze du choléra en 1884. Né à la Colle (Alpes-Maritimes) le 17 avril 1847, mort à Vichy en 1889.

CAUVIN, Joseph, (A. 1847), médecin à Saint-Barnabé (banlieue de Marseille), né à Castellane

(Basses-Alpes) le 14 juin 1805, décédé à Marseille le
15 janvier 1889. Reçu médecin à Marseille le 21 septembre 1832, ancien interne de l'Hôtel-Dieu.

ANDRÉ, Gabriel-Victor-Pierre, (A. 1887), docteur en médecine, né à Marseille en 1847, décédé en
1889 ; médecin de la Douane, des Postes et Télégraphes ; médecin certificateur du département des Bouches-du-Rhône. *Membre du Conseil d'administration
du Comité Médical.* Médaille d'or du choléra en
1884. Sa thèse de doctorat, soutenue à Paris le 9
juillet 1874, est intitulée : *Considérations sur l'Ul-
cère simple de la jambe.* Il appartenait à une famille
de médecins : son père, le docteur Charles André, et
son grand père, Mathieu André, docteur en chirurgie, sont inscrits comme membres fondateurs du
Comité Médical.

LATIL, Ferdinand, (A. 1853-54), pharmacien à
Marseille, né à Cuers (Var) le 22 janvier 1824 mort
à Marseille en avril 1889 ; ancien préparateur de chimie à l'Ecole de médecine de Marseille ; reçu pharmacien le 10 avril 1852. Président de la Société dé-
partementale de pharmacie. Pharmacien en chef de
l'hôpital de la Conception, de 1882 à 1888. Médaille
d'argent des hôpitaux (choléra de 1884 et 1885).
Membre du Conseil d'administration (1869 et 1870) ;
inspecteur général (1874) et *vice-président du Comité
Médical* (1877).

BARTHÉLEMY, Jean-Louis, (F.), né à Aubagne le 4

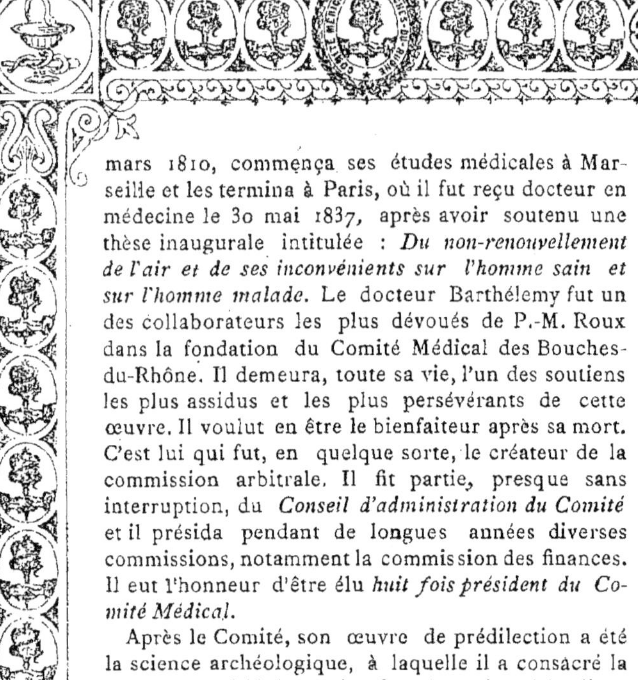

mars 1810, commença ses études médicales à Marseille et les termina à Paris, où il fut reçu docteur en médecine le 30 mai 1837, après avoir soutenu une thèse inaugurale intitulée : *Du non-renouvellement de l'air et de ses inconvénients sur l'homme sain et sur l'homme malade*. Le docteur Barthélemy fut un des collaborateurs les plus dévoués de P.-M. Roux dans la fondation du Comité Médical des Bouches-du-Rhône. Il demeura, toute sa vie, l'un des soutiens les plus assidus et les plus persévérants de cette œuvre. Il voulut en être le bienfaiteur après sa mort. C'est lui qui fut, en quelque sorte, le créateur de la commission arbitrale. Il fit partie, presque sans interruption, du *Conseil d'administration du Comité* et il présida pendant de longues années diverses commissions, notamment la commission des finances. Il eut l'honneur d'être élu *huit fois président du Comité Médical*.

Après le Comité, son œuvre de prédilection a été la science archéologique, à laquelle il a consacré la dernière moitié de sa vie. Sa réputation d'érudit et et d'archéologue distingué a été établie par de nombreux travaux insérés dans le *Recueil des actes du Comité*, la *Provence littéraire*, la *Provence artistique*, et diverses revues littéraires ou scientifiques. Citons, parmi ses principales publications :

Recherches historiques et généalogiques sur la maison desBaux (congrès d'Arles, 1877). — *Inventaire du*

château des Baux en 1426 (1878). — *Inventaire des
reliques, joyaux et ornements de la Major à la fin
du XVI° siècle* (1880). — *La ville des Baux et ses sei-
gneurs* (1882). - *La Savonnerie marseillaise aux
XV° et XVI° siècle* — *La Prostitution à Marseille
au Moyen âge.* — *Manuscrit contenant les ordonnances des Echevins de Marseille pendant la peste de
1720.* — *Une Emeute à Aubagne en 1655, contre
l'impôt des farines.* — *Les Médecins à Marseille au
Moyen âge* (discours de réception à l'Académie de
Marseille, 1883). — *Histoire d'Aubagne*, 1 vol. in-8°,
1886. — *Notice sur Daviel* (Actes du Comité Médical,
1888).

De nombreuses Sociétes savantes, littéraires et archéologiques comptaient parmi leurs membres le
docteur Barthélemy : Académies de Marseille, d'Aix
et d'Avignon ; Société de statistique dont il fut président ; Société d'études scientifiques et archéologiques
de Draguignan, Societé des antiquaires de France, etc. Il était officier d'académie, officier de l'Instruction publique, titulaire de plusieurs médailles
d'honneur des épidémies, et il eut la satisfaction de
voir ses recherches couronnées par la Société française d'archéologie et par l'Académie des Inscriptions
et Belles-Lettres.

Barthélemy est mort à Marseille en 1889.

EMERY, Jacques-Bernard-Antoine, (F.), né à
Istres le 12 février 1812, reçu pharmacien à Mar-

seille le 16 novembre 1837 ; exerça la pharmacie
d'abord à Istres, dans son pays natal, et ensuite à
Marseille où il est mort en 1889.

ENGELHARDT, Paul-Emile, (A. 1870), docteur
en médecine à Marseille, né à Schirmeck (Vosges) le
14 octobre 1830, mort à Marseille en 1889. Engelhardt fit ses études médicales à la Faculté de Strasbourg où il fut interne des hôpitaux et élève de Se-
dillot et de Stoltz. Reçu docteur à Strasbourg le 3
avril 1856 (thèse sur l'*Hématocèle rétro-utérine*), il
fut nommé en 1857 médecin en chef de la Commission européenne du Danube ; vint à Strasbourg en
1859 et fut reçu membre de la Société des médecins
de cette ville. Lors des désastres de 1870, il était
médecin de la manufacture de tissage de Wesserling
(Haut-Rhin) et du canton de Sainte-Marie. Engelhardt
n'hésita pas à opter pour la France en 1872 et à abandonner sa position pour rester citoyen français. Il
vint s'établir à Marseille, où il se fit une place des
plus honorées dans le corps médical. La Société nationale de médecine, l'Association générale des médecins de France et le Comité Médical le comptaient
au nombre de leurs membres les plus dévoués. Il
avait reçu, en 1869, la croix de la Couronne d'Italie,
en récompense de ses services à la Commission européenne du Danube.

1890

OLIVE, Généreux-François, (A. 1873-74), médecin

à Marseille, né dans cette ville en 1845, mort en août
1890, honoré d'une médaille du choléra en 1884, ancien
secrétaire de la commission des finances et *trésorier
du Comité Medical. Bienfaiteur du Comité.*

NICOLAS-DURANTY, Emile, (A. 1889-90), né à
Marseille le 19 août 1836, décédé le 22 octobre 1890.
Interne des hôpitaux de Marseille, il termina ses
études à Paris où il fut reçu docteur le 3 mai 1860,
après avoir soutenu sa thèse sur la *Transfusion du
sang.* Nommé, au concours, médecin adjoint des
hôpitaux, puis professeur suppléant à l'Ecole de
médecine (1876), il était médecin de la Charité en 1880
et médecin en chef des hôpitaux en 1881. La même
année, il devenait professeur titulaire d'anatomie
pathologique, pour passer en 1884 à la chaire de
pathologie interne qu'il a occupée jusqu'à sa mort.
Laryngologiste distingué, il publia sur les maladies
du larynx d'importants mémoires, et traduisit l'ouvrage
de Mackenzie. On a de lui, en outre, divers mémoires,
communiqués à l'Académie de médecine, à la Société
de médecine de Marseille dont il fut président et à la
Société médico-chirurgicale des hôpitaux qu'il présida
en 1884.

Nicolas-Duranty fut chargé d'un service de cholériques au Pharo, en 1884, en qualité de médecin
en chef, et reçut, en récompense de ses services et de
son dévouement, la croix de chevalier de la Légion
d'honneur, le 12 avril 1885. Nommé officier d'aca-

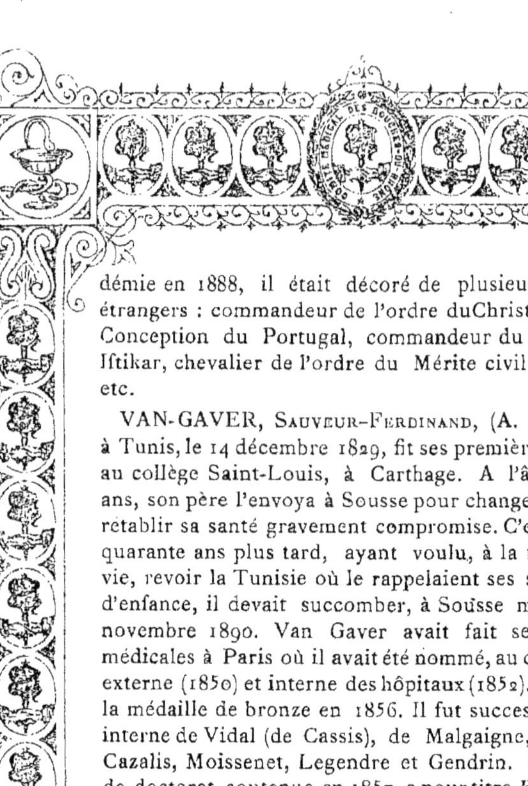

démie en 1888, il était décoré de plusieurs ordres étrangers : commandeur de l'ordre duChrist et de la Conception du Portugal, commandeur du Nicham-Iftikar, chevalier de l'ordre du Mérite civil d'Italie, etc.

VAN-GAVER, Sauveur-Ferdinand, (A. 1857), né à Tunis, le 14 décembre 1829, fit ses premières études au collège Saint-Louis, à Carthage. A l'âge de 17 ans, son père l'envoya à Sousse pour changer d'air et rétablir sa santé gravement compromise. C'est là que quarante ans plus tard, ayant voulu, à la fin de sa vie, revoir la Tunisie où le rappelaient ses souvenirs d'enfance, il devait succomber, à Sousse même, en novembre 1890. Van Gaver avait fait ses études médicales à Paris où il avait été nommé, au concours, externe (1850) et interne des hôpitaux (1852). Il obtint la médaille de bronze en 1856. Il fut successivement interne de Vidal (de Cassis), de Malgaigne, Gibert, Cazalis, Moissenet, Legendre et Gendrin. Sa thèse de doctorat, soutenue en 1857, a pour titre *Réflexions sur l'Herpès tonsurant observé chez l'enfant*. Van-Gaver s'établit à Marseille en 1857, et fut nommé, au concours, médecin adjoint, puis médecin en chef des hôpitaux.

RAMPAL, Louis-Marius, (F.), docteur en médecine, ancien *président du Comité Médical*, né au Logis-Neuf (commune d'Allauch), le 29 janvier 1824, mort à Marseille le 26 décembre 1890. Chef interne des hôpitaux de Marseille (1850). Reçu docteur le 27 août 1851 (thèse sur l'*Infection purulente chez les amputés*). Professeur adjoint de clinique chirurgicale à l'Ecole de médecine (1856). Professeur adjoint d'anatomie (1857). Professeur titulaire d'anatomie (1868), fonction qu'il a conservée jusqu'à sa mort. Membre du Conseil général des Facultés. Médecin de l'Octroi pendant vingt-cinq ans. Médecin légiste attaché au parquet pendant trente ans. Membre du Conseil d'hygiène depuis 1855. Secrétaire, puis vice-président du Conseil d'hygiène depuis 1870 jusqu'à sa mort. Membre de la Commission sanitaire municipale de Marseille. Titulaire de quatre médailles d'or ou d'argent. Officier d'académie, officier de l'Instruction publique, chevalier de la Légion d'honneur (30 mars 1885). — L'œuvre écrite du docteur Rampal est assez considérable et comprend surtout des travaux d'hygiène et de médecine légale : *Travaux du Conseil d'hygiène* (plusieurs volumes).— *Mémoires sur diverses questions d'hygiène industrielle, sur l'assainissement de Marseille, sur des questions de survie et de médecine légale*, etc. publiés en brochure ou dans les recueils scientifiques.

1891

BOUSQUET, Alfred, (A. 1876-77), docteur en médecine de la Faculté de Paris (1866), né à Marseille le 13 septembre 1830, y décédé en 1891.

DUGOUT-BALLY, Alfred, (A. 1879), né à Greno-

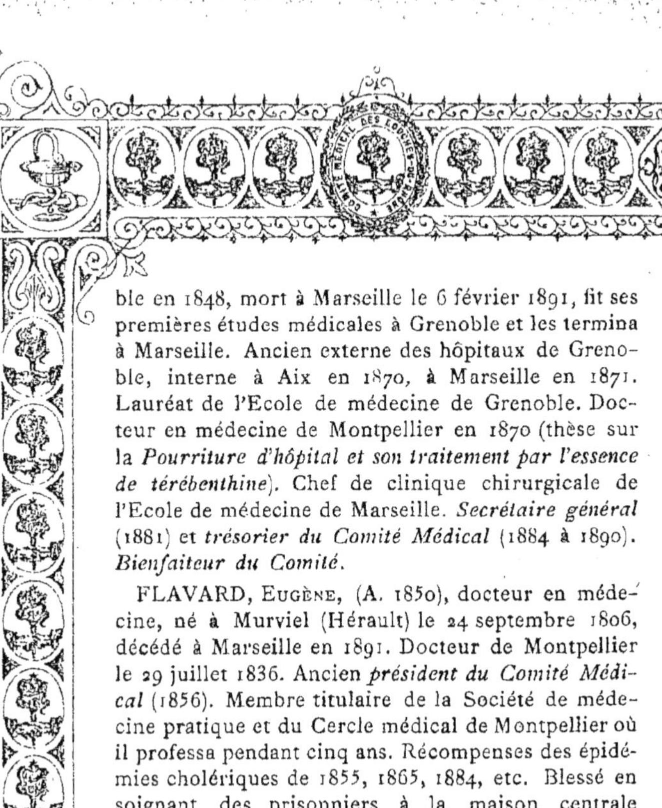

ble en 1848, mort à Marseille le 6 février 1891, fit ses premières études médicales à Grenoble et les termina à Marseille. Ancien externe des hôpitaux de Grenoble, interne à Aix en 1870, à Marseille en 1871. Lauréat de l'Ecole de médecine de Grenoble. Docteur en médecine de Montpellier en 1870 (thèse sur la *Pourriture d'hôpital et son traitement par l'essence de térébenthine*). Chef de clinique chirurgicale de l'Ecole de médecine de Marseille. *Secrétaire général* (1881) et *trésorier du Comité Médical* (1884 à 1890). *Bienfaiteur du Comité.*

FLAVARD, Eugène, (A. 1850), docteur en médecine, né à Murviel (Hérault) le 24 septembre 1806, décédé à Marseille en 1891. Docteur de Montpellier le 29 juillet 1836. Ancien *président du Comité Médical* (1856). Membre titulaire de la Société de médecine pratique et du Cercle médical de Montpellier où il professa pendant cinq ans. Récompenses des épidémies cholériques de 1855, 1865, 1884, etc. Blessé en soignant des prisonniers à la maison centrale d'Aniane, dont il était le médecin, Flavard fut récompensé pour cet acte de courage par le ministre de l'Intérieur.

Principales publications du docteur Eugène Flavard :

Quelques mots sur l'Education physique, morale et intellectuelle des enfants (thèse de Montpellier, 1836).— *Mémoire sur la Réforme pénitentiaire*, qui lui valut

une médaille dè vermeil. — *Lettres sur Marseille.* — *De la Prostitution et de la Mendicité à Marseille.* — *Des Eaux potables de Marseille et de leur épuration* — *Bains de mer et d'eau douce.* — *Climat de Marseille.* — *Question des Quarantaines.* — *Mouvement de la population à Marseille ;* etc., ainsi que de nombreux *Mémoires et travaux d'hygiène et de déontologie* (sur les Sociétés de secours mutuels, le Charlatanisme médical, l'Hydrothérapie, etc., etc.) insérés dans les journaux scientifiques et particulièrement dans les *Actes du Comité Médical.*

RECH, Séraphin, (A. 1870), pharmacien à Marseille, né à Sénas (Bouches-du-Rhône) le 12 octobre 1842, décédé à Marseille en 1891. — Ancien conseiller municipal et ancien adjoint au maire de Marseille ; conseiller général des Bouches-du-Rhône.

JUBIOT, Nicolas, (A. 1855-56), né à Metz (Moselle) le 13 avril 1812. Engagé volontaire en 1831, commença ses études médicales en qualité de chirurgien élève à l'hôpital d'instruction de Metz en 1833. Fut reçu docteur en médecine à Montpellier en 1840 et fit toute sa carrière médicale dans la médecine militaire, où il parvint aux grades les plus élevés de la hiérarchie. Envoyé à l'hôpital militaire de Marseille, en août 1854, en pleine épidémie de choléra, il dirigea l'ambulance établie au Frioul pour recevoir les malheureux typhiques de l'armée de Crimée. Pendant la guerre de 1870-71, il fut nommé médecin inspec-

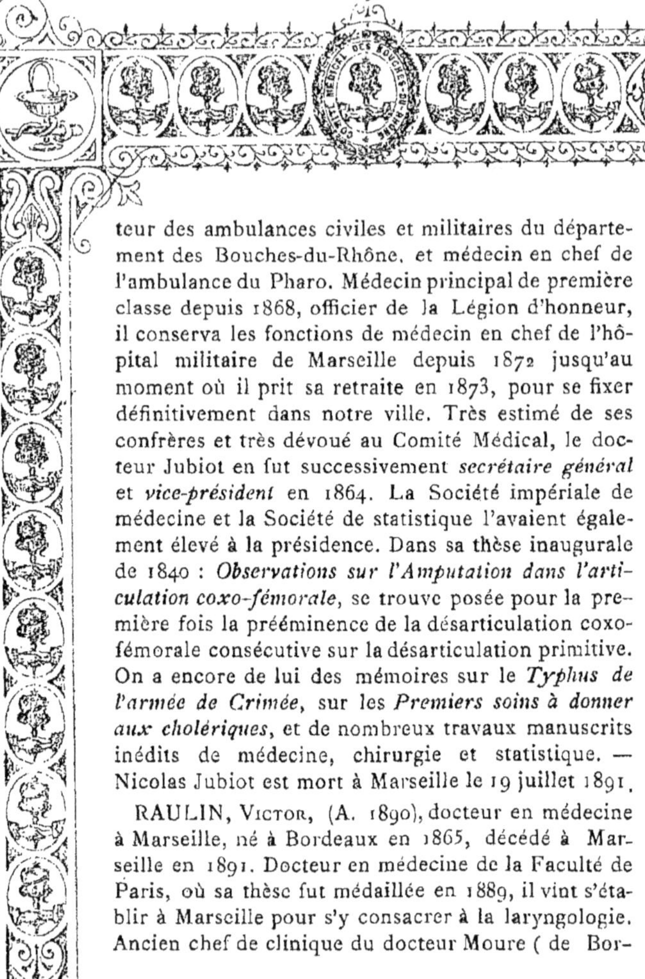

teur des ambulances civiles et militaires du département des Bouches-du-Rhône, et médecin en chef de l'ambulance du Pharo. Médecin principal de première classe depuis 1868, officier de la Légion d'honneur, il conserva les fonctions de médecin en chef de l'hôpital militaire de Marseille depuis 1872 jusqu'au moment où il prit sa retraite en 1873, pour se fixer définitivement dans notre ville. Très estimé de ses confrères et très dévoué au Comité Médical, le docteur Jubiot en fut successivement *secrétaire général* et *vice-président* en 1864. La Société impériale de médecine et la Société de statistique l'avaient également élevé à la présidence. Dans sa thèse inaugurale de 1840 : *Observations sur l'Amputation dans l'articulation coxo-fémorale*, se trouve posée pour la première fois la prééminence de la désarticulation coxofémorale consécutive sur la désarticulation primitive. On a encore de lui des mémoires sur le *Typhus de l'armée de Crimée*, sur les *Premiers soins à donner aux cholériques*, et de nombreux travaux manuscrits inédits de médecine, chirurgie et statistique. — Nicolas Jubiot est mort à Marseille le 19 juillet 1891.

RAULIN, Victor, (A. 1890), docteur en médecine à Marseille, né à Bordeaux en 1865, décédé à Marseille en 1891. Docteur en médecine de la Faculté de Paris, où sa thèse fut médaillée en 1889, il vint s'établir à Marseille pour s'y consacrer à la laryngologie. Ancien chef de clinique du docteur Moure (de Bor-

deaux), Raulin a collaboré à diverses publications de son maître et a publié lui-même plusieurs travaux de laryngologie : *Traitement du Coryza caséeux ; — Contribution à l'étude des manifestations de la Syphilis sur les tonsilles pharyngées et préépiglottiques ;* etc., etc., dont plusieurs ont trouvé place dans les *Actes du Comité Médical.*

GAILLARD, Auguste, (F.), né à Castillon (Ariège) le 3 juin 1823, mort à Marseille en 1891. Docteur en médecine de la Faculté de Paris (16 août 1853), il servit d'abord dans la médecine militaire, avant de s'établir à Marseille. Ancien conseiller municipal et adjoint au maire ; membre de la Commission administrative des hospices ; chevalier de la Légion d'honneur.

BRENGUES, Antoine-Magloire, (F.), né à Verdal (Aveyron) le 23 octobre 1808, mort à Marseille en 1891, ancien interne et chef interne des hôpitaux de Marseille (1837), chirurgien adjoint des hôpitaux (1843). Sa thèse de doctorat en médecine, soutenue à Montpellier le 20 août 1838, a pour titre : *Les Anévrismes peuvent ils guérir spontanément ? Par quels moyens ?* Le docteur Brengues a fait partie sans interruption, et à divers degrés, de l'administration du Comité Médical, durant une période de près de quarante-cinq ans, comme simple *conseiller*, comme membre des diverses commissions, comme *trésorier* (de 1868 à 1875), comme *président de la commission* de secours, de 1879 à 1884. Dans les dernières années de sa vie, affaibli par l'âge et la maladie, on le voyait encore assister assidûment à nos séances. Son nom est inscrit sur le tableau des bienfaiteurs de notre Association.

1892

SICARD, Adrien, (F.), né à Marseille le 2 février 1816, mort le 9 novembre 1892. Reçu docteur en médecine le 3 août 1832 à Montpellier, où il fut chef de clinique médicale du professeur Broussonet, Adrien Sicard vint se fixer à Marseille. Son rôle dans la fondation et dans l'administration du Comité Médical a été des plus importants et jusqu'à la fin de sa vie il n'a cessé de se préoccuper de la prospérité et des intérêts matériels et moraux de notre Association. On peut dire qu'il en a occupé successivement toutes les fonctions et qu'il a fait partie, à titre de président ou de secrétaire, de toutes les commissions. A six reprises différentes il a été élu par ses collègues président du Comité, et pendant plus de quarante ans il a fait partie d'une façon presque ininterrompue du Conseil d'administration. Au moment de sa mort il était président de la Commission des finances.

Le docteur Adrien Sicard était membre de plusieurs Sociétés savantes : Société nationale de médecine, qu'il présida à plusieurs reprises ; Société de statistique, dont il était secrétaire perpétuel ; Société d'horticulture et de botanique ; etc., etc.

Il a publié un grand nombre de travaux sur des sujets de sciences médicales, d'hygiène, d'agriculture, de chimie, de bibliographie, etc. Citons parmi ses principales publications : *De l'éducation physique et morale des jeunes enfants (1840). — Nouveau pansement de plaies et blessures (1841). — Considérations d'hygiène publique et privée (1846). — Etude microscopique sur l'eau de mer, au point de vue médical (1867 et 1872). — Ambulance de la rue Saint-Ferréol (1873). — Etude historique sur le Dr P.-M. Roux (1878). — Etudes sur le lait (1885).— Histoire du Comité Médical des Bouches-du Rhône (1888). — Nombreux mémoires sur des questions de botanique, d'horticulture et de zoologie, sur le sorgho à sucre, la culture du coton, les madrépores et les éponges, sur la nourriture des poissons de mer, etc., etc. — Notices historiques, discours académiques, comptes rendus du Congrès, etc.*

Plusieurs distinctions honorifiques étaient venues récompenser les travaux et l'érudition de cet homme modeste qui consacrait tout son temps au culte de la science et aux nombreuses Sociétés scientifiques ou de bienfaisance dont il faisait partie. Adrien Sicard était officier d'académie, officier de l'Instrution publique.

La croix de la Légion d'honneur serait venue couronner dignement une carrière si honorable et si bien remplie. Tous ses amis et ses collègues du Comité

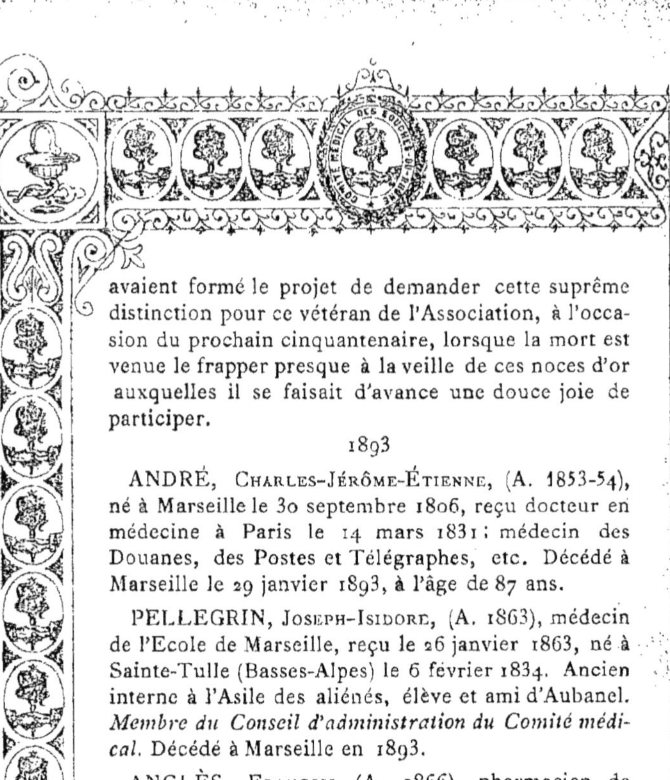

avaient formé le projet de demander cette suprême distinction pour ce vétéran de l'Association, à l'occasion du prochain cinquantenaire, lorsque la mort est venue le frapper presque à la veille de ces noces d'or auxquelles il se faisait d'avance une douce joie de participer.

1893

ANDRÉ, Charles-Jérôme-Étienne, (A. 1853-54), né à Marseille le 30 septembre 1806, reçu docteur en médecine à Paris le 14 mars 1831 ; médecin des Douanes, des Postes et Télégraphes, etc. Décédé à Marseille le 29 janvier 1893, à l'âge de 87 ans.

PELLEGRIN, Joseph-Isidore, (A. 1863), médecin de l'Ecole de Marseille, reçu le 26 janvier 1863, né à Sainte-Tulle (Basses-Alpes) le 6 février 1834. Ancien interne à l'Asile des aliénés, élève et ami d'Aubanel. *Membre du Conseil d'administration du Comité médical.* Décédé à Marseille en 1893.

ANGLÈS, François, (A. 1866), pharmacien de l'École de Marseille, né à Pernes (Vaucluse) en 1828, décédé à Marseille, le 24 mai 1893, frappé inopinément par une main criminelle.

Docteur F. Arnaud. — Docteur E. Curtil-Boyer.

Docteur L. Goy.

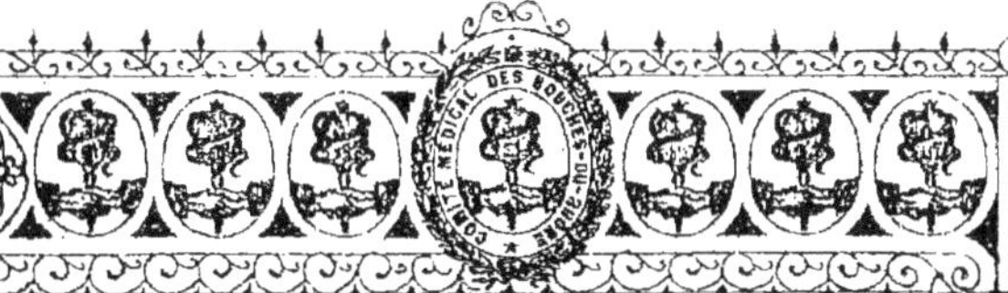

CONSEIL D'ADMINISTRATION

du

COMITÉ MÉDICAL

pour l'Année 1893-94

Président	MM. A. Fallot.
Vice-Président	A. Paret.
Secrétaire général	J. Eyssautier.
	M. Vizern.
	P. Sepet.
Secrétaires des Commissions	E. Curtil-Boyer.
	C. Oddo.
Inspecteur	L. Goy.
Bibliothécaire-archiviste	J. Reboul.
Trésorier	E. Pluyette.
Conservateur de l'Arsenal ...	P. Dor.

Conseillers :

MM. F. Arnaud; Léon d'Astros; Louis d'Astros; E. Boinet; G. Bremond; R. Denans; J. Fioupe; L. Jubiot; E. Martin; A. Mistral; A Nalin; L. Perrin; E. Pilatte; S. Pirondi; L. Rampal; G. Raynaut; H. Sermant; P. Sicard; G. Vayssettes.

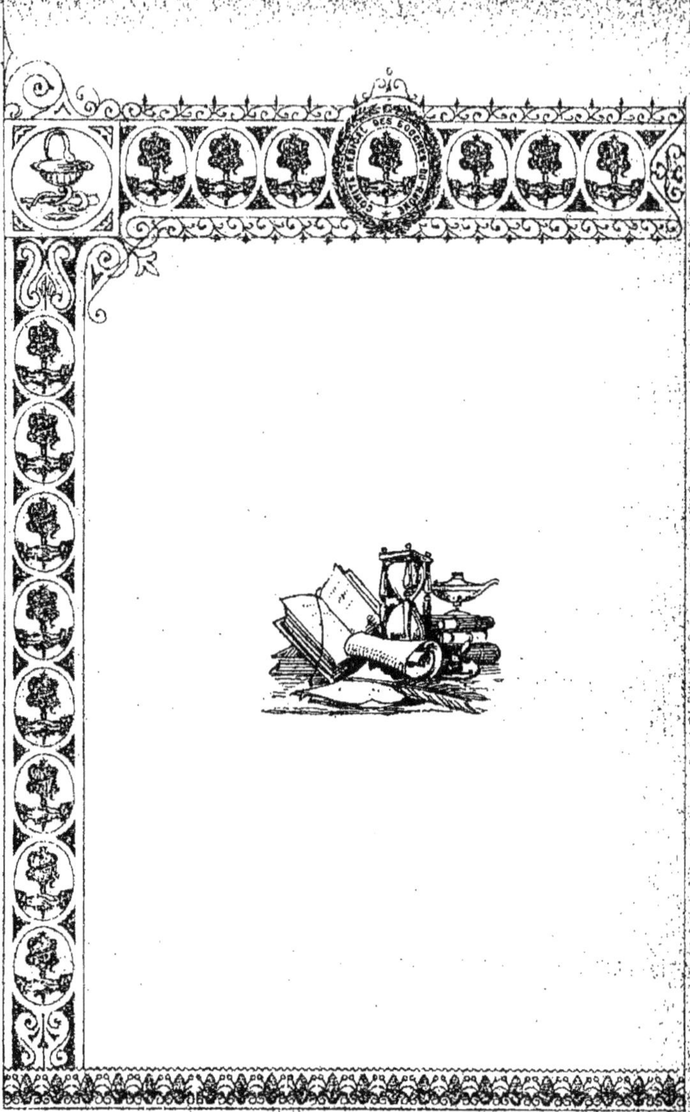

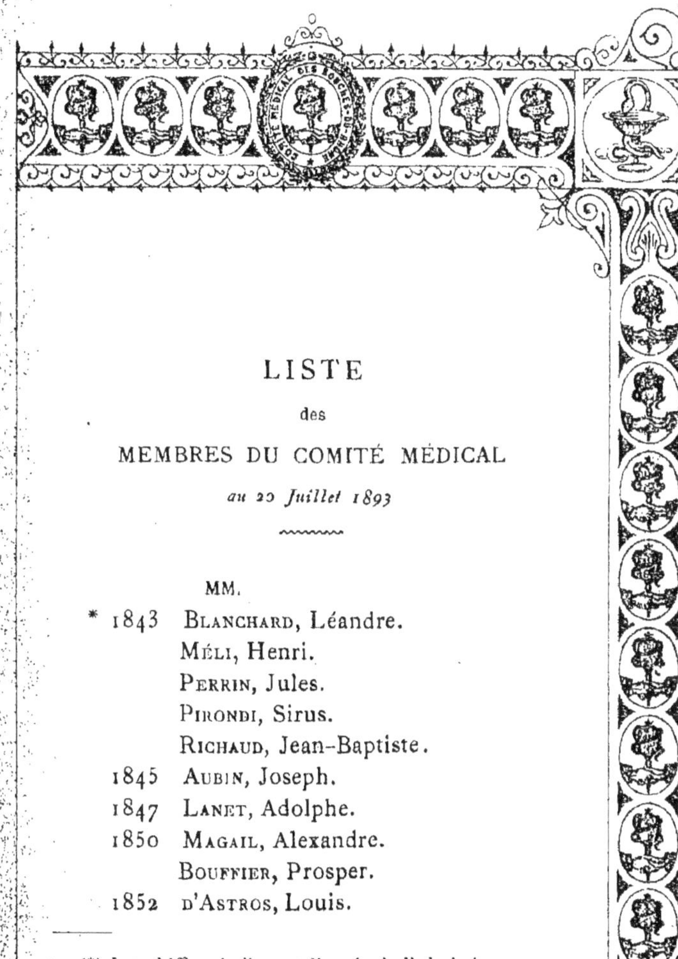

LISTE

des

MEMBRES DU COMITÉ MÉDICAL

au 20 Juillet 1893

MM.

* 1843   Blanchard, Léandre.
        Méli, Henri.
        Perrin, Jules.
        Pirondi, Sirus.
        Richaud, Jean-Baptiste.
  1845   Aubin, Joseph.
  1847   Lanet, Adolphe.
  1850   Magail, Alexandre.
        Bouffier, Prosper.
  1852   d'Astros, Louis.

(*) Les chiffres indiquent l'année de l'admission.

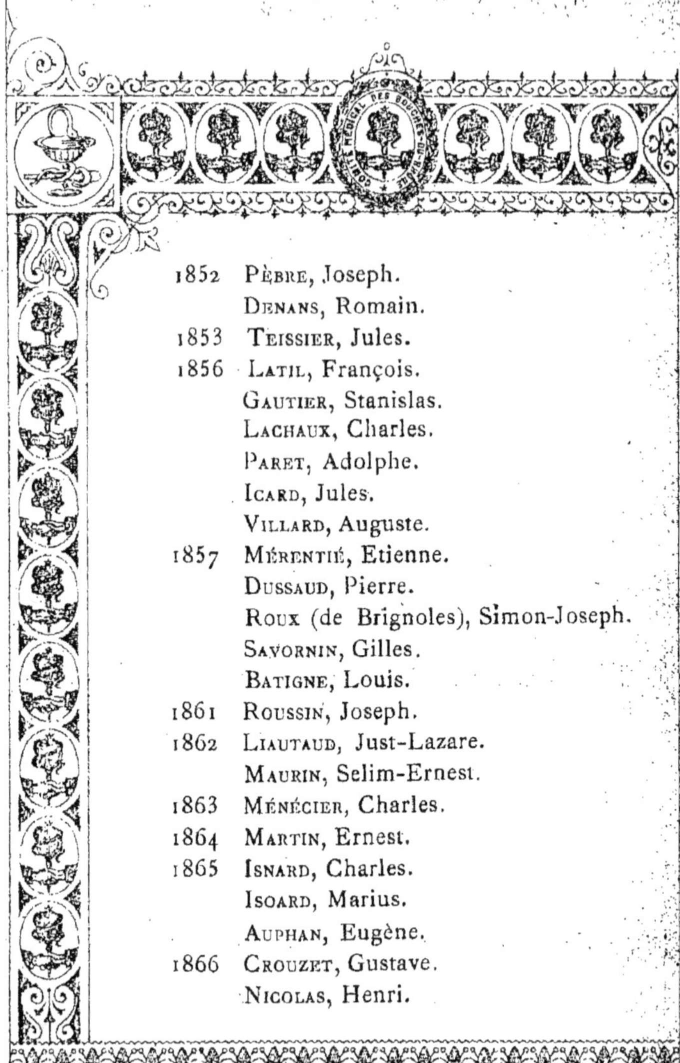

1852 Pèbre, Joseph.
     Denans, Romain.
1853 Teissier, Jules.
1856 Latil, François.
     Gautier, Stanislas.
     Lachaux, Charles.
     Paret, Adolphe.
     Icard, Jules.
     Villard, Auguste.
1857 Mérentié, Etienne.
     Dussaud, Pierre.
     Roux (de Brignoles), Simon-Joseph.
     Savornin, Gilles.
     Batigne, Louis.
1861 Roussin, Joseph.
1862 Liautaud, Just-Lazare.
     Maurin, Selim-Ernest.
1863 Ménécier, Charles.
1864 Martin, Ernest.
1865 Isnard, Charles.
     Isoard, Marius.
     Auphan, Eugène.
1866 Crouzet, Gustave.
     Nicolas, Henri.

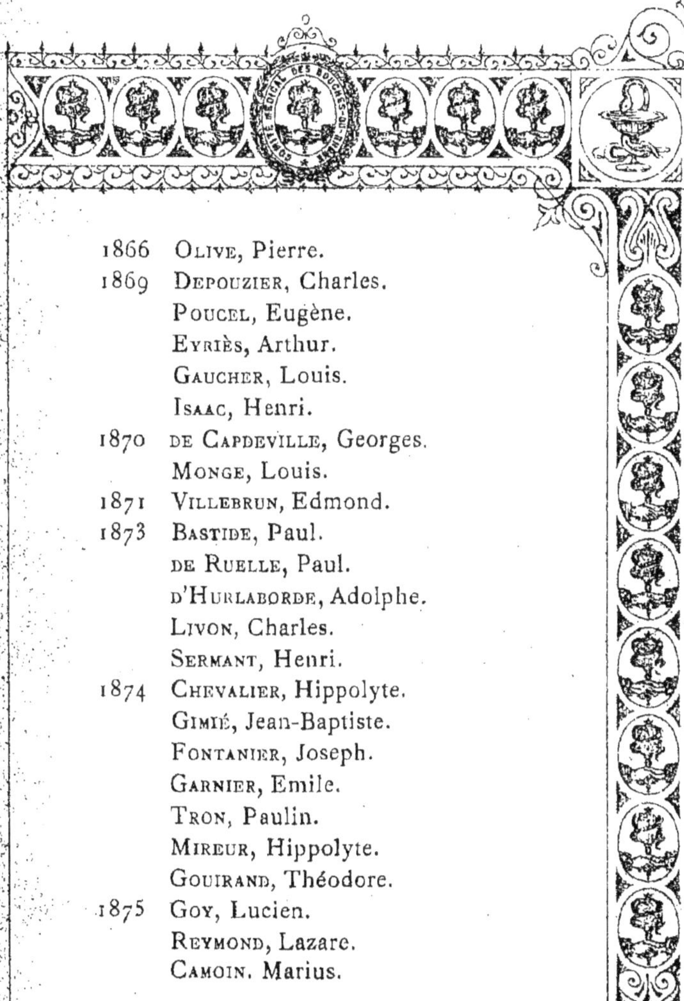

1866   OLIVE, Pierre.
1869   DEPOUZIER, Charles.
       POUCEL, Eugène.
       EYRIÈS, Arthur.
       GAUCHER, Louis.
       ISAAC, Henri.
1870   DE CAPDEVILLE, Georges.
       MONGE, Louis.
1871   VILLEBRUN, Edmond.
1873   BASTIDE, Paul.
       DE RUELLE, Paul.
       D'HURLABORDE, Adolphe.
       LIVON, Charles.
       SERMANT, Henri.
1874   CHEVALIER, Hippolyte.
       GIMIÉ, Jean-Baptiste.
       FONTANIER, Joseph.
       GARNIER, Emile.
       TRON, Paulin.
       MIREUR, Hippolyte.
       GOUIRAND, Théodore.
1875   GOY, Lucien.
       REYMOND, Lazare.
       CAMOIN. Marius.

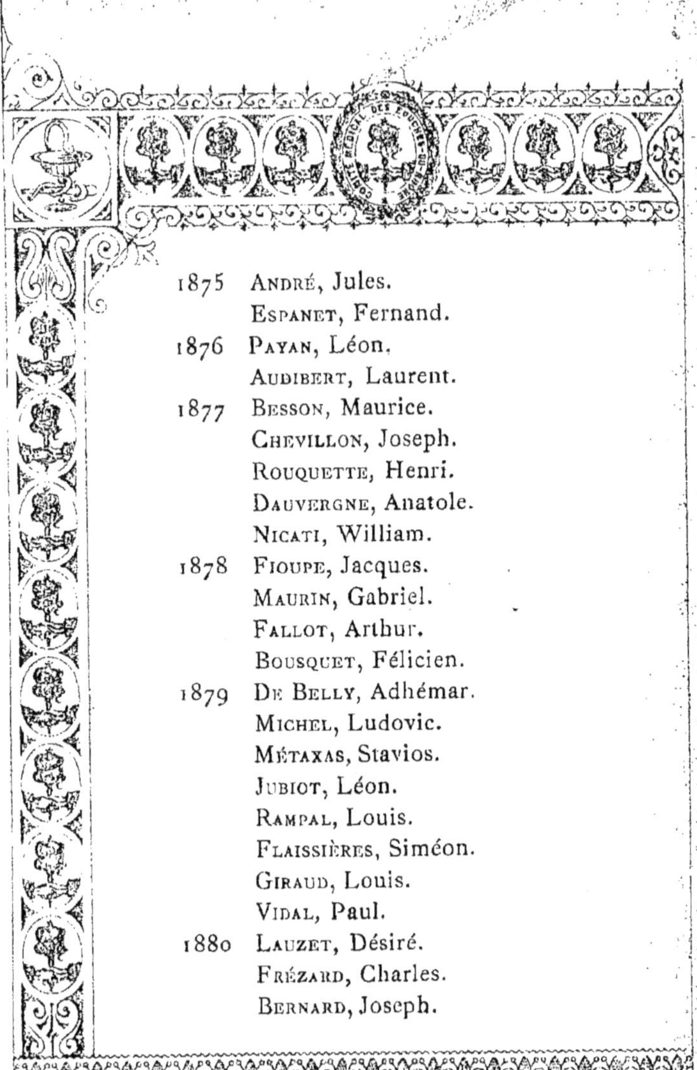

1875 ANDRÉ, Jules.
ESPANET, Fernand.
1876 PAYAN, Léon.
AUDIBERT, Laurent.
1877 BESSON, Maurice.
CHEVILLON, Joseph.
ROUQUETTE, Henri.
DAUVERGNE, Anatole.
NICATI, William.
1878 FIOUPE, Jacques.
MAURIN, Gabriel.
FALLOT, Arthur.
BOUSQUET, Félicien.
1879 DE BELLY, Adhémar.
MICHEL, Ludovic.
MÉTAXAS, Stavios.
JUBIOT, Léon.
RAMPAL, Louis.
FLAISSIÈRES, Siméon.
GIRAUD, Louis.
VIDAL, Paul.
1880 LAUZET, Désiré.
FRÉZARD, Charles.
BERNARD, Joseph.

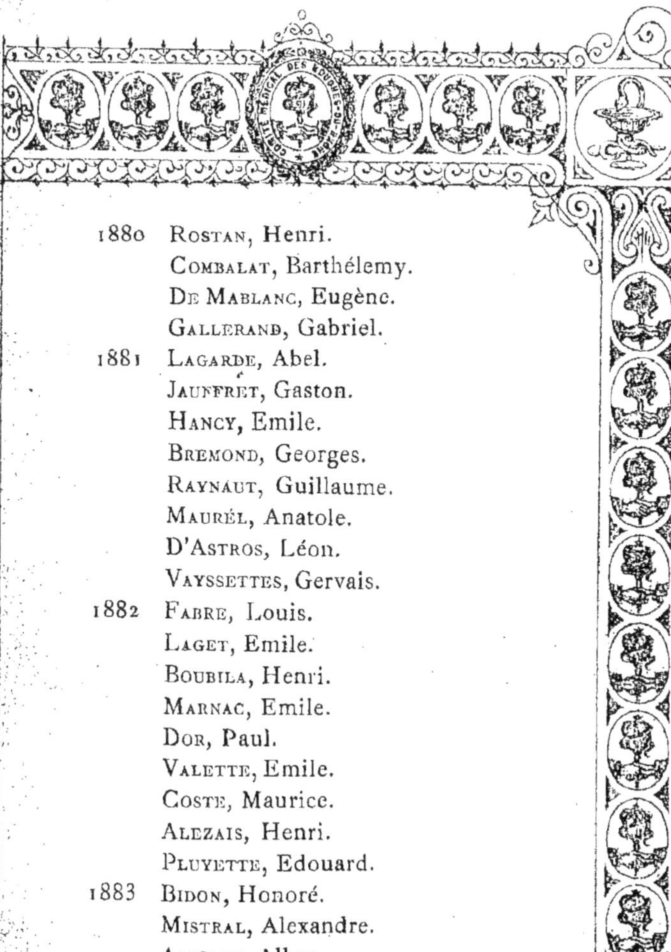

1880   ROSTAN, Henri.
       COMBALAT, Barthélemy.
       DE MABLANC, Eugène.
       GALLERAND, Gabriel.
1881   LAGARDE, Abel.
       JAUFFRET, Gaston.
       HANCY, Emile.
       BREMOND, Georges.
       RAYNAUT, Guillaume.
       MAURÉL, Anatole.
       D'ASTROS, Léon.
       VAYSSETTES, Gervais.
1882   FABRE, Louis.
       LAGET, Emile.
       BOUBILA, Henri.
       MARNAC, Emile.
       DOR, Paul.
       VALETTE, Emile.
       COSTE, Maurice.
       ALEZAIS, Henri.
       PLUYETTE, Edouard.
1883   BIDON, Honoré.
       MISTRAL, Alexandre.
       ABEILLE, Alban.

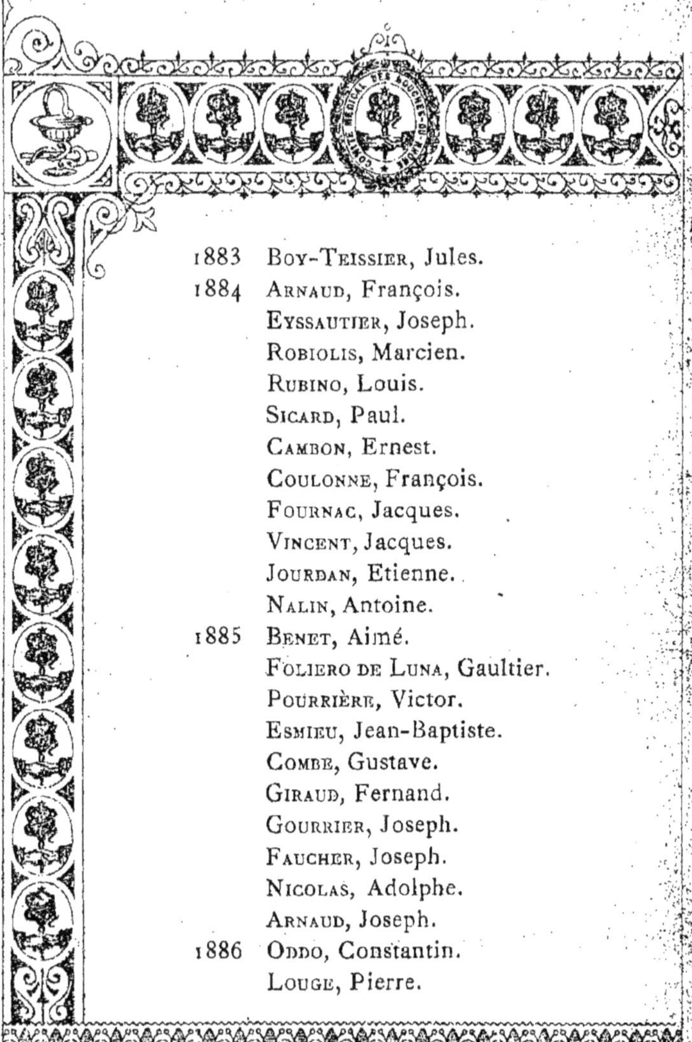

1883   Boy-Teissier, Jules.
1884   Arnaud, François.
Eyssautier, Joseph.
Robiolis, Marcien.
Rubino, Louis.
Sicard, Paul.
Cambon, Ernest.
Coulonne, François.
Fournac, Jacques.
Vincent, Jacques.
Jourdan, Etienne.
Nalin, Antoine.
1885   Benet, Aimé.
Foliero de Luna, Gaultier.
Pourrière, Victor.
Esmieu, Jean-Baptiste.
Combe, Gustave.
Giraud, Fernand.
Gourrier, Joseph.
Faucher, Joseph.
Nicolas, Adolphe.
Arnaud, Joseph.
1886   Oddo, Constantin.
Louge, Pierre.

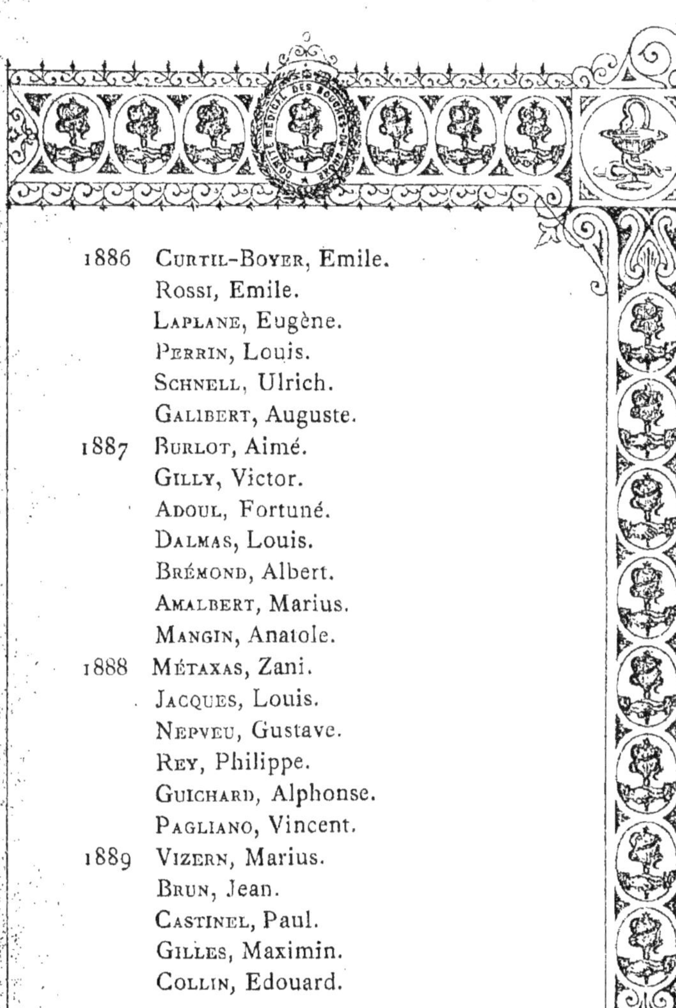

1886 Curtil-Boyer, Emile.
      Rossi, Emile.
      Laplane, Eugène.
      Perrin, Louis.
      Schnell, Ulrich.
      Galibert, Auguste.
1887 Burlot, Aimé.
      Gilly, Victor.
      Adoul, Fortuné.
      Dalmas, Louis.
      Brémond, Albert.
      Amalbert, Marius.
      Mangin, Anatole.
1888 Métaxas, Zani.
      Jacques, Louis.
      Nepveu, Gustave.
      Rey, Philippe.
      Guichard, Alphonse.
      Pagliano, Vincent.
1889 Vizern, Marius.
      Brun, Jean.
      Castinel, Paul.
      Gilles, Maximin.
      Collin, Edouard.

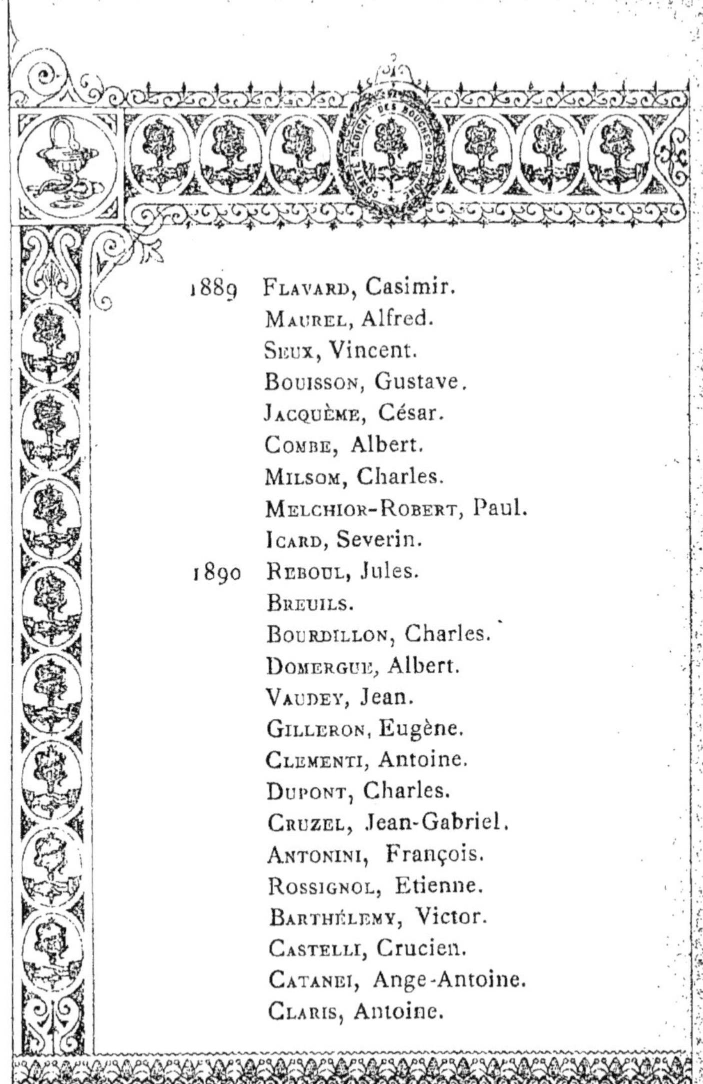

1889   FLAVARD, Casimir.
MAUREL, Alfred.
SEUX, Vincent.
BOUISSON, Gustave.
JACQUÈME, César.
COMBE, Albert.
MILSOM, Charles.
MELCHIOR-ROBERT, Paul.
ICARD, Severin.

1890   REBOUL, Jules.
BREUILS.
BOURDILLON, Charles.
DOMERGUE, Albert.
VAUDEY, Jean.
GILLERON, Eugène.
CLEMENTI, Antoine.
DUPONT, Charles.
CRUZEL, Jean-Gabriel.
ANTONINI, François.
ROSSIGNOL, Etienne.
BARTHÉLEMY, Victor.
CASTELLI, Crucien.
CATANEI, Ange-Antoine.
CLARIS, Antoine.

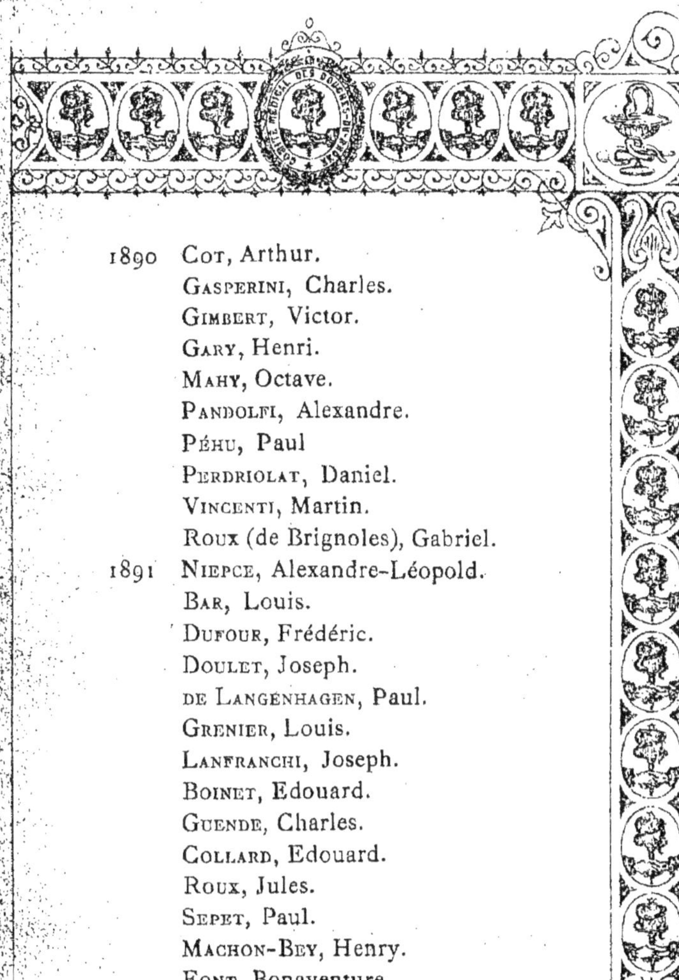

1890   Cot, Arthur.
Gasperini, Charles.
Gimbert, Victor.
Gary, Henri.
Mahy, Octave.
Pandolfi, Alexandre.
Péhu, Paul
Perdriolat, Daniel.
Vincenti, Martin.
Roux (de Brignoles), Gabriel.

1891   Niepce, Alexandre-Léopold.
Bar, Louis.
Dufour, Frédéric.
Doulet, Joseph.
de Langénhagen, Paul.
Grenier, Louis.
Lanfranchi, Joseph.
Boinet, Edouard.
Guende, Charles.
Collard, Edouard.
Roux, Jules.
Sepet, Paul.
Machon-Bey, Henry.
Font, Bonaventure.

1891   AMAVET, Edouard.
       VIGNERON, Eugène.
       MARCELIN, Elie.
       VILLENEUVE, Louis.
       SARLES.

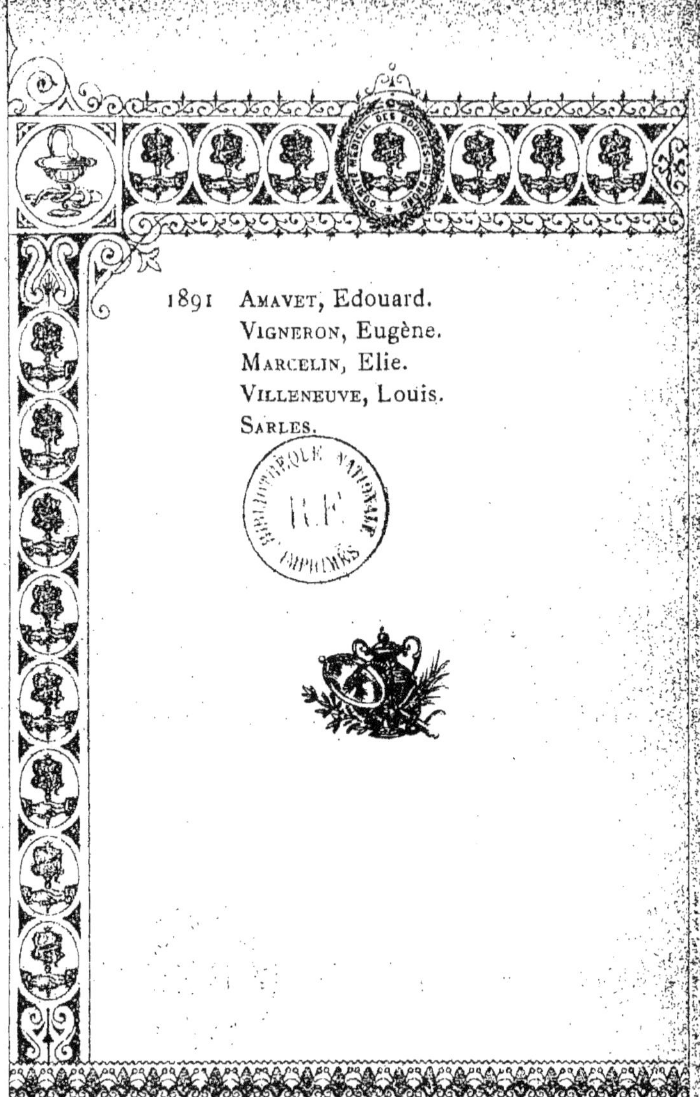

TABLE DES MATIÈRES

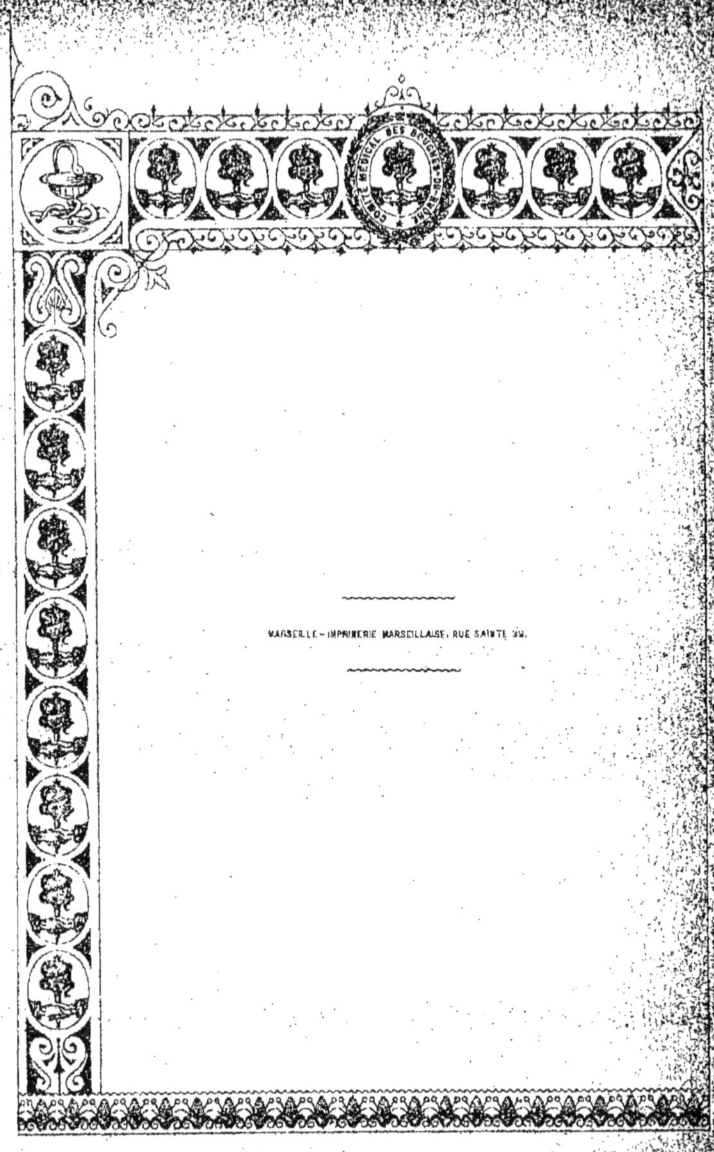

MARSEILLE — IMPRIMERIE MARSEILLAISE, RUE SAINTE 33.